心・栄養・食べ方を育む

乳幼児の
食行動と食支援

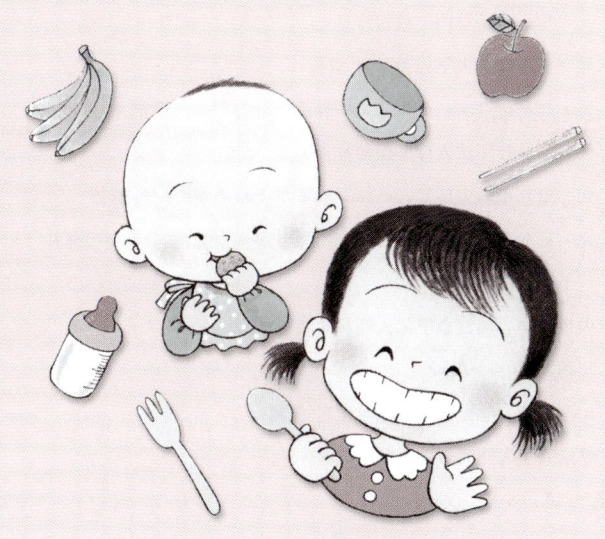

監修
巷野 悟郎
向井 美惠
今村 榮一

医歯薬出版株式会社

執筆者一覧

監　修	巷野　悟郎	元・公益社団法人母子保健推進会議 会長
	向井　美惠	昭和大学 名誉教授
	今村　榮一	元・国立小児病院 副院長
編　集	吉田　弘道	専修大学人間科学部心理学科 教授
	太田百合子	こどもの城小児保健クリニック
執筆（五十音順）	井上美津子	昭和大学歯学部小児成育歯科学教室 客員教授
	今村　榮一	元・国立小児病院 副院長
	大岡　貴史	明海大学歯学部機能保存回復学講座摂食嚥下リハビリテーション学分野 教授
	大谷　智子	東京女子医科大学東医療センター小児科 講師
	太田百合子	こどもの城小児保健クリニック
	岡本美智子	元・聖心女子専門学校保育科
	加藤　翠	元・日本女子大学児童学科 教授
	川合　信行	元・ビーンスターク・スノー株式会社育児品事業部 担当部長
	巷野　悟郎	元・公益社団法人母子保健推進会議 会長
	佐々木聰子	元・東京家政大学ヒューマンライフ支援センター副所長
	堤　ちはる	元・日本子ども家庭総合研究所母子保健研究部 栄養担当部長
	永松久美子	八千代市職員
	長谷川智子	大正大学心理社会学部人間科学科 教授
	向井　美惠	昭和大学 名誉教授
	室田　洋子	元・聖徳大学児童学部児童学科 教授
	吉田　弘道	専修大学人間科学部心理学科 教授

This book was originally published in Japanese
under the title of：

KOKORO-EIYOU-TABEKATA WO HAGUKUMU
NYUYOUJI-NO SYOKUKOUDOU-TO SYOKUSIEN
(A Supporting Development of Good Eating Habits in Infancy and Childhood)

Editors：

KONO, Goro et al.

KONO, Goro
　Former president, Council for Maternal and Child Health Promotion

© 2008 1st ed.

ISHIYAKU PUBLISHERS, INC.
　7-10, Honkomagome 1 chome, Bunkyo-ku,
　Tokyo 113-8612, Japan

序

"いま，なぜ「食」なのか"．食育基本法の施行に伴い，各地で食育推進基本計画が作成され，その計画に基づいて国民運動としての食育が展開されています．栄養確保と健康の保持を基本として，安心，安全，寛ぎ，感謝，伝承など，人が生きていくうえでの「食」の重要性が見直され，喫緊の課題として食育が推進されています．

このようななかで，本書は，子どもの「食」について熱い思いを抱きながら，十数年来，そのときどきの子どもの食について検討してきた会（乳幼児食生活研究会）での取り組みを核にして，生きる基本である「食」についてまとめたものです．

本書の特徴は，執筆者それぞれの専門とする領域や子どもの食への関わり方をもとに，"子どもの毎日の生活のなかで「食」をとらえ，「食」を通して子どもたちの生活を社会全体から見つめ直す"，その視点からまとめられていることにあります．

Ⅰ編では食と心の関わりを，Ⅱ編では食べ方の自立と自律の過程，栄養・調理と食べ方の関わり，食に特別な支援が必要な子どもへの対応をまとめ，日常生活における食との関わりから，「心」「栄養」「食べ方（食べる機能）」を通して子育てを支援しやすいように構成しました．もちろん，食の楽しみは子どもだけに限りません．「コラム」やⅢ編のちょっと気になる食行動と食生活の疑問を集めた「Q&A」は，このような点も考慮し設けました．しかしながら，つねに発育している子どもたちの食に関わる多様さを考えると，本書では順調に発育している子どもが記載の対象となっているため，何らかの問題を抱え，より専門的な支援を必要としている子どもたちに対しては補いきれていない部分があります．また，家庭や保育の場といった育児環境や，子どもを取り巻く対人関係などの多様さへの対応についても，本書記載内容にとどまらない多彩なる支援が求められているはずです．

執筆者の誰もが子育て支援は経験豊富であり，長年携わっています．保健・医療，心理，栄養，保育等それぞれの専門領域において，「食」を中心にした育児支援であっても，自分の専門にこだわらない寛容さと，生活している子どもと育児環境全体を支援しようとする意気を感じ取っていただけたら幸いです．

なお，読者の皆様が，専門の領域を読み進めるうちに知らぬ間に他領域に触れ，違和感なく多面的な知識を得られるような工夫もしました．ぜひ，本書の興味のある項目どこからでも読み進めてください．そして，ときどき冒頭の「座談会」にも戻っていただくと，新たな食支援，食育のアイデアが浮かぶかもしれません．

本書を子どもの食行動および食支援（食育）の書として多くの読者の皆様に活用していただけたら幸いです．

2008年10月

監修者一同

本書中の写真はすべて承諾を得て掲載しています

心・栄養・食べ方を育む 乳幼児の食行動と食支援

CONTENTS

序　文 ……………………………………… iii

座談会：いまなぜ「食」か ………… 1

I編　乳幼児の心と身体を育む食と食支援 …… 13

CHAPTER-1
乳幼児期における食と心の関わり … 14

1 食を通した心の発達 …………… 吉田弘道　14
　食を通して発達する心　14
　食と心の発達　14
　大人は子どもの心を育む食事を大切に　23

2 食を通じた生活リズムの確立
　……………………………… 長谷川智子　24
　乳児期からの睡眠・覚醒リズム　24
　睡眠の現状　25
　朝食習慣と睡眠との関連性　27
　幼児の心身の健康と食事との関連性　29
　朝食欠食や睡眠不足が肥満を招く!?　30

3 食の楽しみを伝える—日常食と行事食
　……………………………… 加藤　翠　32
　子育てにおける乳幼児期の食の大切さ　32
　1日の食事回数と栄養供給の配分・献立　33
　食事のマナー（作法）　34
　行事食　35

CHAPTER-2
乳幼児期における食事の意義
家庭および集団での食と食育 …… 38

1 心を育てる家庭での食事—親と子の食事の心理的な意味 ………… 室田洋子　38
　乳児期の食事の心理発達課題—親子の呼応関係　38

　早期幼児期—自我が芽生える　39
　幼児期の食事の心理発達課題—社会の規範意識への帰属　41
　家族機能のなかで食をとらえる—食卓状況の心理学　43

2 保育園での食事—乳児期から幼児期の集団における食と食育 …… 佐々木聰子　44
　保育園の「食」環境の特徴　44
　保育園での「食」の取り組み　45
　保育園での「食」における子どもへの具体的な配慮　47

　COLUMN-1　幼児期の体調が悪いとき，病気のときの食事の考え方 … 太田百合子　51
　COLUMN-2　水・白湯・湯冷まし … 巷野悟郎　52
　COLUMN-3　経口補水液 … 巷野悟郎　53
　COLUMN-4　冷凍母乳 … 巷野悟郎　53

3 幼稚園での食育—幼児期の集団における食と食育 ……………… 岡本美智子　54
　幼稚園教育と昼食の時間　54
　お弁当を通してみえてくること　56
　　●ぶどうの木幼稚園の給食　58
　保護者との協力　60

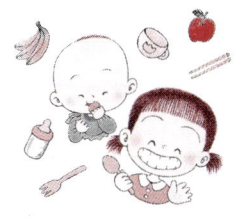

II編　発育に応じた食べ方・栄養と食支援 …… 61

CHAPTER-1
授乳期の食べる機能・栄養と食支援 …… 62

1 授乳期の子どもの食べる機能―哺乳行動と口腔の成長 …………… 向井美惠　62
新生児に備わっている食べる機能―哺乳反射を容易に行うための口腔・咽頭部の形態と乳汁の摂取・嚥下　62
4～5カ月児の口腔と食べる機能　64

2 授乳期の栄養―母乳・育児用ミルクによる栄養 …………… 太田百合子　66
授乳期の栄養　66
母乳栄養の変遷　66
なぜ母乳が優れているのか―母乳栄養を勧める理由　67
いつ，どのくらい飲ませたらよいのか　68
育児用ミルクの利用　69
困ったときの相談先　71

COLUMN-5 母乳不足，ミルク嫌いへの支援 …… 太田百合子　71
COLUMN-6 完全母乳は観察と柔軟性 …… 巷野悟郎　72
COLUMN-7 自律授乳と時間制授乳 …… 巷野悟郎　73
COLUMN-8 フォローアップミルクとは？ …… 川合信行　73

CHAPTER-2
離乳期の食べる機能・栄養と食支援 …… 74

1 離乳食の意義と乳児栄養指導の変遷 …………… 巷野悟郎　74
母乳栄養から離乳食への準備　74
わが国の乳児栄養指導の変遷　75

2 「授乳・離乳の支援ガイド」をふまえた離乳の進め方の基本 …………… 堤ちはる　77
「授乳・離乳の支援ガイド」における離乳の支援に関する基本的考え方　77

「改定 離乳の基本」からの主な変更点　77
離乳開始前の果汁摂取について　78
乳児期の栄養と肥満，生活習慣病との関わり　78
離乳期を家族の食生活を見直す機会に　78
食べる楽しさを育む支援を　79

3 離乳期の子どもの食べる機能―哺乳から摂食へ …………… 向井美惠　80
食べ方は育児環境と関連しながら発達する　80

COLUMN-9 手づかみ食べの支援のポイント …… 向井美惠　81

離乳の開始時期はどのように決めればよいのか　82

COLUMN-10 日常の育児のなかで離乳開始を知るヒント …… 向井美惠　82

離乳期は「食べ方」の自立の第一歩　83
食べる口の発達の目安　83
歯の生え方と口の形の成長変化　85
味覚の発達―離乳期の食体験と食育　86
手づかみで食べる食育　86

COLUMN-11 離乳期から幼児期前半の食べる機能を育むための食支援 …… 向井美惠　87

4 離乳食を与えるときの姿勢，介助方法と食具・食器 …………… 大岡貴史　88
スプーンでの捕食　88
体幹の角度や上肢の使い方　88
コップ・ストローはいつごろから，どのように使う？　89

5 離乳期の食事―離乳食と離乳の進め方 …………… 太田百合子　92
日本の食事と離乳食　92
離乳食はなぜ必要なのか　92
離乳食の考え方―指導から支援へ　93
望まれる離乳食相談のあり方　93
保護者への食教育をどうするか　95
離乳の進め方　95
離乳の進め方のポイント　96
離乳完了の目安　97
市販のベビーフードの利用　97

6 離乳期の栄養・調理—離乳食の上手な献立・食事づくりのアドバイス
　　　　　　　　　　　　永松久美子　98
離乳食を簡単に楽しくつくろう—離乳食の調理で気をつけること　98
食品の固さ・大きさ　98
献立に使用できる食品　98
バランスのよい献立のポイント　100
献立の組み合わせ例（1日に必要な鉄分がとれる献立例）　100
調理に便利な器具　101
冷凍保存に向いている食品と冷凍方法　101
電子レンジの活用法　102

7 ベビーフードの活用方法……川合信行　104
ベビーフードとは　104
ベビーフードの特徴　104
ベビーフードを上手に利用しよう　106
使用上の留意点　107

8 離乳期の口と歯のケア，口の心配事への支援……………………井上美津子　108
口腔の成長に合わせて上手に口と歯のケアを始めよう　108
歯についての心配事　109
口の中についての心配事　112

COLUMN-12 口内炎・咽頭炎を発症しているときの食事の考え方……太田百合子　112

COLUMN-13 イオン飲料・スポーツ飲料の摂取についての心配事……井上美津子　113

CHAPTER-3
幼児期の食べる機能・栄養と食支援 …… 114

1 幼児期の子どもの食べる機能—手づかみ食べから食具食べへ………大岡貴史　114
幼児期前半（1，2歳）の子どもの口と食べ方　114
幼児期後半（3〜5歳）の子どもの口と食べ方　117

COLUMN-14 おいしさと音……向井美惠　120

COLUMN-15 乳幼児の食に関する事故 —窒息
　　……大岡貴史　121

2 幼児期の食事—幼児食と食べ方への支援
　　　　　　　　　　　　太田百合子　122
成長発達に合わせた食生活の基本づくり　122

3 幼児期の栄養・調理—幼児食の上手な献立・食事づくりのアドバイス
　　　　　　　　　　　　永松久美子　129
幼児食を簡単に上手につくろう　129
調理形態の目安　131
手づかみ食べがしやすい食事　131
スプーン，フォークが使いたくなる料理・食品　132
箸が使いたくなる料理　133
市販の幼児食の活用方法　133

COLUMN-16 貧血や便秘を予防する食事の考え方
　　……太田百合子　134

4 幼児期の口と歯のケア，口の心配事への支援………………………井上美津子　135
歯みがきタイムを親子のコミュニケーションの場に　135
乳歯のむし歯（齲蝕）　136
指しゃぶり・おしゃぶり　137

COLUMN-17 幼児期の歯ならび・かみ合わせ
　　……井上美津子　138

CHAPTER-4
特別な支援が必要な子どもへの食の支援 …… 140

1 食物アレルギーがある子どもへの母乳・離乳食・幼児食の支援………大谷智子　140
食物アレルギーとは　140
食物により引き起こされる生体に不利益な反応の分類　140
食物アレルギーの機序と予後　141
食物アレルギーの原因となる食品　141
食事療法　142
食品表示の見方　145
妊娠中と授乳期の母親の食事　145
日常生活や保育園・幼稚園での注意点　146

COLUMN-18 口腔アレルギー症候群（OAS）とは
　　……大谷智子　148

**2 食べる機能や食べ方に問題のある子ども
への支援** ……………… 向井美惠　150
食べる機能の発達に遅れのある子どもの食べ方の評価と支援　150
食べる意欲を引き出し，くつろぎや満足感の得られる食べ方の支援　152

III編　お母さん・保育者の疑問にこたえる　気になる食行動と食生活 Q&A …… 153

食べ方・食行動

Q 1：離乳食を食べるのを嫌がります
　　…………………… 太田百合子　154
Q 2：食べながら眠ってしまいます
　　…………………… 佐々木聰子　154
Q 3：泣きやまらせるために添い寝で母乳を与えていますが，やめないといけないのでしょうか ………… 井上美津子　155
Q 4：口に入れたものをブーッと吹いてしまいます ……………… 太田百合子　155
Q 5：食事中，落ち着きがありません
　　…………………… 佐々木聰子　155
Q 6：むら食いに困っています …… 吉田弘道　156
Q 7：同じものばかりを食べたがります
　　…………………… 太田百合子　156
Q 8：食べるのに時間がかかります
　　（ゆっくり食べ）…… 佐々木聰子　156
Q 9：口の中にためて飲み込みません
　　…………………… 井上美津子　157

口や歯

Q 10：歯ならびが心配です ……… 井上美津子　157
Q 11：歯みがきを嫌がり，むし歯にならないか心配です ………… 大岡貴史　157
Q 12：よだれが多いのですが …… 井上美津子　158
Q 13：指しゃぶりがやめられません
　　…………………… 井上美津子　158
Q 14：よくかみません ………… 井上美津子　159

心

Q 15：きょうだいができて赤ちゃん返りをしています ………… 吉田弘道　159

Q 16：食べない・食べすぎる・食べることに興味がない のが心配です …… 吉田弘道　159
Q 17：好き嫌いが多く，こだわりも強くて困っています ………… 吉田弘道　160
Q 18：手づかみ食べをしません
　　…………………… 佐々木聰子　160

食生活習慣

Q 19：どうしても外食が多くなってしまい心配です ……………… 太田百合子　160
Q 20：朝食がつくれません．つくっても子どもが食べません ……… 太田百合子　161
Q 21：親の好き嫌いを子どもにあてはめているようです ………… 岡本美智子　161
Q 22：食環境（テレビのつけっぱなし，食卓の周りの環境）が悪いようです
　　…………………… 岡本美智子　161

栄養

Q 23：食事をつくるのが苦手です．インスタント食品や総菜などの中食を使ってもよいでしょうか ……… 太田百合子　162
Q 24：食べすぎるときの食事制限は必要ですか
　　…………………… 太田百合子　162
Q 25：塩辛いものを食べたがります
　　…………………… 太田百合子　163
Q 26：大人の食事を食べたがります
　　…………………… 岡本美智子　163
Q 27：イオン飲料は身体によいのですか
　　…………………… 井上美津子　163

COLUMN-19　夜間の授乳 …… 巷野悟郎　164

資料：授乳・離乳の支援ガイド（抜粋）………… 165
　図①　離乳食の進め方の目安 ………… 169
　図②　咀しゃく機能の発達の目安について ……… 170
　図③　手づかみ食べについて ………… 171
　図④　1日の食事量の目安について ……… 172
　図⑤　発育・発達過程に応じて育てたい
　　　　"食べる力"について ………… 173
参考資料：発育・発達過程に関わる主な特徴 …… 174
文　献 ………………………………… 175
索　引 ………………………………… 180

263-00994

座談会

いま，なぜ「食」なのか
乳幼児期の食と食生活の重要性を考える

平成17(2005)年に施行された「食育基本法」には，健全な食生活を実践できる人を育てるための「食育」の推進が記され，とりわけ乳幼児期の食育の重要性が明記されています．

乳幼児期の食の重要性を保護者や保育者に伝え，広めていくためには，まず支援の担い手となる保健医療従事者が理解を深めることが急務です．管理や指導ではなく，子どもと親の生活に即した適切な支援やアドバイスを行うために，本座談会では，小児科，歯科，心理学，栄養学の各専門分野の先生方に，広い視点から子どもの「食」の現状，問題点，展望をお話しいただきました．

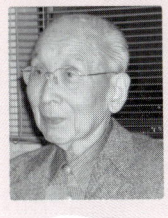

元・国立小児病院 副院長（小児科医）
今村榮一
Imamura Eiichi

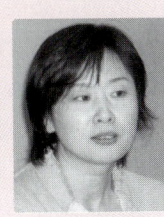

こどもの城小児保健クリニック 勤務（管理栄養士）
太田百合子
Ohta Yuriko

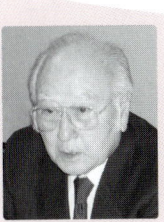

公益社団法人母子保健推進会議 会長（小児科医）
巷野悟郎
Kono Goro

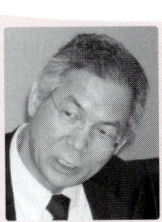

専修大学文学部心理学科 教授（臨床心理士）
吉田弘道
Yoshida Hiromichi

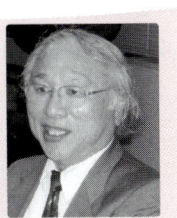

昭和大学 名誉教授（歯科医師）
向井美惠
Mukai Yoshiharu

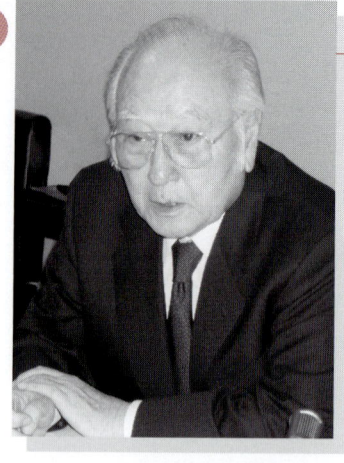

Kono Goro

「食」の考え方の背景には，今日のいろいろな問題が関わっているのではないかと思うわけです

巷野悟郎

1944年東京大学医学部卒業．小児科医．元こどもの城小児保健クリニック院長．NHKラジオで18年間にわたり電話による育児相談を担当．現場で親と子どもたちに支援を行ってきた．(社)母子保健推進会議元会長，日本保育園保健協議会前会長，(社)全国ベビーシッター協会前会長

いま「食」がおかしい？
─私たちの「食」に何が起こっているのか

巷野 本座談会のテーマは，『いま，なぜ「食」か』です．われわれの周りでも，実際，子どもの発育に大きく関わっているこの当たり前の「食」がどうもうまく行われていない，ということが叫ばれています．それらを討議するにあたって，まずは人間（ヒト）の成り立ちから整理してみたいと思います．

地球上に存在する生物は「動物」と「植物」に分かれます．生物の誕生がおよそ35億年前といわれていますが，それらが生存していくためにはエネルギー，すなわち「食」と，次代を残すための「性」が必要です．つまり，生物は「食」と「性」，これが特徴といえます．

ヒトの「食」と「性」の中枢は，生命活動に必要不可欠な機能である呼吸や心臓の活動や自律神経の働きを司る脳幹部の辺縁にあります．多くの動物は，大脳辺縁系と脳幹部で，ただひたすら食べて，種を保存するために「性」によって子孫を残していくわけですが，ヒトでは，「性」や「食」を，さらにその周りの大脳皮質がコントロールしています．

大脳皮質には，「知」（知能），「情」（情緒），「意」（意思）といった，人間的なものの中枢があります．心配事があると食欲が抑えられ，非常に愉快であれば食欲が出てくることなどからもわかりますね．ですから，もしいま「食」がおかしいということになると，大脳皮質に何かが起こっているのではないか，ということが考えられ，それはつまり大脳皮質に与える世の中や，時代的なものが大きく変わって影響を及ぼしているのではないか，というふうに考えることができるのです．

もう一つ，多くの動物をみても，それぞれ草食，肉食など，食べるものの特徴がある．しかし，人間はいわゆる"悪食（雑食）"といわれるように，知能，大脳皮質が発達したため，あらゆるものを自分たちの「食」として獲得しているという背景があります．取り入れる味としては，脳の活動に必要な糖分や塩分が基本ですが，赤ちゃんが育っていくうえでは，乳から雑食へ段階を経て移っていかなければなりません．日本食は非常に幅広いため，移行するためには手段が必要で，これがいわゆる「離乳食」であり，国が『離乳の基本』などの指針をつくってきた理由です．このようにして，私たちはいろいろな「食」を獲得して今日に至っています．

戦後の食と現代の食
─『離乳の基本』から『授乳・離乳の支援ガイド』までの変遷

巷野 いま団塊の世代の人たちが子どものころは食を十分に求められなかったから，当時は国が「食」をコントロールしなければならなかった．乳の飲ませ方や感染症を防ぐための消毒の仕方などが，海外から入ってきたのも当然の流

れだったでしょう．しかし，昭和30（1955）年ごろからわが国は経済成長が盛んになって，食生活は豊かになっていった．それに伴って，趣味，嗜好，生活様式などが多様化して，食べ物を通じて幸せな生活を求める時代になったわけです．

では，「食」を考えていくにあたっての導入部分になりますが，戦後の『離乳基本案』を受け，『離乳の基本』がまとめられました．当時主任研究者だったのが今村先生ですが，なぜあのようなものが作られたのでしょうか．

今村 離乳というのは母乳の問題です．欧米人は牛乳やヤギ乳を母乳の代わりに使っていたわけですが，わが国にはそういうものがなく，おかゆなどを使っていました．それで栄養状態が非常に悪くなる．ではどうしたらよいか，というところから始まり，かつては，「3カ月離乳法」や「12カ月離乳法」という考え方も出ていました．1958（昭和33）年に『離乳基本案』が発表されて20数年後，その間の乳児の発育向上，栄養所要量（現・食事摂取基準）の改訂，人工栄養の進歩，市販離乳食品の普及や社会情勢の変化を鑑み，新たに研究を行い，整理して発表したのが1981（昭和55）年の『離乳の基本』です．あくまで一般的な方向づけとしてとりまとめたもので，個々の乳児別に適切に支援する必要があることを訴えているものなのですが，いつの間にか"守るべき基準"となってしまい，その結果についてはいろいろな問題がありました．

巷野 では，今回改正された『授乳・離乳の支援ガイド』（2007年）は，どのような点が改められたのでしょうか．

向井 今村先生のお話にも出ていましたが，戦前はいろいろな事情で離乳が提唱されていって，文部省（当時）から『離乳基本案』が発表され，1980（昭和55）年には厚生省（当時）から『離乳の基本』が指針として出されました．その後，1995（平成7）年には厚生労働省から『改定 離乳の基本』が，2007（平成19）年には『授乳・離乳の支援ガイド』（以下，『支援ガイド』）が新たに出されたという経緯です．今回の『支援ガイド』は，生活をしている子どもたちを中心に据え，その子が営む食生活を，生活の場でどのように支援していったらよいか，という視点が盛り込まれているのがこれまでの指針との違いといえます．産前産後から，子どもの食べる機能の発達，すなわち，「食べる」，「飲む」という「食」に関した機能がどのように移り変わり，発達していくのか，また，発達の過程や段階に合った食事をどのように与えていくかを保健医療職が支援していくための基本的な考え方が示されています．つまり，それほど，国が生活のことにも"支援"と称して立ち入る必要が出てきてしまったということでもあります．

親子を取り巻く環境の変化と「食」の変化

巷野 「離乳食」という具体例を出すとわかりやすいと思いますが，かつては"栄養うんぬん"を議論していたところに，現代では"生活"という要素が入ってきました．それぞれ家庭環境に違いがあるなかで，現場で栄養指導をしていて，生活がどのように変わってきたか，何か気づいたことはありますか．

太田 生活の点でいえば，まず子どもの生活リズムがかなり夜型になっていて，22時以降まで起きている子どもが，二人に一人はいるという調査結果が出ている状況です．また，親が朝ご飯を食べずに欠食しがちであることから，自分の子どもに対しても，離乳食を経て，「いつ，どのように3回食にするのかわからない」という声もあります．

さらに，食事の点でいえば，日本食に限らず，本当にさまざまなものを大人（親）たちは食べていて，かつては食事のなかから，子どもに当たり前に取り分けできたものも，いまでは難し

い状況になってきています．"普通"というのはどのようなことなのかを理解すること，これがいまの母親たちにとっては難しいようです．

巷野 かつては離乳食を食べさせなければいけない，ということで指針ができたわけですが，現在では生活のなかに定着し，選択する対象も非常に多くなってきた．また，生活そのものも変わって，全体を混乱させてしまっている．その結果，本来子どもにとって本能的なものであるはずの「食」という基本が，大人の生活により乱されてしまっていることが考えられます．

吉田「食べる」ということは，根本的には，いつも人と人との「関係」です．赤ちゃんが母乳を飲むころから，「関係」が働いているのですが，その「関係」のなかに，生活の大きな変化が入り込んできて食べることが難しくなっている．それで，食べることが嫌な子どもがいたり，食べ過ぎたり，好き嫌いが多かったり，食べるリズムが乱れていたりということが起こっていると思います．いままでは親と子の関係や周りの人間関係で，「食」における関係性を支えることができていたのですが，核家族化によってそれらが希薄になってきたために，親子の関係だけが子どもの「食」に影響を与えてきている．そういうことが心理面からは考えられます．

巷野 では，食べるものをただ「栄養」という側面だけからみると，いまの時代の「食」は，子どもにとってどうなのでしょうか．

太田 摂取するものや内容は，大きく乱れていますね．24時間営業のコンビニエンスストアができたころから，いつでもどこでも誰でも食べられる状況で，そういうことも影響しているかと思います．

巷野 逆にいえば，いつでもいくらでも食べられる，こんな幸せなことはないと思うのですが．
　いま「食」が問題になっているということを整理してみると，「食」自体には問題がない．「食」は何でもあり，極端にいえば，「求めれば求められる」わけです．栄養素の問題にしても，摂取カロリーが多い，肥満が多いなどと指摘されますが，それを直すのは食べ物がない時代と比べたら簡単で，「食」をコントロールすればいいわけです．しかし，それでも問題になっているということは，やはり生活が「食」に影響を与えている，生活リズムが乱されている，ということにしぼられるかと思うのです．

今村 では，なぜ生活リズムが乱されたら悪いのでしょうか．

巷野 冒頭で述べた，ヒトが生物であるということを考えたとき，本来，「食」というのは非常に緊張した生存競争，「食うか，食われるか」です．つまり，「食」というのは前向きの積極的な行動であり，夜行性の動物は別として，昼間の生存競争，自律神経でいえば，交感神経優位の獲得行動です．ですから，「食」は明るいときに食べ，夜になったら副交感神経系のほうで休む，ということが本来のリズムとしては望ましいのだと思います．それが生活で乱されておかしくなっている，簡単にいうとそういうことが考えられます．

今村 また，昔と比べていまは何でも豊かですね．豊かというのは，無駄が入ってきているわけです．だから，かつては何とかあるもので生きようと思ったところが，いまは考えなくても手に入ってしまう．

巷野 それは非常に恵まれたことじゃないでしょうか，そのことだけをとれば．

向井 ですから，いわゆる大脳皮質系の発達を考えると，私たちは非常に「食」を楽しめるようになってきたわけですね．歯科的な立場からみると，かみ切る歯や，食いちぎる歯，すりつぶす歯など，雑食に対応した食べ方も進化してきたわけです．さらにすぐ周りには，嗅覚や味覚，聴覚といったさまざまなことを感じるための器官がある．それらの使い方や，使っていく

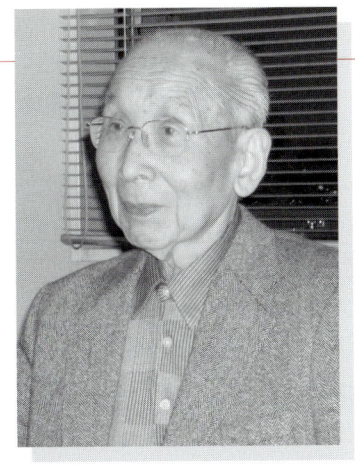

Imamura Eiichi

「いただきます」——それは,お米に感謝して食べるということ,相手(動物)の"お命を頂戴します"ということ

今村榮一
1943年東京大学医学部卒業.小児科医.元・国立小児病院副院長.戦後の乳児栄養(離乳食)などに携わり,厚生省心身障害研究の「離乳食,幼児食に関する研究」の主任研究者を務め,『離乳の基本』(昭和55年)の策定の中心的役割を務める

"場"が必要なのですが,ものは豊かになったけれども,「食」においては味わう"場"のところにずれが出てきてしまった.それに対する引き戻しが,『食育基本法』(2005年)や『食育推進基本計画』(2006年)のそこここに読み取れます.昔のようにエンゲル係数で食の豊かさをはかれる時代とはかけ離れた状況です.

「いただきます」は命をいただくこと —感謝する心の大切さ

今村 その食育基本法の目的とするところは何でしょう.「食育」という言葉自体は,明治31年に「通俗食物養生法」という本で,石塚左玄が『今日学童を持つ人は,体育も知育も才育もすべて食育にあると認識すべき』と用いたとあります.

向井「食育はまず重要なものであり,知育,徳育のベースとなるものだ」という法律の前文からしますと,人間が生きていくための大脳皮質系の知,情,意の基本に「食」はあるのではないか,だから,そこをもう一度見つめ直そうじゃないか,ということだと思うのです.

巷野「人間はなぜ生きているのか」という根本的なことですね.「食育基本法」には,基本理念として第二条に,『国民の心身の健康の増進と豊かな人間形成』とあります.これは「食」に限らず当たり前のことです.それから,第三条に『食に関する感謝の念と理解』とありますが,この"「食」に関する感謝"というのはどのように説明したらよいでしょう.相手の命を頂戴するという,その感謝でよろしいのでしょうか.

今村 お米に感謝して食べるというのは昔から行っていたわけです.それが相手(動物)に「お命を頂戴します」ということに…….

向井 で,「いただきます」なのでしょう.ですから,現代では,食べ物が「食物連鎖」のなかにあるものではなくて,"加工されたもの"の形で豊かさの象徴のようになってしまったということも,問題の一つとしてあるかもしれませんね.

巷野 つまり,『食育基本法』には,煎じ詰めていけば,教育や健康,農業・環境問題だけではなく,人間の生き方,目的といったものが含まれるのではないでしょうか.ものに感謝するというのは,「食」に限らないわけです.「食」の場合は,相手のお命を頂戴するわけですから,「ありがとうございます」といって手を合わせる.これは決して宗教でもないし,あるいはお金を出しているからでもない.結局,われわれがつかむことや具体的にまとめることができない「心」の問題が関わってくると思うのです.

「食」にかかわる時間の減少

吉田 生物の進化の面からは,下等な生物ほど食べるために時間をたくさん使うのですが,高等生物になればなるほど,食べるために使う時間が短くてすみ,遊びの時間が増え,考えると

いう機能が高まってくるのです．ヒトも同じように，文明が発達するにしたがって，食べるために使う時間，すなわち，家事や食事の準備に使う時間が短くなって，ほかに使える時間が増えました．その時間を，楽しい食事のための時間に使ってよいにもかかわらず，「食」がおろそかになっている．何が影響してそうなっているのかを整理して，「食」を見直そうじゃないかというのが，食育なのだと思います．

巷野　戦後の昭和20～30（1945～1955）年当時は食事を作るのに相当な時間がかかりました．ご飯を炊くにしても，火をおこすことから始めて3時間ぐらいかかった．いまはボタン1つ．

吉田　つまり，「食」に対して人が手をかけなくてすむようになっている．食べるのも一人でいいし，家事をするのも一人で簡単にすんでしまう，というようにもいえるわけです．戦前のように，「食」に対してたくさん手間や時間をかける必要があって，家族が力を合わせなくてはいけないのであれば見方が変わってくる可能性があるかもしれませんが，もう逆行はできない．

今村　昔は大家族だったものですから，3回の食事のつど，家族が顔を合わせ，感謝して食べていました．ですが，いまは家族も少なくばらばらなものだから，集団での食事をどこで習うかというと，園とか学校に限られてしまうわけです．おじいさん，おばあさんと食卓をともにするということがなくなりましたね．

向井　また，疑似体験のようなものも非常に多くなりました．たとえば，「食べ歩きガイド」のようなものから始まって，テレビでは食べ物や食事に関する番組が非常に多い．「食」に関する番組の視聴率が高いのも，関心がないのではないけれども，何か疑似体験的な快楽になっているのでしょう．

吉田　いま，いわゆる美食（グルメ）に対して非常に関心が高い一方で，家庭での食自体はおろそかになっている．何か，"自分だけ楽しく食べればいい"という方向に動いているような印象すらあります．

太田　日々，栄養相談をしていて思うのですが，いまのお母さん方は本当に料理を作れない人が多いのです．「それはつぶしてね」と言うと，「どうやってつぶすのですか？」とか，「そこでとろみを加えてね，水溶き片栗粉でね」というと，「配分はどれぐらいですか？」と，一つひとつを詳しく説明してあげないとわからない．親になるまで料理をしたことがない人たちが多いのが実情です．でも，皆さんグルメ（美食家）ですから，おいしいものは食べたい．だから家庭でも，子どもは先に食べさせて私は後でゆっくり食べたいのよ，というお母さんが増えていますね．

巷野　そうであっても，結局は，一人で食べようが誰かと一緒に食べようが，栄養を摂っているわけで，生きるためにはそれでいいわけです．しかし，人間はいわゆる"動物"とは違うので，文化を発展させていくとか，楽しむということを求めます．それらを考えたときに，誰かと話をしながら食べるとか，音楽があるとか，同じ「食べる」であっても人間らしさを求めたほうがいい，ということですが，それが現在なくなりつつあるということですね．

おいしく食べないといけないのか？

巷野　では，あえてこういう質問をしますが，おいしく食べなくてはいけないのでしょうか．おなかが空いたから，あるものを食べてその人は満足した．それは身体に悪いことなのでしょうか．

吉田　心理学からは，「それをしていることが，他の人との関係に影響を与えるかどうかが心配だ」ということになります．というのは，生活のなかの，あるいは人間関係のなかの「食」だからです．つまり，人と楽しく過ごせるのだけ

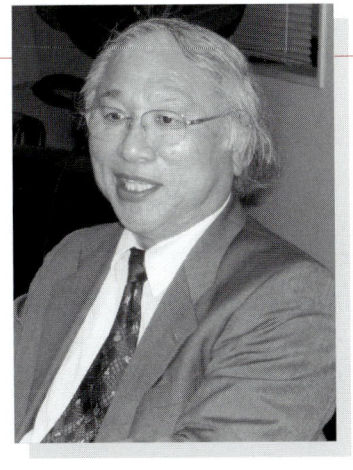

Mukai Yoshiharu

食べるときに，必ず笑顔でいること．
「食べる」というのは楽しい時間だということを伝えたいですね

向井美惠
1973年大阪歯科大学卒業．歯科医師．昭和大学名誉教授．小児の食べる機能の発達，摂食・嚥下リハビリテーションを専門とする．『授乳・離乳の支援ガイド』策定における研究会委員を務める．2007年8月より内閣府食育推進会議専門委員

れども食べるのは一人で済む，というのなら，問題はないのかもしれません．もっとも，これは成人について言えることかもしれません．

向井 極端にいうと，出生直後は自分では何もできなかった赤ちゃんが，食べることを介助してもらいながら，いずれ自立して家族のなかで一緒に食べられるようになっていき，そして，周りの様子を見ながら，ほかの人と一緒に食事をすることができるようになっていく．その，「食」を通した連帯感である「社会食べ」のところが，現在ではどうもうまくいきにくくなっているのではないでしょうか．

吉田 心理学では，食べたときに「おいしい」と言っていても，みな同じように味を感じて「おいしい」と言っているとは限らないし，証明できない．でも，みんなで「おいしいね」「そうだね」と共感しあって一緒にいるわけです．

向井 それが連帯ですよね．いわゆる価値観の共有でしょうか．

巷野 そのさらに元をたどれば，たとえば離乳食が始まって，子どもが食事を口にするにときに，お母さんがどう食べさせるか，にも行き着きます．ただ口の中に入れるのではなくて，「おいしい？」とか，ニコッとしながら「おいしいよ」と語りかけることの大切さをお母さん方に教えてあげることが大切かもしれません．ただ黙々と食べる，食べさせるの関係では……．

吉田 親が自分の内面の感覚に対する自信がない，ということもあります．子育てでも，赤ちゃんと接していて自分（親）の心の中に湧いてくる感情をさぐろうとせずに，育児書など，文字で書かれていることに頼って赤ちゃんに働きかけようとしているように思えます．たとえば，「何分泣いたらどういうことか？」という指示（ラベル）を求めてしまう．しかし手がかりは親の心の中にあるものなので，親自身が探さなくてはいけないのです．

余裕がもてない実態
─就労状態などの現状

巷野 それと，お母さんの気持ちの余裕なども必要ですね．そういうことを考えると，お母さんが遅くまで働いていて，帰ってきてから食事の準備となると，"早く寝かせなくてはいけない"と焦ったり，食事をただ子どもに与えるだけとなってしまうことが多いようです．要するに，いまさかんに「家族」というものが強調されてはいるけれども，実際にはなかなか難しい．

太田 難しいですね．「楽しく食べさせましょう」と言われれば言われるほど，まじめなお母さんはきつかったりするようです．「私は一人でやっていますから」，「一生懸命やっているのに誰も手伝ってくれない」と，孤軍奮闘して疲れてしまう．余裕さえあればもうちょっと育児を楽しめると思うのですが，それが難しいのがいまの子育てなのでしょう．お母さんたちをも

うちょっと楽にしてあげたい，という思いがありますね．

巷野 たとえばいま，保育所に子どもを預けている親が200万人ぐらいいて，乳幼児だけをみますと，だいたい1/3の子どもが保育園での集団保育になっています．かなりが長時間保育で，1日12時間ぐらい保育園にいるケースも稀ではありません．もちろん，保育園では栄養的には満点なものが昼食やおやつに出されていますが，「食」そのものは集団のなかで行われますので，なかなか家庭的な雰囲気で行うのが難しい．そうなってくると，やはり"家庭での食事"というものが重要になるわけですが，それも実際は"家族団欒"というのがなくなってきている．

どうもこの「食」を考えるときに，大人の労働体制というものが大きく関わってきてしまうようなのです．

向井 「団欒(だんらん)」という言葉を，耳にしなくなるようになって久しいですよね．団欒の中心には必ずといっていいほど「食」があって，みんなでそれを共有しながら一つの輪になっていたと思うのですが，それが物理的にも集まれないし，その時間さえもつくれない．でも，ないないを言っても仕方がないので，ではどうしたらよいか，という次の展開になると思うのですが．

日本の住宅事情が，親子を取り巻く生活を変えた？

今村 私は，子ども部屋を作るようになったころから，生活というものに乱れが出てきたのではないかと感じています．

向井 住宅事情のよい国では子ども部屋を作っていますけれども，同様に，広くて家族がいつでもそこに集えるような場があります．日本はその集えるところを小さくし，個室を大きくしてしまっているのではないでしょうか．自分の部屋が居場所の一番で，何となく，部屋はあっても家庭に居場所がない．そんなふうにして一番多感なときを育っていく．

吉田 昔，「ホテル家族」という言葉を使った人がいました．家族がそれぞれ個室に入って，テレビ，ビデオ，パソコン，ゲームなどを楽しみ，そして何かのときに居間に出てきて，またすぐ引っ込む，ということをいったのですが，それが進み，もしかすると親も居間にいなくてどこかに引き込もっていることが増えているのかもしれません．

向井 「食」は，食べるのが半分，しゃべるのが半分です．ですから，だいたい食事というのは，一人でないかぎり必ずおしゃべりがあって，関係をつくりながら食べていきます．そういう"関係を食べる"ということをせずに，食べることに専念して，おしゃべりをする時間をなくしたら，それって本当に食事なのか，単に栄養補給の時間なのでは，という気もしますね．

「一緒に食べる」ことが重要

吉田 要するに，冒頭にあった大脳皮質系が発達する以前の話の"食えばいいじゃないか"に，戻りつつあるのだと……？

巷野 そうやって，生活が「食」を，食べる人をおかしくしている，ということは，おそらく多くの方が気づかれているでしょうね．経済の問題，大人の労働の問題，あるいは生活環境などがあるわけですから，それを一つひとつ直さなければ子どもの「食」のおかしさを直すことができないとなると，これは無理なことです．

では，現状において，そういう子どもの「食」のおかしさを，どのように軌道修正していくか，何かお知恵はありますか．

太田 たとえば，お母さんが夜遅くまで働いているとしても，これは働かざるをえない家庭の事情があるわけです．努力してもらうことは必

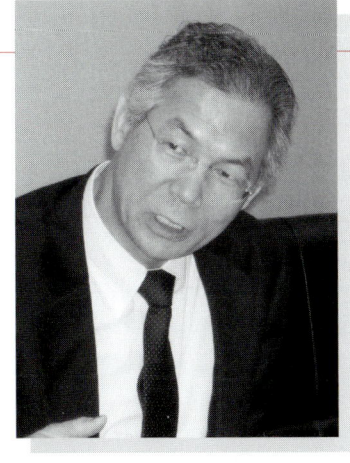

Yoshida Hiromichi

「食」は，人と人との関係の基本です．
栄養として，身体の発育だけに関わるのではなくて，
子どもの心の育ちにも関わるということですね

吉田弘道
1986年早稲田大学大学院修了．専修大学文学部心理学科教授．
心の発達と親子関係の関連性や育児不安等を研究．発達臨床心理学の見地からの支援
方法は，医療の幅広い分野で求められている

要ですけれども，働くことをやめて家で一緒に食べてください，お父さんも一緒に，とは言えません．

向井 ですから，「食」を通してどうするかということをいわれると，"できるだけ一緒に食べよう"，これに尽きるのではないでしょうか．お母さんと二人だったらそれで，時間がなかったらコンビニエンスストアの弁当でもファストフードでもいいから，一緒に話しながら食べるということで，いわゆる"関係をする時間"を増やしていく．その人その人のできる範囲で，一緒に食べるということを優先するよう心がけたらどうかなと思います．

今村 極論すれば，口に食べ物が入って何かを味わうそのときに，誰かが側にいる．"共感"という言葉が適切ではないかもしれませんが，最終的にはそういうことでしょうか．

吉田 そうですね，たとえば，乳児院で親から離れている子どもは，栄養がたくさんあるのに早く死んでいたわけです．それに対して，難民キャンプにいる子どものほうは，栄養は不足していても，親といれば長生きしているという状況がありました．つまり，心が結びついている誰かが側にいて，一緒に食べていたということが，血肉になっていたということなのでしょうね．

巷野 だから戦争中，子どもたちは空腹でものはなかったけれども，"家族"でした．今村先生，思い出しますね，戦争中．何となく一人で

は食べられなかったですよね．食べるものだってないし，でも家族というものがあったと思うのです．たとえお父さんがいなくても，お母さんが側にいて食べさせてくれるとか．あのころ，もちろん戦争のほうが事件としては大きかったわけですけれども，「食べる」ということについて現代のような問題はなかった．

離乳食 ―「手作り」と「市販品」による違いはあるのか？

巷野 では，これもあえて意地悪な質問になりますけれども，お母さんが食事を作る，これはお母さんは満足しているかもしれないけれど，赤ちゃんにとっては，栄養面では，お母さんが作ろうが市販のベビーフードだろうが大きな違いはないですよね．自分で作ったものではなく，既製のベビーフードをあげた場合，これは手抜きになるのでしょうか．

太田 赤ちゃんのため，家族のためと，思い描きながら調理する過程で，おのずとおいしい料理になっていくのだと思うのです．ですから，できる人はしたほうがいい．ただ，それができない人もいるわけで，時間に余裕がないときは，「今日はごめんね，（市販の）ベビーフードよ」という日があってもいいのではないでしょうか．むしろ，忙しくて作ることができなくても，食べさせ方とか，そのときの言葉かけなどがしっかりしていればと思います．

向井 ファストフードでも，お母さんが作った

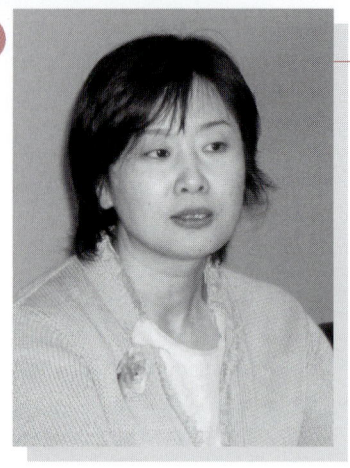

Ohta Yuriko

お母さんたちが気持ちを豊かに，子育ても楽しく思えるように，栄養士という立場で，食事から支援していきたいと思います

太田百合子

1983年東京家政大学家政学部卒業．管理栄養士．こどもの城小児保健クリニック勤務．小児保健の現場で栄養相談をはじめ，妊婦から学童まで幅広い子育て支援を行いながら，専門職に向けても指導も行う

ものでも，「おいしいね」と言って一緒に共有することが重要なのだと思います．私は食べるものが，必ずしも手作りである必要はないと思いますし，たまたま買ってきた出来合いのものを共有しても，ある程度の満足度は当然得られる．作らなければならないわけではなくて，作ると満足度が上がる，子どもと自分との関係で，自分のほうから強く絆を感じ取ることができる，ということではないでしょうか．

今村 作り方より食べ方・食べさせ方，つまり関係性のほうがカギになってくるということですね．

巷野 そのあたりがうまく整理されていると，お母さんたちの気持ちがだいぶ楽になると思いますね．作らなくてはいけない，買っているものばかりあげているじゃないか，そういうことを批判されては解決に至りませんね．

吉田 簡単な言葉で極論を言ってしまうと，どのようなものでもいいから「一緒に楽しく食べること」ということ．そうしたら，生活もずいぶんうまく整理されるのではないでしょうか．

「食べ方」と「食べさせ方」に精神的なゆとり（"ゆっくりさ"）を！

向井 そうですね．ですから，食べる場所のしくみ，つまり口のしくみとかも上手に使えば，食べ方一つでおいしくなるはずです．五感をフル稼働させて，「食べる」を十分に楽しむにはどうしたらよいか．それは非常に簡単，"ゆっくり"食べること，食べさせること」です．この"ゆっくり"は，物理的な時間の長さだけではなく，話す時間，話しかける時間をとる，という精神的なゆとりとしての"ゆっくりさ"です．たとえば，食べさせた後，「○○ちゃん，おいしいね」などと話しかけてみましょう．あるゆっくりさがあれば，食事というのはかなりおいしく食べられると思います．

巷野 これは現実的には難しい部分があるとはいえ，保育士さんたちにも聞いていただきたい話ですね．

太田 生後7～8カ月ぐらいの赤ちゃんは，だんだんと食べることにリズムがついてきます．「よくかまないのです」という相談が多い一方で，口を開ければほしいほしいというものだから，お母さんたちも"早く食べてくれるからラッキー"ということもあるようです．でも，"早くほしい"という様子がみられても，「ほしいのよね」などと言葉かけしながら，ちょっと"タメ"をつくるといいですよ，とアドバイスしています．お母さんたちは驚きますが，徐々に子どもの表情や口元を見ながら，ゆっくりあげられるようになり，赤ちゃんをちゃんとみる余裕が出てくるようです．

向井 それから，食べるときには必ず笑顔でいること．「食べる」というのは楽しい時間だということを伝えたいですね．たとえ，登園前に5分しかなくたって，子どもと一緒に楽しく，「おいしいよね，早く食べようよね．保育園に

行くまであと5分よね」などと言って笑いながら楽しい関係で，5分でも10分であれば，そういう食べさせ方ができる．それがきっと時間ではかれない"ゆっくりさ"なのだと思うのです．

巷野 委託保育などで食事を誰かにお願いする場合でも，食べ方を工夫するということで，いろいろなことの解決の糸口がみえてきましたね．

吉田 「食」は，人と人との関係の基本です．栄養として，身体の発育だけに関わるのではなくて，子どもの心の育ちにも関わるということですね．

「食と生活のリズム」を整えるためにまず早起きを！

巷野 そうしますと，たとえば栄養的には，1日の必要栄養量は満足されると思うのですが，いま問題になっているのは，夜更かしとか朝食をとらない（欠食）というような生活の問題です．私は，生物として考えたときには，「食」は明るいうちにとる，夕方太陽が沈んだら寝る，という自然界の流れのなかにあるのだと考えるのですが．

今村 ヒトの生活が自然の動きに合わなくなってきているでしょう．食事もそちらのほうに引きずられているわけですね．だから，食事だけで解決しようといっても無理で，子どもの生活，親の生活も考えなければいけないわけですよね．

太田 現場では，乳児をもつお母さんたちには，離乳食が始まるぐらいになったら早寝，早起きがいいから，朝，カーテンや窓を開けるなりして赤ちゃんも一緒に起こしてください，と伝えています．お母さんたちは「赤ちゃんを起こすのですか!?」とびっくりされるのですが，リズムが変わります．だいたい1週間ぐらいで1日の生活リズムが早くなり，すると，ずっと1日中機嫌がいいというのです．排便のリズムも赤ちゃんなりにできて，子育てが楽になるといいます．家事がはかどるからといって，10時，11時ぐらいまで寝かせておくリズムになっていると，赤ちゃんは1日中ずっとグズグズしています．

巷野 実際に，子どもを早く寝かせるというのはなかなか難しい．ですが，朝早く起こす，ということはやろうと思うとできるのですね．

今村 そうですね．夜更しを何だかんだ言うよりも，朝早く起こすほうを奨励したほうがいいですね．

向井 早く起こしてしまったら，夜はこっくりこっくりしますからね．そうすると，ああ，寝てしまうから，もうちょっと早く食べさせようと，時間も前倒しになってくると思います．

キーワードは，『誰かと，"ゆっくり"食べる時間をもつこと』『朝は早く起こすこと』

巷野 そうしますと，本座談会のテーマ，『いま，なぜ「食」か』というテーマを考えたときに，ある程度解決のめどが立ってきました．それは子どもの側だけ考えたときに，「食」をおいしく，誰かと一緒に食べる，"ゆっくり"食べる，そして朝は早めに起こす，ということで，個々の家庭の生活に合わせられるのではないでしょうか．摂取カロリーがどうだとか，あまり細かく考え過ぎなくてよいですね．

太田 かつての『改定 離乳の基本』では，離乳食における必要栄養素の摂取量をグラム単位で細かく示していました．そうすると，身体の大きな子は当然もっと食べたいし，少食の子をもつお母さんは，食べないことにすごく悩んでいたのですが，今回の『支援ガイド』のように，順調に成長しているようなら大丈夫，とある程度大きく考えてよいと思うのです．

巷野 「食」というのは，本当はソロバンをはじいて食べるのではないよ，おいしく食べるの

み，ということですね．ものの豊富な時代，"おいしく食べる"ということを第一に考えれば，かなりお母さん方も気が楽になると思いますし，指導する立場の栄養士や小児科，小児歯科の先生方も，おそらく同じような考え方をもっていると思います．

今村 いま，貧しい時代の「食」の問題と，全然別な課題が出てきてしまっているわけです．生活自体が激変したこともありますが，家族，家庭という共同体が大きく変わり，乱れが出てきてしまった．そこに食事も深く関わってくるわけですから，そこを整理することがまずは必要ですね．

おわりに
―それぞれの職域からのメッセージ

巷野 「食」というもの，これは生きるために不可欠で，避けて通ることができない．その「食」があまりにも便利になったこと，社会や家族のあり方などが変化したこと，そこに生活リズムの乱れも助長して，親と子のふれあいを疎遠にしてしまっています．それらが子どもをおかしくし，また親をつくっていかない．その時間を楽しくするには，やはり，"ゆっくり"食べるということ，それから，誰か側にいて語りかけることへ行き着くのではないかと思います．

向井 いまの日本では，家庭を中心とした生活が乱れ，おかしくなっているというのはみな感じている．それをどうやって立て直そうかというのが「食育」だと思うのです．「食」を通して，多くの人たちの生活を見直していけば，自然とうまく軌道修正ができるかもしれませんね．おそらく，「食育基本法」を出した国の深謀遠慮もそこにあるのではないかと思います．

吉田 「食」を楽しめるということは，その背景に子育てを楽しめるということもあるかと思うのです．けれども，もしかすると，いま子育てを楽しめないという人が増えているのかもしれません．子育てを楽しめているということも，食育の背景として大事なことだと思います．

太田 これだけものは豊かになっているのですが，口に入るものは結構寂しいものだったりします．ものがあふれるなかで，食卓に潤いをもたせるための努力は，やはりしていかなくてはならないでしょう．いま，心を豊かにというところに，時代が向かいつつあるのだと思います．お母さんたちが気持ちを豊かに，子育ても楽しく思えるように，栄養士という立場で食事から支援していきたいと思います．

今村 「食」を生活のキーポイントとして据え，そこからいろいろよい知恵を出せるようにするのがよいと思います．世の中の動きに引きずられて，どれがほしい，どれが身体によいというよりも，本来の「食（食べる）」という本能を取り戻すということでしょう．

向井 それにはやはり，まず第一に"ゆっくり"味わって食べようということでしょう．時間にとらわれず，たとえ3分間しかなかったとしても，そういう食べ方をしたらどうでしょう．そうすると，きっと「食」を通して関係が変わってくるのではないかなと思います．

巷野 誰かが側にいて精神的なゆとり（"ゆっくりさ"）のある「食」，そして早起きから始めて食と生活リズムを整えること．日々現場で子どもたちに関わるわれわれとしては，このような結論ですね．

Ⅰ編

乳幼児の心と身体を育む食と食支援

CHAPTER-1
乳幼児期における食と心の関わり

食事は，毎日の生活のなかで，子どもの身体の発育だけでなく，
心の成長にとっても大切な役割を担っています．
食事には常に人と人との関わりがあり，語らいがあり，心の触れ合いがあります．
乳幼児期から食を通して心の発達や生活リズムの確立をはかり，
楽しみを感じることの大切さを再確認しましょう．

1 食を通した心の発達

食を通して発達する心

　子どもの心は，人とのやりとりを通して発達します．このやりとりのなかで重要な関わりの1つが食べること，食事です．一方，食べ方や食事場面での周りの人との交流のもち方は，子どもの心の発達を反映しています．すなわち，食べることと心の発達は相互に関連しあっているのです．

　ところで，食を通して心のどのようなところが発達するのでしょうか．いくつかあげると，愛情関係の発達，対人関係・社会性の発達，自我の発達，身体感覚の発達，感情発達，味覚・味わいの発達，食べ物との関係のもち方，が考えられます（**表1**）．もちろん，これらの発達は相互に重なっているところがあります．

　以下に，乳幼児期から毎日の生活のなかで繰り返されている食べることや，食事のときの家族とのやりとりがどのように心の発達に関係しているのかについて述べ，心の発達の観点から食べることの意義を再確認します．

食と心の発達

●愛情関係の発達

　愛情関係とは，アタッチメント*1 を形成している人との間に愛情を感じること，そして相手に対して愛情を抱くことです．

　アタッチメント理論を提唱したボウルビィ（Bowlby, 1969）[1]は，アタッチメントの形成

---

*1 アタッチメント（attachment）：乳幼児期に形成される愛着関係（情緒的な深い結びつき）のこと．

表1　食を通して発達する心

愛情関係の発達	・アタッチメントを形成すること ・アタッチメントを形成している人との間に愛情を感じること ・心が満たされること ・相手に愛情を与えること
対人関係・社会性の発達	・仲間と一緒に楽しくつき合えること ・楽しさを仲間と共有できること ・生活習慣を身につけること ・約束・決まりを守れること
自我の発達	・行動の選択決定 ・さまざまな情報を役立てながら目標に向かって行動すること ・自分の意見を主張することと我慢することのバランスをとること ・衝動や欲望，感情を制御すること ・秘密を心のなかに保持していること
身体感覚の発達	・空腹感，満腹感などの感覚の認知と適切な対処 ・食べることの調整
感情発達	・自分の気持ちがわかること ・自分の気持ちを自己制御できること ・人の気持ちがわかること ・共感できること
味覚・味わいの発達	・味覚を楽しく味わえること
食べ物との関係のもち方	・食べ物を味わいながらよくかんで食べること

に食べることは関係していないとしました．しかし，一方では生物学的にみて，アタッチメントを形成することが，危険な動物や環境から身を守り，生命を維持するための食事を供給され，生き残るのに重要な役割を担っていることにも触れています．

また彼は，アタッチメントを形成するためのアタッチメント行動のなかに，乳房に吸いつくことを含めています．したがって，食べることは，愛情関係の発達に決して軽視できないものと考えます．

❶子どもと親との関係

乳児が母親に対してアタッチメントを形成するのは，生後半年を過ぎたころです．そのころになると，乳児は母親の不在に悲しみ，母親に出会えることに喜びをもつとともに，にこやかな表情で母親への愛情を表現します．それ以前の乳児は，母親からの愛情を受けて，母親の腕に抱かれて安心して哺乳しているのですが，このとき母親から愛情をもらっていることも，乳房が母親のものであることも認識できていないかもしれません．

3カ月くらいになると，乳児は母親の顔がわかるようになるとともに，哺乳中に乳房や母親の顔に触るなどして，乳房が母親のものであることを理解するようになります．この時期には，母親に心を寄せて，アタッチメント行動も活発化してくるので，乳児は，母親からの愛情

を感じることと，母親に対する愛情を抱き始めることの両方が可能になると考えられます．

その後6,7カ月ころに，乳児に対する母親の愛情と母親に対する乳児の愛情が明確になるのですが，それ以前の3,4カ月ころから，食べ物をもらうことと母親の愛情との関係が認識されつつあるといえます．なお，この3,4カ月の時期に，子どもの空腹を見きわめ，タイミングよく授乳する母親の感受性は，アタッチメントの形成にとても重要です．

その後，授乳は母親が食事をつくって食べさせることに移っていきますが，安心できる場所で，親が愛情を込めてつくった食事を，親と一緒に食べることが，子どもの愛情関係を発達させ，子どもの安心感を育てることになるのです．

このような，食べることと愛情関係の発達，食べることと愛情の確認は，子どもが成長しても続きます．たとえば，親が子どもに与える食べ物の多少は，親の愛情の多少に関係すると考えられるので，子どもたちは，食べ物やおやつの多さを競うのです．

❷食事環境が愛情関係に与える影響
―「孤食」の影響

愛情を込めずに食べ物を与えることは，食を通じてなされる愛情関係の発達，安心感の形成の発達を妨げます．また，一人で食べさせる孤食も，一緒に食べることを通してなされる愛情関係の発達を妨げます．

足立ら(1983)[2]は，夕食を一人で食べる子どもが小学校5年生で約9％いるとともに，一人で食べている子どもの多くが食事を「つまらない」と感じていることを報告しました．また子どもたちは，一人で食べている食事場面を絵に描いた際に，寂しさを表現していました．

足立ら(2000)[3]はさらに，17年後にも小学校5,6年生を対象に調査を行っています．この調査では，夕食を一人で食べる子どもが約9％から約7％へとやや減少しているものの，その一方で，「ひとりで食べている時が一番楽しい」とする子どもが，朝食で約15.5％，夕食では8.2％いることが明らかにされました．このような子どもたちは，愛情と食べることの関係を感じていないのかもしれません．

この孤食という状況は，親のやむをえない事情によって生じている場合と，子どもに対する親の愛情不足によって生じている場合があるのかもしれませんが，孤食の多い中学生は，家族と食事をする機会が多い子どもに比べ，イライラする，気が散る，大声を出したい，不安になる，などの症状を感じることが多いことが確認されています(小西，黒川，2001)[4]．

この報告を参考にすると，おそらく，一人で食べている小学生は，中学生よりもさらに心理的に満たされない思いが強く，より精神的に不安定であることが予想されます．

●対人関係・社会性の発達

対人関係の発達とは，仲間と話をしたり遊んだりして楽しくつき合うことや，仲間に思いやりをもって接するようになることをいいます．また，社会性の発達とは，生活習慣を身につけることや，約束や決まりを守れるようになることをいいます．

対人関係の発達も社会性の発達も，前述した愛情関係の発達を基盤としています．すなわち，どちらも，母親や父親との間に形成した愛情関係を，友達やほかの親しい人に拡大していくことだからです．

❶会話をしながら楽しく食事をすることの始まり

対人関係・社会性の発達に食が関係していることとしては，たとえば，友達と一緒に会話をしながら楽しく食事ができるようになることがあります．このような食行動ができるようになるのは2歳すぎですが，この出発は，母親に触りながら，あるいは周りに関心を示しながら，同時に哺乳できるようになる3，4カ月くらいと考えられます．それ以前は乳房を吸うことだけに専念しており，周りの人と関わりながらの食事とはいえません．すなわち，3，4カ月くらいから「○○しながら食べる」ことができるようになるのです．したがって，母親がながら飲みをしている乳児に話しかけたり，遊び相手をしながらゆっくりとつき合うことは，大切なことです．

さらに離乳食が始まる6カ月くらいからは，食べながら遊んだり，親が食べているものに関心を示す行動が増えてきます．この行動はその後いっそう強まっていき，親の食べているものを一緒に食べたがるようになります．このことは，周りの人の食べているものに関心をもちながら食事をすることへとつながっていきます．

また，家族が一緒に食事をしながら，その日あった出来事を話したり聞いたりすることは，仲間と会話をしながら食事を楽しめるように発達するのを助ける機会となります．ですから，家族がいて，一緒に楽しく食事をする機会が多いほど，食べ物を楽しみながら，同時に会話を楽しみながら食事をすることができることの発達につながると考えられます．

❷話し手-聞き手のやりとりの始まり

仲間と会話をすることに触れましたが，相手が話しているときは黙って聞いていて，相手が話すのをやめたらこちらが話すという，会話のルールを身につけていくことも社会性の発達の1つです．このルールは，乳児期の見つめる-そらすのリズム（Stoller, Field, 1982）[5]に対応する親のやりとりを通して身につけていくのかもしれませんが，以下に述べるように，このやりとりの始まりを授乳の際の母子のやりとりにおく研究者もいます．

母親は授乳中に新生児が乳首を吸うこと（バースト）を続けている間は黙っていますが，子どもが吸うことをやめると（ポーズが生じると），しばらく様子をみていた後に話しかけたりゆすったりします．このとき，バーストが長いとポーズが長くなるというわけではないので，ポーズが生じるのを疲労のためとはとらえにくいのです．そして母親がゆするとすぐにバーストが再開されるわけでもなく，しばらくしてから再びバーストが始まります（吉田ほか，1984）[6]．

それでは何のためのポーズかというと，新生児に対応する動作を母親から引き出すための行動であるととらえることもできます．このように考えて，授乳の際の母子のやりとりが会話の話し手-聞き手のやりとりの始まりであるととらえるのです（Kaye, 1982）[7]．このような考えも，もしかすると妥当かもしれません．

❸食べ物をおくる行為の始まり

ほかに，食が対人関係・社会性の発達に関係している例としては，親しい人に食べ物をおくるという行為があります．

このプレゼントをする行為の始まりは，8カ月ごろにみられます．乳児とつき合っていると，しゃぶっているおもちゃを相手に手渡したり，しゃぶっていた食べ物を相手の口に入れたりすることがあります．これは，相手との間に親和的な関係を築くために食べ物などを利用する行為です．このようなプレゼント行動は，1

歳半くらいにはより明確になってきます（恒次ほか，1982）[8]．

また，この行為は，食べ物には愛情が伴うことを理解していること，すなわち愛情関係の発達が前提になっています．親しい人に贈り物をしたり，恋愛関係になると女性が男性に料理をつくったり，あるいは，お客様を食事などでもてなす行為は，この乳児期の食べ物を相手に与える行為が発展したものと考えられます．

❹食事環境が対人関係・社会性に与える影響 ―「孤食」などの影響

ところで，2，3歳になっても，仲間とその場に一緒にいるにもかかわらず，周りの子どもに関心を示さずに一人で食べている子どもがいます．このような子どもは，乳児期から母親やほかの人と一緒に楽しくすごすようなつき合いが少なかった可能性があります．また，家族で一緒に食事をする機会が極端に少なかった子どもであることも想像されます．

さらに，大人になっても他人と一緒に食事をすることに抵抗を覚える人がいますが，この人たちも対人関係で難しさを抱えていることが考えられます．

先に新生児期の授乳場面における母子のやりとりのリズムが会話のやりとりの始まりであることを述べましたが，授乳のときの母子のやりとりのリズムの形成には，バーストとポーズに対応する母親の感度のよさが影響します．なかには，乳児が吸うこと（バースト）を続けている間に話し続ける母親もいます（吉田ほか，1984）[6]．このような場合には，母親の話に割り込みにくい子どもや，逆に相手の話を聞かずに話し続ける子どもの行動特徴が形成されるかもしれません．

●自我の発達

自我とは，みずからの行動を選択決定し，さまざまな情報を役立てながら目標に向かって行動すること，自分の意見を主張することと我慢することのバランスをとること，衝動や欲望，感情を制御すること，秘密を心のなかに保持していること，などを含む心の機能です．

肯定と否定（yes, no）の主張は自我の現れです．うなずく動作は食べ物を飲み込む動作であり，首を振る否定の行為はもういらないと乳首を口に含むのを拒否する動作であることを指摘したのはスピッツ（Spitz，1957）[9]です．否定の動作「嫌（いや）」の主張が明確になるのは15カ月くらいですが，それ以前でも，飲みたくないと乳首を口から押し出すことは2カ月くらいからみられます．これが，自我が食をめぐって現れる最初の現象です．

また，好き嫌いを言うことも自我発達の現れの1つです．子どもが好き嫌いを言い始めるのは1歳近くであり，多くは食べ物をめぐってのことです．自己主張は，食べ物以外のことに関係しても現れます．たとえば，抱っこしてほしいと主張するのもその例ですし，服装の好みを主張するのもそうです．

ある食べ物が好きであることが親に認められると，自己主張が認められた体験になります．また，主張が通って抱き上げてもらえると，これも自己主張が認められた体験になります．このような体験の積み重ねが，自己の主体性を感じさせ，自我機能の主張する側面の発達を強めることになるのです．

一方，好きな食べ物でも我慢して，食べすぎないようにしなければならないときもあるし，嫌いな食べ物でも，「食べてごらん」と励まされ，頑張って食べなくてはならないときもあり

ます．このような体験は，我慢すること，嫌なことでも努力することの発達を助けることになるかもしれません．

あるいはまた，食べ物の好き嫌いをめぐって親と話し合うことは，親の主張と自己の主張を調整しながらつき合っていく方法を学ぶ経験になり，その後に仲間と互いの主張を尊重し合いながらも，かつ調整し合って遊びを進めていくことにもつながるのかもしれません．

ちなみに，親と安定したアタッチメントを形成している子どもが友達と関係を調整するのが上手なのは，親子の間で調整作業をする経験が多いからであると考えられています（Fonagyほか，2002）[10]．

4，5歳になると，好きな食べ物やお菓子を残しておいたり，しまっておいたりすることができるようになります．この行動は，自分の大切なものを貯めておいたり，しまっておいたりする自我の力を表しています．これは食べ物の例ですが，自分の大切な思い出や考え，気持ちをほかの人には言わずにしまっておく力と関係しています．食べ物を通しても，このような自我の発達が促されます．

● 身体感覚の発達，感情発達

身体感覚の発達とは，眠い，疲れた，空腹である，などの身体感覚を認識できるようになることです．

最初のうち乳児は，身体のなかで生じる感じがどういうことを表しているのかわからないで，ぐずったり，泣いたりしていますが，周りの大人が子どもの身体の状態を感じとって，何が起こっているのかを理解して相手をしている間に，次第に子ども自身が，自分の身体の感覚を「眠い」とか「疲れた」とか「おなかがすいた」と認知しながら体験できるようになるのです．

感情発達も身体感覚の発達と同じです．感情は，その人が身体の感情要素である情動を認知しながら感じて体験しているものをいいます．

たとえば，子どもは，泣いたりぐずったり，元気がなかったりしていても，自分がどのような感情をもっているか知らないでいるのです．しかし，子どもが，興奮したり，動揺したり，ウキウキしたり，沈んだりしている情動状態にあるとき，周りの大人が共感して「怒ってるね」「うれしいね」などと言葉をかけ，なだめたりするうちに，次第に子ども自身が，「怒ってる」「うれしい」「寂しい」などと認知しながら感情として体験できるようになるのです（吉田，2000）[11]．

これを食の関係でいうなら，空腹感と満腹感が重要な感覚です．おなかがすいているから食べる，そして，おなかがふくれて満腹になったから食べるのをやめる，という行動は当たり前のことですが，このことは身体感覚が発達しているからこそできることです（図1）．

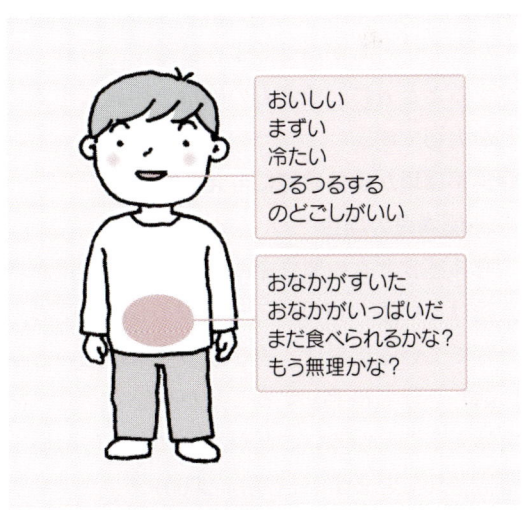

図1　食に関係する身体感覚

表2 ネガティブな情緒が生じたときの肥満児の反応特徴(文章完成法式アンケートに対する反応) (吉田弘道ほか，1997[13])を改変)

A. 気分が沈んだとき私は(小学校4～6年生男子)

	積極的に対処する	寝る，食べる 何もしない	その他
対照群(n=64人)	56.3%	26.6%](p<0.01)	17.2%
肥満群(n=59人)	28.8%	45.8%	25.4%

B. さびしいとき私は(小学校4～6年生男子)

	積極的に対処する	寝る，食べる 何もしない	その他
対照群(n=64人)	53.1%	35.9%](p<0.05)	10.9%
肥満群(n=59人)	35.6%	59.3%	5.1%

　身体感覚も感情も生理的反応や身体的反応ですが，これを心理的に認知できるようになることが心の発達です．身体感覚の発達も感情発達も，周りの大人が感度よく適切に対応することが発達を促す点では同じです．

　そのためには，母親が，乳児に「おなかがすいたね」「もうおなかがいっぱいになったね」などと話しかけながら相手をすることが大切です．また，食事の場はさまざまな感情が表現されやすい場ですので，家族で食事をしながら，楽しかったことやつらかったこと，嫌だったことなどを子どもが話せるようにして，それに共感するとともに，子どもの感情を明確にすることが大切です．

❶食事環境が身体感覚に与える影響
―肥満児の場合

　身体感覚と食の関係をみると，年々体重が増え続けている，いわゆる進行型の5歳の肥満児を育てている母親は，子どもの機嫌が悪いときに話しかけて相手をすることが少なく，食べ物を与えることが多いことが，主に女児において報告されています(長谷川，2000)[12]．

　この研究に先立って，吉田ら(1997)[13]は，男子について肥満の子どものほうが肥満でない子どもに比べて，「気分が沈む」「つまらない」というネガティブな感情状態に対して，「寝る」「食べる」との回答が多いことを報告しました(表2)．この結果については，嫌な気持ちが生じることに対して食べることが結びつく環境で育ったことが影響しているのではないかと考察しましたが，このことが長谷川の研究で確認されたかたちになりました．

　肥満児は，嫌な感情が起こったときに，母親から，その感情を共感しつつ感情を明確にする対応をしてもらえずに食べ物を与えられたので，空腹だから食べる，満腹になったから食べるのをやめるという，身体感覚と結びついた食行動が発達せず，とにかく食べるという行動のパターンが形成された例と考えることができます．

　このような食環境で育っていると身体感覚が発達しないので，幼児期の間に家庭以外で感覚の発達を促す試みが必要になります．絵を見せながら空腹，満腹，食べすぎについて説明し，1週間後にビデオを見せて空腹，食べすぎ，食

べすぎた場合の結果について説明し，そして，また1週間後に人形を用いて空腹感や満腹感を説明する手続きを行ったところ効果があったとする報告もあります（Johnson, 2000）[14]．

●味覚・味わいの発達

甘い，しょっぱい（塩辛い）などの味覚は，生後間もなくから感じることができます．このことは，乳児にさまざまな味のものを吸わせて，顔の表情で，味を区別しているかどうかを調べる方法で確認できます．

味覚は舌を通して感じられる生理的な感覚ですが，その発達は単純なものではなく，奥が深いものです．微妙な味を感じたり，舌触り，喉越しのおいしさなどを味わえるようになるのが，味覚・味わいの発達です（図1参照）．

味覚・味わいの発達も，身体感覚の発達や感情発達と同じように，周りの人との関わりを通してなされるものです．乳児が離乳食を食べるようになると，さまざまな舌触りの食べ物や，いろいろな味に触れることになります．

子どものかみ方の発達に合わせて，いろいろな食べ物を経験させ，一緒に食べている親が「つるつるだね」「冷たーい」「おいしいね」などと，子どもの口の中の感覚や味わいを一緒に体験しながら共感して伝えることが，味覚・味わいの発達を助けるのです．また，家族と一緒に食べ物のおいしさを楽しみながらとる食事が，味わいの複雑さを身につけることになるのです．

このような対応をされていると，2歳くらいの子どもは，自分の味覚だけでなく親がどのように感じているかということに関心を示すようになります．「おいしいね」と母親に聞かれて「おいしい」と答えるだけでなく，「ママは？」と聞いてきます．これは味覚の共有・共感を意識している行動です．

❶食事環境が味覚・味わいの発達に与える影響 ―「個食」「孤食」の影響

子どもが好む限られた種類の食べ物ばかりを与えられていたり，親とは別の食べ物を与えられている（個食）と，味覚が複雑にならず，親と一緒に食べながら味覚をともに味わう体験ができないことになります．

ちなみに，子どもが好む食べ物ばかりを与える母親は，子どものいいなりであることが多いとされています（八倉ほか，1992）[15]．また，母親自身にも好き嫌いがあり，好きなものが子どもと一致していることが報告されています（長谷川，今田，1998）[16]．さらに，子どもの食事に配慮が低い母親は，子どもの食べ物の種類を狭めてしまうことがあることも知られています（長谷川，今田，2004）[17]．このようにみてくると，子どもの個食は，母親が少なからず影響しているといえます．

ちなみに，核家族と祖父母が同居している複合家族を比べると，複合家族のほうが食事のバランスを母親が考える度合いが高いとの報告があります（落合ほか，1992）[18]．家族が多いと食生活も複雑になり，個食も少ないのかもしれません．

個食のほかに，一人で食べる孤食は早食いを助長し，さらに，誰かと一緒に食べながら味覚を感じる体験が不足するので，味わって食べる感覚の発達を損なうことになります．

●食べ物との関係のもち方

食べ物との関係のもち方とは，食べ物を口に入れて，大きさや固さを感知し，よくかみ，味わって食べることをいいます．上記の味覚・味

わいの発達と重なっているところもありますが，少し異なるところもあるので，ここでも述べることにします．

　この食べ物との関係のもち方を心の発達ととらえるかどうかについては迷うところもありますが，次のように考えるとよいでしょう．

❶授乳期での食べ物との関係のもち方

　私たちは食べ物を口に入れて食べていますが，そのときの食べ物は，外部から入ってくる異物であるということを認識しています．そして，このことを認識したうえで，固さを感知し，よくかみ，ある程度軟らかくなった時点で飲み込み，体内に取り込んで同化させています．もしも苦味を感じたり，臭さを感じると，飲み込まずに吐き出します．食べ物の固さを感知して，飲み込める程度までかみくだき，嚥下することができるようになる口腔内の発達プロセスは，p.80〜86で詳しく触れられていますが，この取り込み，同化させるプロセスは，心理発達の観点からは以下のように理解することができます．

　まず哺乳反射，吸啜反射（p.62参照）の段階では，口の周りに乳首が触れると，口を開いて乳首の方向に顔を回して乳首を口に含み，反射的な吸啜が始まります．この段階では，乳首が異物であるという認識がないと考えられます．しかし，自律哺乳へと発達していくと，乳首は乳児が自覚して口に含み，能動的に吸うものとなります．さらに，乳首を口に入れたり出したり，しゃぶったりかんだりしながら乳首と遊ぶ行動がみられるようになると，乳首は自由にかんだり出したり，舌でつぶしたりできるものとなります（二木，金子，1980）[19]．乳首を食べ物とみなすと，この発達プロセスを食べ物との関係の発達プロセスとして理解することができます．

　この食べ物との関係のもち方，食べ物とのつき合い方は，乳首を口に入れたり出したり，しゃぶったりかんだりしながら乳首と遊ぶ行動が関与していると考えられるので，3，4カ月以降の授乳のときに，遊び飲みにゆっくりつき合うことが大切になります．もちろん，この食べ物とのつき合い方の発達は，乳首だけでなく，おもちゃを口に入れてしゃぶったり出したりする遊びも関係していると思われるので，そのように遊ぶ機会を与えることも大切です．

❷「手づかみ食べ」期の食べ物との関係のもち方

　手で食べ物を持って食べる行為の「手づかみ食べ」は，手と口との強調，食べ方の発達にとって大切な行動ですが（田村，1998）[20]，食べ物とのつき合い方の発達にとっても大切な行動です．遊びすぎるのはよくないのですが，手で触ったりつかんだりする食べ物との関わりを，母親が余裕をもってその様子を楽しんでみるのもよいでしょう．

❸食事環境が食べ物との関係のもち方に与える影響 —よくかまない子，口の中にためている子の場合

　ごくまれですが，食べ物を見ると，手でそれをつかむや否や即座に口に入れ，あまりかまずにすぐに飲み込んでしまう子どもがいます．この行動は，まるで哺乳反射のようにみえます．このような食行動には，食べ物と上手につき合っていることが感じられません．何らかの原因で，乳首や食べ物とつき合う機会が少なかったものと思われます．さらには，人とのつき合いも不足していたことが推測されます．

　このような子どもでも，一緒に遊ぶ機会を増やすと，抱かれることを好むようになり，人との関わりを求めることが増し，そして，おも

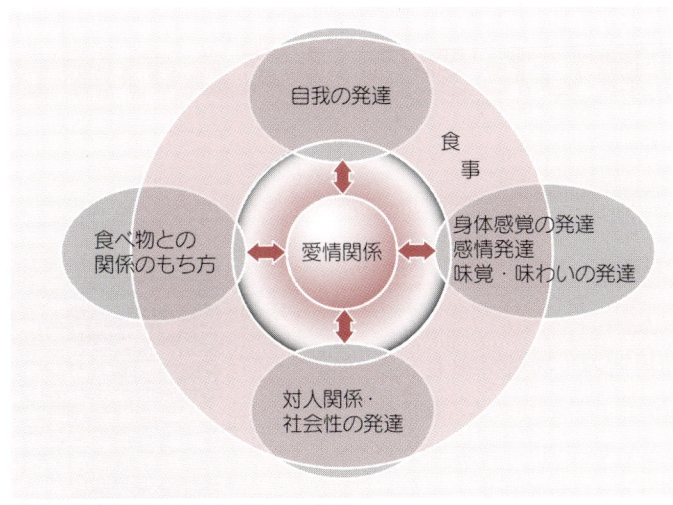

図2　愛情関係を中心とする心の発達

ちゃで遊ぶことも増えてきます．食べ物を手に持ってしゃぶったり，かんだりする行動がみられるようになってきます．

　よくかまないないで飲み込む子どもたちに関する調査では，母親が忙しすぎて，また普段から子どもたちを急がせる傾向が強いことが確認されています（村上ほか，1990）[21]．また食事のときに，いつまでも食べ物を口にためている子どもの母親は，子育てに手をかけず，子どもとの間に共感する関係ができていないとする報告もあります（村上ほか，1991）[22]．

　これらの調査報告から，よくかまない子どももいつまでも口の中にためている子どもも，食べ物との関係のもち方の観点からするなら，発達がつたない子どもとみなすことができます．これらの例をみると，食事のときに大人が子どもたちとゆっくりつき合うことの大切さが理解できます．

大人は子どもの心を育む食事を大切に

　食を通して発達する心について述べてきました．心の発達は愛情関係の発達を中心として相互に関係し合っていますが，そこに食が幅広く関係していることを示しました（**図2**）．

　取り上げたことの多くは調査や観察，臨床事例を通して確認されていることですが，このようにみてくると，心の発達に食事がいかに大きな役割を担っているかを改めて認識することができます．食を通してなされる心の発達は，子どもと大人が一緒に食事をするなかで得られることであり，一緒に関わる人の対応に支えられています．

　食事は毎日の生活のなかで必ず繰り返される生活習慣であるだけに，大人の対応によっては子どもの心の発達を妨げることにもなりうるし，逆に，推し進め，心を育むことにもなる重要事項です．身体の成長，栄養，口の健康などから食事の重要性がいわれていますが，心の発達の観点からも忘れてはならないと考えます．

（吉田弘道）

2 食を通じた生活リズムの確立

乳児期からの睡眠・覚醒リズム
● 睡眠・覚醒のリズム

　人間は，約25時間周期の生物時計をもっています．これをサーカディアンリズム（概日リズム，日内リズム）といいます．人間はこのサーカディアンリズムを24時間周期に同調させてすごします．では，このように同調するまでにはどのようなプロセスがあるのでしょうか．

　乳児は生後7週齢ごろまでは2，3時間おきに寝たり起きたりを繰り返し，1日のうちおよそ2/3は眠っています（図1[1]）．このようなリズムをウルトラディアンリズムといいます．7週齢ごろからは，サーカディアンリズムが現れるようになってきます．すなわち，起きていることが多い時間帯と，眠っていることが多い時間帯とが，半日の単位で区別されるようになり，その切り替えの時刻は毎日少しずつ遅れてきます．16週齢ごろになると，夜間にはまとまって眠っている時間が長くなり，昼間にはまとまって起きている時間が長くなります．このころから，乳児の眠りと目覚めのリズムは昼と夜のリズムに同調してきて，24時間周期が確立してきます．

　しかし，このようなサーカディアンリズムの24時間周期への同調が「自然」に生じるわけではありません．同調するためには，24時間の周期のなかで，昼間と夜間のメリハリがある生活を送ることが大切です（井上，2006）[2]．すな

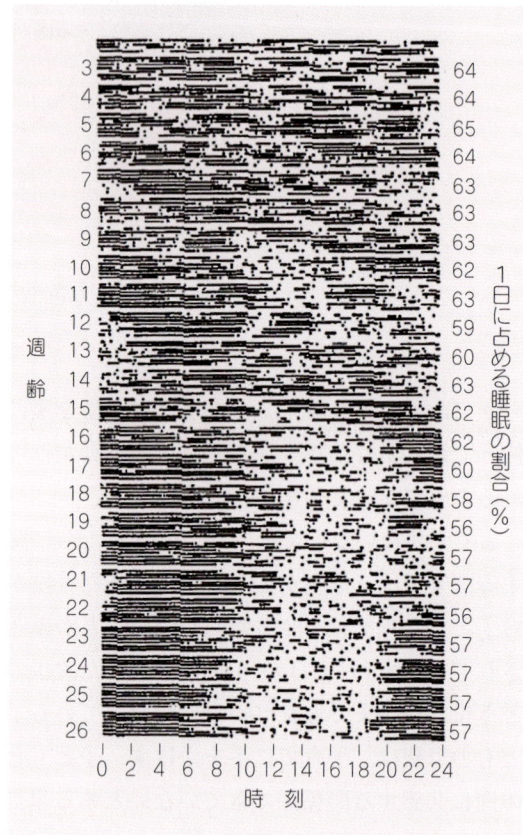

図1　生後11〜182日齢の乳児の睡眠・覚醒と授乳の記録（Kleitman，1987[1]）を改変）
黒線：睡眠，白い部分：覚醒，黒点：授乳

わち，一般的に，昼間には明るい光が差し込んでいて，周囲もにぎやかで，乳児はお乳を飲んだり，家族は食事をとったり，また乳児の世話をする人もいます．夜間は，暗く，周囲も静かで家族も眠っています．このような生活をすごす必要があります．

　生後半年ごろからは，昼間の睡眠は昼寝とし

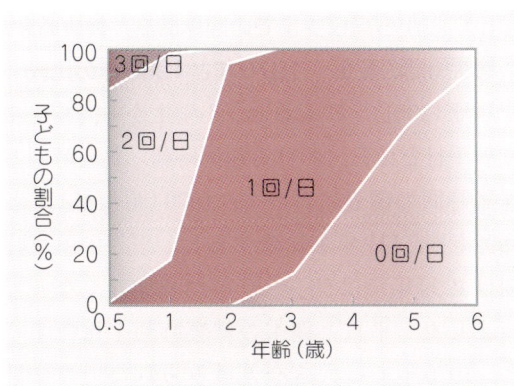

図2　年齢に伴う昼寝の回数の変化(福田，2001[3]を改変)

てまとまってきます．図2[3]は，生後半年から小学校に入学する6歳までの間に，昼寝がどのように変化していくかを示したものです．生後半年から1歳までは1日2回の昼寝をしている子どもがほとんどですが，2歳になると1日にほぼ1回の昼寝をとるようになり，それが3歳まで続きます．3歳以降は昼寝をとる子どもが減り，6歳ごろになるとほとんどの子どもが昼寝をとらなくなっています(福田，2001)[3]．

● 睡眠・覚醒のリズムと授乳

出生直後から7週齢ごろまでは，乳児は，外界の昼夜とは関係なくしょっちゅう起きては泣き，お乳を飲みます(図1参照)．その後7週齢ごろにサーカディアンリズムが現れてくると，外界の24時間周期とはおよそ1時間ずつずれてきます．したがって，活動期が昼であったり，夜であったりします．

井上(2006)[2]は，夜泣きは夜に活動期がずれ込んでいる場合に生じるといい，このときに授乳をしたり，あやしたりすると，乳児は泣けば報われるという因果関係を学習するので，できるだけ夜中に授乳したり，あやしたりしないほうがよいとしています．

Wrightら(1980)[4]は，生後3日から2カ月の乳児を対象として，午前2時から午後10時までの授乳の時刻と摂取量との関係をみています．母乳を摂取している乳児は，2カ月齢のときには一晩絶食後の朝の最初の授乳において授乳量が多くなり，6カ月ごろには夜の摂取量が最も多くなっています．一方，人工乳を摂取している乳児は，母乳摂取児にみられたこのような関係性は認められませんでした(Wright，1981)[5]．

このことから，母乳摂取児は自分で乳汁の摂取量をコントロールするのに対して，人工乳摂取児は母親がより多くコントロールしていることが示唆されました．また，このことは，母乳摂取児が生後6カ月間で成人の摂食パターン，すなわち，次の食事までの時間間隔が長いほどその直前の食事量が多いという，食事量の調節を学習していることを意味しているといえるでしょう(Birch, Fisher, 1996)[6]．

睡眠の現状

● 調査報告からみた睡眠の変化

わが国において，この30〜40年ほどの間に起床時刻，就寝時刻，睡眠時間は大きく変化し，夜型化していることが明らかとなっています．

❶ 10歳以上での睡眠時間，就寝時刻，起床時刻の変化―1960年と2005年の比較[7,8]

NHK放送文化研究所が1960(昭和35)年と2005(平成17)年に行った10歳以上の国民生活時間調査[7,8]によると，睡眠時間は，1960年では平日と土曜日がいずれも8時間13分，日曜日が8時間31分であるのに対して，2005年では平日は7時間22分，土曜日は7時間47分，日曜日は8時間14分と，平日では睡眠時間が約50分減少していることがわかりました．

就寝時刻（半数以上が就寝している時間）についてみてみると，1960年では平日と土曜日は午後10時，日曜日は午後9時30分でしたが，2005年では平日休日とも午後11時以降でした．

起床時刻（就寝している人が半数を切る時間）は，1960年では曜日にかかわらず朝6時だったものが，2005年では平日が6時半，土曜日は6時45分，日曜日は7時となり，生活リズムの夜型化が顕著であることが示されました．

健康的な生活リズムを阻むこのような夜型化の現象に影響を与えている社会的な環境要因はさまざまです．たとえば，コンビニエンスストアやファミリーレストランなど24時間営業の店舗の増加に伴って利用も増えること，テレビ視聴やゲーム，インターネットなどもつい深夜まで行ってしまうこと，仕事も残業や夜勤など不規則な勤務形態が増えていることなどがあげられます（石原，2001）[9]．

現代の日本は，日頃からよほど意識していなければ深夜まで眠らずに起きており，睡眠時間が短くなってしまうような状況です．このような夜型の生活は子どもにも及んでいます．

❷ 小学生から高校生までの起床時刻，就寝時刻，睡眠時間の変化—1970年と1999年の比較

石原（2001）[9]によると，小学生から高校生までの平日と休日における起床時刻，就寝時刻と睡眠時間の調査において，1970（昭和45）年と1999（平成11）年を比較すると，平日の就寝時刻は1999年では50分〜1時間程度遅くなっていました．平日と週末の就寝時刻を比較すると，1970年では大きな差はみられないのに対して，1999年では週末に20〜40分遅くなっていました．

起床時刻は，平日はほとんど変わりがないのですが，週末は1970年では平日よりも30〜40分遅いのに対して，1999年では小学生で1時間20分，中学・高校生では2時間以上遅くなっています．したがって，睡眠時間は1999年では40分から1時間短くなっています．

❸ 幼児における就寝時刻の変化

幼児については，2000（平成12）年度の幼児健康度調査[10]における午後10時以降の就寝の割合を1980（昭和55）年，1990（平成2）年，2000年との間で比較すると（図3），いずれの年齢においてもこの20年間で午後10時以降の就寝が

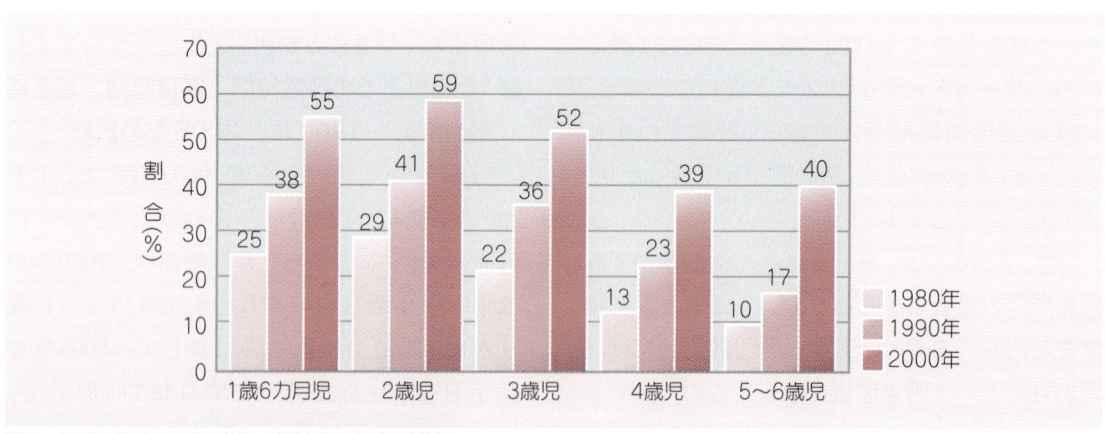

図3　午後10時以降に就寝する幼児の割合の推移
資料：日本小児保健協会「平成12年度幼児健康度調査報告書」

顕著に増加しており，2000年では39〜59％の子どもが該当しています．

このような子どもの生活における夜型化は，共働き家族が増えて家族全体の生活時間帯が遅くなっていること，テレビの視聴やゲームを夜遅くまでしていること，そして親が早く寝るように言わなくなったことなどが影響していると考えられます．

朝食習慣と睡眠との関連性

朝食をとることは，大脳を活性化させることに大きな役割を果たします（井上，2006）[2]．すなわち，人間は，夜の睡眠において長い間絶食と断水の状態ですが，脳にも筋肉にもエネルギーと水分を送る必要があります．朝食をとることでこれらを補充し，体内から体温を高め，目覚めをすっきりさせることができるのです．

夜型化している現代のわが国の幼児は，どのような食生活を送っているのでしょうか．ここでは2005年に厚生労働省が実施した乳幼児栄養調査[11]の結果をもとにみていくことにしましょう．

❶朝食習慣と起床時刻・就寝時刻の関係

図4は，1歳以上4歳未満の幼児における年齢別の朝食摂取頻度を示しています．朝食をほぼ毎日とっている子どもは約90％であり，ほとんど食べない（欠食）子どもは約2％でした．

このような朝食の摂取頻度は，起床時刻，就寝時刻とどのような関係があるのでしょうか．図5，6は，起床時刻別および就寝時刻別の子どもの朝食摂取頻度を示しています．これらから，起床時刻と就寝時刻が早いほど朝食をほぼ毎日摂取しており，起床時刻と就寝時刻が遅いほど摂取頻度が少ないということがいえます．

❷子どもの朝食習慣と母親の朝食習慣の関係

幼児における朝食の摂取頻度は，睡眠に関す

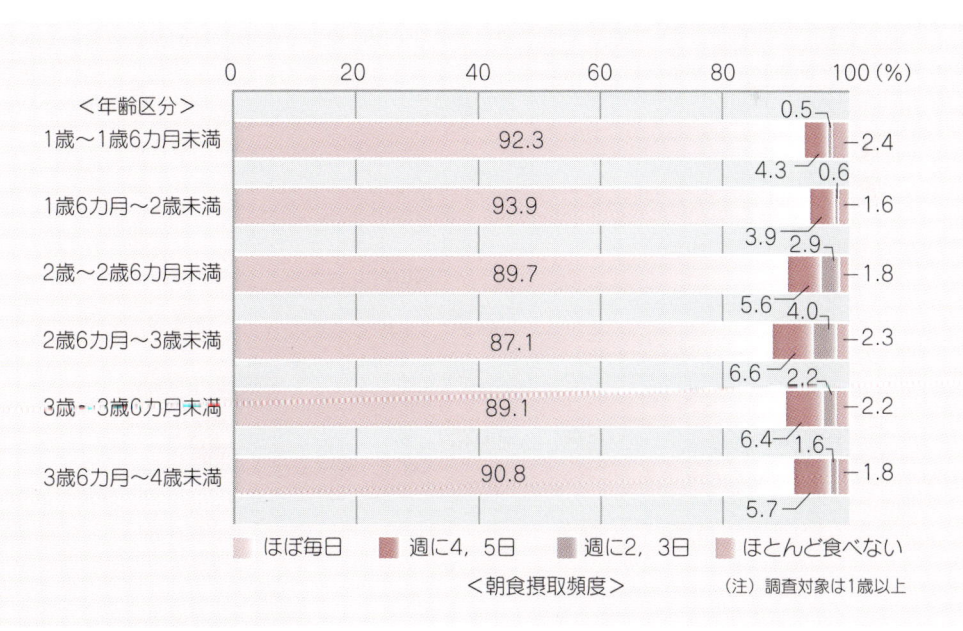

図4　幼児の年齢別の朝食摂取頻度の割合
資料：厚生労働省「平成17年度乳幼児栄養調査」

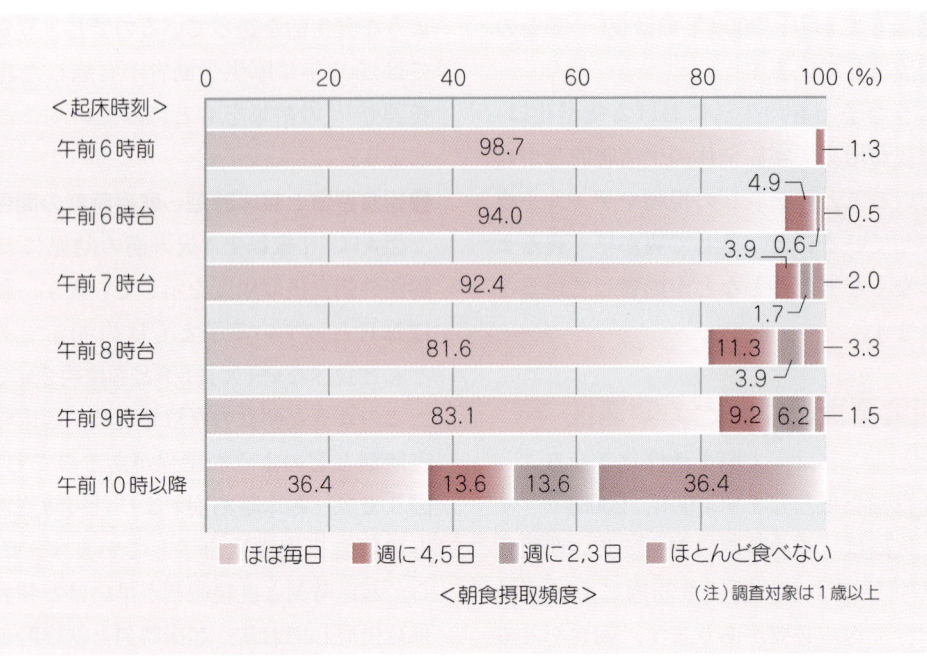

図5　幼児の起床時刻別の朝食摂取頻度の割合
資料：厚生労働省「平成17年度乳幼児栄養調査」

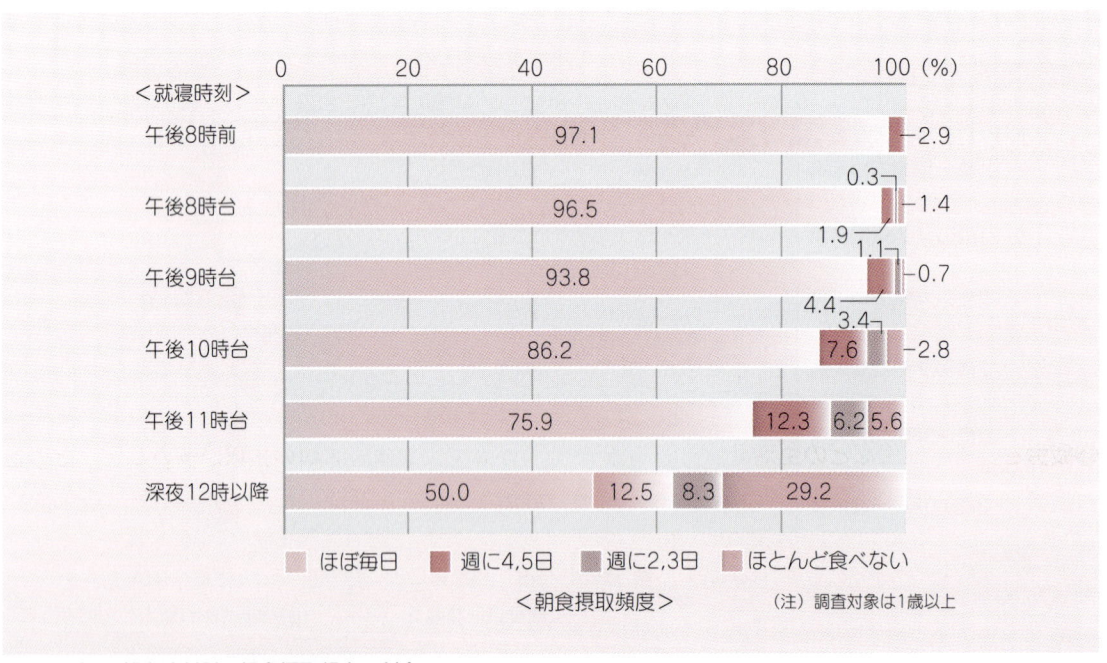

<起床時刻>　<朝食摂取頻度>　凡例：ほぼ毎日／週に4,5日／週に2,3日／ほとんど食べない　（注）調査対象は1歳以上

起床時刻	ほぼ毎日	週に4,5日	週に2,3日	ほとんど食べない
午前6時前	98.7			1.3
午前6時台	94.0	4.9		0.5
午前7時台	92.4	3.9	0.6	2.0
午前8時台	81.6	11.3	1.7	3.3
午前9時台	83.1	9.2	3.9	1.5・6.2
午前10時以降	36.4	13.6	13.6	36.4

図6　幼児の就寝時刻別の朝食摂取頻度の割合
資料：厚生労働省「平成17年度乳幼児栄養調査」

<就寝時刻>　<朝食摂取頻度>　凡例：ほぼ毎日／週に4,5日／週に2,3日／ほとんど食べない　（注）調査対象は1歳以上

就寝時刻	ほぼ毎日	週に4,5日	週に2,3日	ほとんど食べない
午後8時前	97.1			2.9
午後8時台	96.5	0.3	1.9	1.4
午後9時台	93.8	1.1	4.4	0.7
午後10時台	86.2	7.6	3.4	2.8
午後11時台	75.9	12.3	6.2	5.6
深夜12時以降	50.0	12.5	8.3	29.2

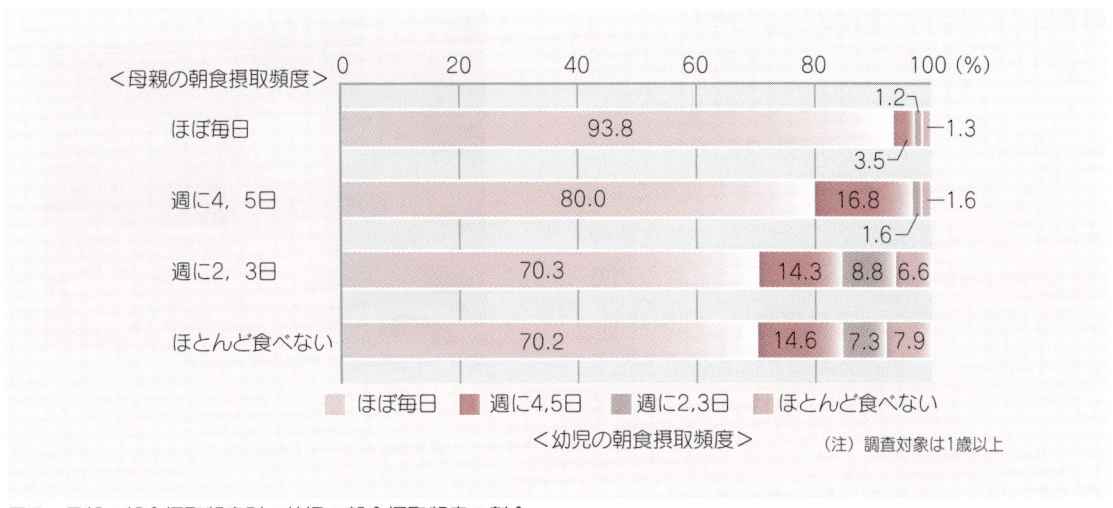

CHAPTER-1　乳幼児期における食と心の関わり

```
＜母親の朝食摂取頻度＞   0    20    40    60    80    100 (％)
                                                     1.2
ほぼ毎日              93.8                        1.3
                                                3.5
週に4, 5日            80.0                    16.8    1.6
                                           1.6
週に2, 3日            70.3              14.3   8.8  6.6
ほとんど食べない       70.2              14.6   7.3  7.9

  ■ほぼ毎日  ■週に4,5日  ■週に2,3日  ■ほとんど食べない
                    ＜幼児の朝食摂取頻度＞    （注）調査対象は1歳以上
```

図7　母親の朝食摂取頻度別の幼児の朝食摂取頻度の割合
資料：厚生労働省「平成17年度乳幼児栄養調査」

る生活リズムだけでなく，母親の朝食の摂取頻度とも関係しています．子どもと母親の朝食摂取頻度の関係をみると（図7），母親がほぼ毎日朝食を摂取している場合には，その子どもの93.9％がほぼ毎日摂取しています．一方，母親が朝食をほとんど摂取していない場合では，その子どもの7.9％がほとんど摂取していないことが明らかとなり，母子の朝食摂取頻度には関連があることが示唆されました．

幼児の心身の健康と食事との関連性

幼児の心身の健康には，食事がどのように関連するのでしょうか．

❶疲労と食事・睡眠などの生活習慣との関係

まず，幼児の疲労の観点からみてみます．

光岡ら（2003）[12] は，4, 5歳児の保護者を対象として，幼児の疲労と生活状況との関係を検討しました．幼児の疲労を「高疲労群」「平均群」「低疲労群」の3群に分類したところ，食行動との関連については，高疲労群では朝食をとらず，偏食が多く，食事量が少ない子どもの割合が高い傾向がみられました．また，睡眠との関連については，高疲労群は就寝時刻が遅く，目覚めがすっきりしない子どもの割合が高い傾向がみられました．これらの結果から，子どもの疲労を軽減するために，食事や睡眠などにおいて，健康的な生活習慣を形成することの必要性が指摘されています．

次に，米山ら（2005）[13] は，3〜6歳児について，疲労症状と食事，睡眠などの状況との関係を検討しています．疲労度を「最も高い」「高い」「低い」「最も低い」に分類したところ，疲労度が最も高い群は，欠食があり，食事のバランスが悪く，ジュース類の摂取が多いこと，その他に幼稚園では楽しみがなく，お手伝いをしないことが示されました．一方，疲労度が最も低い群では，食事のバランスがよく，複数の友達と外遊びを1時間以上しており，休日は戸外ですごすということが明らかとなりました．

❷食欲と生活状態，健康状態との関係

　真名子ら（2003）[14]は，3～5歳児の保護者を対象として，朝食時に食欲がない幼児の生活状態，健康状態との関係を検討しました．

　その結果，朝食において「あまり食べない」または「ほとんど食べない」と回答した食欲のない幼児は全体の43.1%であり，これらの幼児は，食欲がある幼児より就寝時刻，起床時刻，朝食時刻が遅く，朝食を両親とは食べず子どもだけで食べており（孤食），室内遊びが多い子どもの割合が高い傾向がみられました．健康状態に関しては，食欲がない幼児は風邪をひきやすい，疲れやすいなど不調を訴えるものが多い傾向がみられました．

　また，朝食時に食欲がある幼児では夕食時でも食欲がないということがみられなかったのに対して，朝食時に食欲がない幼児のうち夕食時も食欲がない幼児は49.5%おり，朝食と夕食の食欲は関係があることが示されました．

　さらに，朝食，夕食ともに食欲がない幼児は，朝食時に食欲がなくとも夕食時には食欲がある幼児よりも両親と食べる割合が低く，母親と食べる，朝食を子どもだけで食べているなどの割合が高いこと，顔色が悪い，疲れやすいなど健康に不調を訴えるものが多いことが示されました．

　筆者の体験でも，早寝早起きをさせた子どもは，朝食時にも夕食時にも食欲があり，おいしそうに食べていました（図8）．

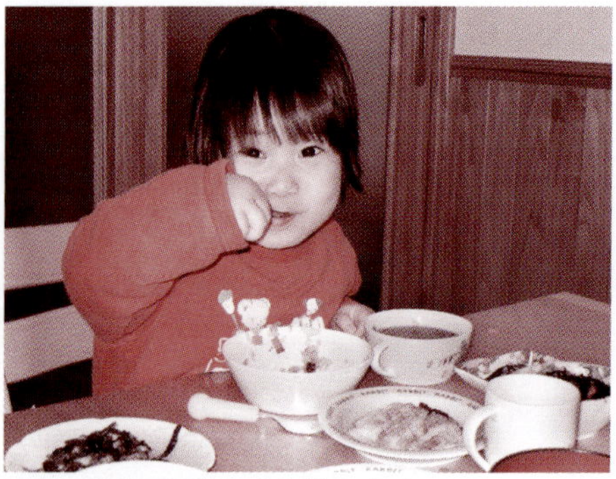

朝食欠食や睡眠不足が肥満を招く!?
●朝食欠食と肥満との関係

　幼児に2%みられた朝食の欠食は，年齢とともに増加しています．これは，わが国に限らず，さまざまな国でみられることです．近年の研究

図8　早寝早起きで食が進みます

では，朝食の欠食は肥満につながるということが論じられています．

　徳村ら（2004）[15]は，富山県において1989（平成元）年に出生した10,450名を対象に，3歳時，小学1年時，小学4年時，中学1年時の4つの時点において質問紙調査を実施し，朝食を摂取している子どもと摂取していない子どもの体格および生活習慣を比較しました．その結果，朝食の欠食は3歳時では25.3%，小学1年時では8.1%，小学4年時では7.0%，中学1年時では12.7%みられました．

　朝食を欠食する子どもでは，3歳時に次のような特徴が示されました．まず睡眠に関しては，起床時刻，就寝時刻ともに遅く，睡眠時間が短いこと，また食事については，間食と外食の頻度が多く，インスタントめんを食べる頻度が高いこと，母親と一緒に朝食をとらない子どもが多いことがみられました．さらに，小1時以降では，テレビ視聴時間が長いこと，一人で朝食を食べることが示されました．

　肥満に関しては，3歳時では朝食欠食の有無による差はなかったのですが，小4時，中1時では朝食を欠食した子どもに肥満の出現頻度が高いことが示されました．

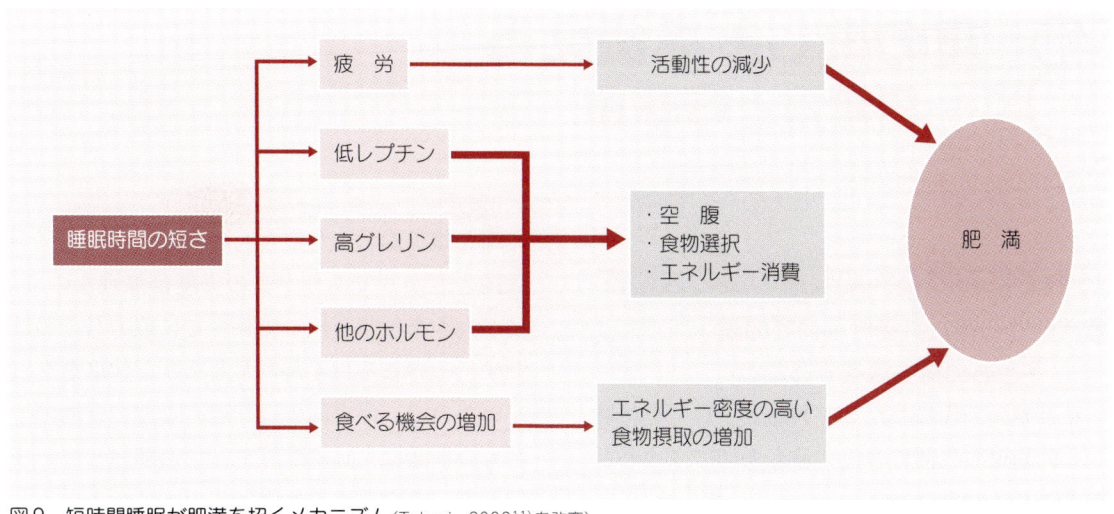

図9 短時間睡眠が肥満を招くメカニズム (Taheri, 2006[11]を改変)

● **睡眠不足と肥満との関係**

　これまでの多くの研究から，睡眠不足と肥満との間には密接な関係があることが示されていますが，どのようなメカニズムであるのかは現在検証されつつあります．

　Taheri (2006)[16] は，特に子どもにおいて睡眠不足が肥満につながりやすいとし，**図9**のような短時間睡眠が肥満を招くメカニズムのモデルを示しています．

　短時間の睡眠は，さまざまなホルモン分泌に影響を与えます．たとえば，摂食を抑制するレプチンが増加し，摂食を促進するグレリンが減少します．これらのホルモン分泌の変化は，カロリー密度が高い食物を選択するなど，過剰な食物摂取をきたします．そのほかに，短時間の睡眠は，身体活動性を低くすること，長時間起きていることによって食べる機会が増加することなどの要因が肥満を招くと考えられています．

（長谷川智子）

3 食の楽しみを伝える
──日常食と行事食

子育てにおける乳幼児期の食の大切さ

●経験から得た共働き子育ての鍵
──子どもの食生活を守ること

　私と娘の二代にわたって共働き子育てを体験し，乳幼児の生活において最も大切で，中心となるのが食生活であることを痛感しました．

　ほとんどの子どもは，昼間は幼稚園あるいは保育園に通うので，昼食は正午前後に規則正しくとることができます．保育園では午後3時ごろにおやつを食べますが，帰宅した子どもは午後6時から7時ごろに夕食をとらないと，それ以上は待てないものです．

　共働きをしている場合，誰がどのようにしてこの夕食を整えるかが，乳幼児期の共働き子育てをやりとげる鍵となります．もちろん，それ以降の年齢においても，食生活のあり方は家族の心身の健康を保つのにきわめて重要です．しかし少し成長すれば，待つ力も育ってくるし，自分で食事の用意をすることもわずかずつでもできるようになってくるでしょう．

　私の場合は住込みのお手伝いさんに夕食づくりをお願いしていましたが，それを頼むのは考える以上に楽なことではなかったのです．そこで起こった数々の苦労や笑い話などは，述べても今日では役に立つことはないでしょう．

●子育て中の娘の手助け経験

　娘が子育てをしているときは，同じマンションに別々の部屋を用意し，祖父母である私たち夫婦と娘夫婦の4人の大人が，といっても父親は働きざかりであり夕食の支度は無理なので，私が大きな役割を担って孫育てに協力したわけです．そのころは4人の大人はみな仕事をもっていたので，保育園の送り迎えなどの昼間の子どもの世話はベビーシッターにお願いしていましたが，夕食づくりは電気釜のスイッチを入れることぐらいしか頼めませんでした．

　私は仕事をきりあげて帰宅するや，娘の家の台所で夕食の支度をしたわけですが，たとえば鶏の唐揚げなどをしていると，私の周りに幼ない孫たちがまとわりついて，片っ端からつまみ食いをしてしまうのです．それが，いまでは懐かしくさえ思えます．

●共働き子育て中の人たちへの手助け

　私は仕事で多くの共働き子育てのケースを調べてきましたが，特に働く女性たちは，実母や姑の協力を得て共働き子育てをやりとげている人が実に多かったのです．保育園の利用は不可欠ですが，子どもの食生活をはじめとする毎日の世話や病気のときの対応などに，親族の手助けほど信頼できるものはないはずです．それがどうしても得られない場合，近所の年長者や知人，子どものいないご夫婦などと親族のような関係を築いて，夕食や入浴などの世話をしてもらい，共働き子育てをやりとげた人たちも少なくありません．

　保育園を見学していると，迎えの時間ぎりぎりに飛び込んで子どもを引き取り，帰途に母子

でハンバーガーショップやファミリーレストランに入り，夕食をすませる暮らし方は，それから家庭に戻って就寝までのすごし方を想像しても，肯定できるものではありません．

孫を保育園に預けていたころを思い出すと，土曜日に保育園に行くのを嫌がったり，昼食の前に迎えに来てくれとせがんだり，乳幼児といえども，わが家でくつろいでいたいという思いに驚きを覚えたものです．

1日の食事回数と栄養供給の配分・献立

新生児の場合は，目を覚ましてお乳を飲むようならば，時間や間隔にこだわらずに与えます．しかし，次第に3時間おきに，やがてほぼ4時間おきに授乳するようになっていきます．離乳が始まり，そして幼児食になった場合，1日の食事回数をどのようにしていくかは，個々の生活事情で変えてよいのです．しかしわが国のおおかたの人々は，朝食・昼食・夕食の3回を中心に，その間におやつ（お茶）をとって栄養を摂取し，心身の休養をはかっています．

3回の食事とおやつに，どのように1日の食事摂取基準を分けて栄養を供給するかについては，3回の食事はなるべく平均的にするのが好ましいといわれています．しかし調理の手間などから一般に朝食は軽く，夕食はそのぶん充実させるのが普通です．個々の家庭によっては，朝食にステーキやすき焼きといった献立にしている場合もあります．

●朝　食

特に仕事をしている女性などでは，朝の出かける前は子どものことと家族のこと，さらに自分の身支度などでとりわけ忙しく，食事の準備に手間がかけられなかったり，子どもも起きたばかりで食欲が進まなかったりといったこともあって，朝食を軽くすますことが多いようです．なかには何も食べずに登園・登校してしまう子どももいるようですが，午前中の活動のエネルギーが不足し，好ましいことではありません．

朝食は難しく考えず，少なくとも3種類以上の食品群を組み合わせてとらせるようにしたいものです．たとえば，牛乳とかヨーグルトなど，果物や野菜など，パンやビスケット，米飯（おにぎりなど），ソーセージや豆類などの4食品群から3種類といった組み合わせです．さらに，子どもに食べさせようとするばかりでなく親がおいしそうに食べること，朝食を抜く習慣をつけないようにすることです．

●午前のおやつ

午前中のおやつは，保育園では3歳未満の子どもに，ミルクとクッキーといった程度のものが与えられます．

家庭で最も避けたいことは，子ども自身が，いつでも自由にお菓子などをつまんで食べられるようにしておくこと，また，お金で自由に買い食いできるような状態にすることです．

●昼　食

昼食は，保育園や小学校では給食があり，最近では幼稚園でも給食を出すところが増えてきているようです．3歳未満の子どもの場合，家庭で昼食をとるときは，1日の食事摂取基準の1/3程度を満たすようにして，母親などの大人との楽しい食事を演出したいものです．

ファミリーレストランなどに行くと，数人の母親がそれぞれ子どもたちを連れて，かなり大

勢で集まっておしゃべりしながら昼食を楽しんでいるのをよく見かけます．当初は世代の違う私には理解しにくいことでしたが，孤立しやすい子育て主婦のコミュニケーションにとってはよいことのように思えてきました．

●午後のおやつ

午後のおやつは，昔はお三時(さんじ)ともいわれたように，一般には1回の食事でとる栄養量の1/2以下程度を午後3時ごろに与えます．おやつは，調理にあまり手をかけずにすむ，消化しやすい，できれば食事に不足しがちな栄養素を補うことも念頭において，2～3種類以上の食品群を組み合わせて与えます．しかし，甘いものと塩辛いものだから異なったものの組み合わせと解釈してチョコレートにおせんべいでは，異なった食品群を組み合わせたとはいえません．

●夕 食

子どもの夕食は，先にも述べたように，午後7時ごろまでにすませるようにします．

献立は，基本的には食事摂取基準に基づいて食品構成を考え，穀類や肉類，魚介類，卵，野菜類，果実類といった食品群を組み合わせて，主食，主菜，副菜，汁物，デザートなどに配分するように考えます．しかし難しくとらえすぎないで，給食の献立，子どもたちの嗜好，市販されている食品などを考慮して作成します．その際，テレビの料理番組や料理本なども大いに活用すべきです．また，給食がカレーの日の夕食にまたカレー，翌朝に残りのカレーといったことにならないようにする心遣いが大切です．

ハレの日（日常ではない改まった日）といわれてきた行事の日には，それにちなんだ食品を使い，少し手間をかけるようにして，子どもを楽しませ，生活文化を伝え，暮しにめりはりをつけていきたいものです．

食事のマナー（作法）

食事のマナー（作法）を身につけているかどうかは，生涯の基礎が幼児期に形成される部分が大きく，そして，成人してからも人間関係に少なからず影響を及ぼすもので，楽しく食事をするためにも重要なことです．

食事やおやつは，時刻と場所をだいたい決めておきます．父親の帰宅時間が不規則な場合でも，一定の時刻になったら食事を始めましょう．食卓での座席は自然に決まってくるものですが，乳幼児期は食事の際に介助を受けることもあり，親や介助者の側が多いようです．

食事の前と後の挨拶「いただきます」と「ごちそうさま」は，保育園や幼稚園でも行われていますが，家庭でも親が中心になって行い，習慣づけていきます．

箸の正しい持ち方や使い方は，親がお手本を示すことで幼児期から無理なく身につけていくようにします．左利きの矯正は，それによって問題行動が生じることもあるので，専門家と相談するのがよいでしょう．

食事前のテーブルセッティング，後片づけも，できることからさせていくようにします．手伝わせることはかえって手間がかかることもありますが，食器の取り扱い方や残りものの始末など，食事についての教育につながる面が大きいので大切です．

テーブルに肘をついたり，足をのせたりしないこと，口の中に食べ物を入れておしゃべりをしないことなども，一度に押しつけるのではなく，家族のなかで楽しく習慣づけていきましょ

う．時にはホテルのような場所で食事を楽しむようなことも，マナーを身につけるのに役立つかもしれません．

行事食

日常生活にめりはりがつくのが行事ですが，これには人間の成長・加齢を祝う通過儀礼と，四季の移り変わりに伴う年中行事とがあります．いずれも，昔はそれぞれに特徴のある行事食が供されました．文化の伝承からも，家族の結びつきからも，現代の状況に即して行事食を楽しむことは大切です．

● 通過儀礼に伴う行事食
❶帯祝い

妊娠を祝う行事は昔からいろいろありましたが，今日一般的になっているのは帯祝いです．妊娠5カ月に入った戌の日に妊婦は着帯（腹帯，岩田帯）を行い，家族は新しい家族がやがて加わることを期待し，祝い膳をともにします．

古くは，里方（妊婦の実家）から贈物が届けられ，仲人や産婆（助産師）などが招待されたりしました．

❷出産祝い（お七夜）

昔の時代の出産は，衛生状態や医療技術などをみても，現在よりも妊婦にとって多くの危険を伴っていました．また，自宅での出産が中心で，いわゆるトリアゲババをはじめ多くの人々の助けを受けたので，それらの人々への感謝の気持ちも込めて産飯が供されたりしました．今日ではほとんどが病院や産院で出産しますが，病院によっては産婦に特別の祝い膳を出すところもあります．

お七夜は伝統的な行事で，出生後7日目に，命名と一緒に祝い膳を用意することも多いようです．

❸お宮参り

地域や出生児の性別などで生後何日目に行うかは違いがありますが，だいたい30日目ごろに，地域の氏神などに赤ちゃんを抱いて両親や祖父母などで参拝します．

今日では，地域の氏神に氏子入りを祈るというより，赤ちゃんの健やかな成育を祈念して有名神社に詣でるようになっています．

❹お食初め（ももかめし，箸ぞろえ）

生後百日目ごろに，乳以外の食べ物を与え始める儀礼で，一生食べ物に困らないようにという願いが込められたお祝いです．地域によってはこの日にお宮参りをするところもあり，また男女で日をずらせて行う風習もみられました．

いずれにしても，このころに乳児がこれから使用する食器を用意して，地方によっては赤飯を炊いたり，尾頭つきの鯛などを添えたりして，子ども用の祝い膳を整えます．また，この膳の上に小石を盛って子どもに食べさせるまねをし，歯が丈夫になるように祈念します．

❺初節句（3月3日，5月5日）

子どもにとって初めての節句（女児は桃の節句，男児は端午の節句）は，年中行事とは別に，親族・知人などから，ひな人形や武者人形，鯉のぼりなどが贈られて特別に盛大に祝われます．出産で世話になった人々や祝いを贈ってくれた親族・知人などを招いて，祝宴をはることもあります．

❻初誕生（餅誕生）

わが国では，古くは毎年の誕生日を祝う習慣はあまりなかったのですが，初誕生は別で，餅を背負わせて歩かせたり，子どもの前にソロバン・筆・本などを置いてどれをとるかで将来を占ったり，いろいろなしきたりがみられ，親

族・知人などで祝宴をはってきました．

❼七五三

11月15日に，数え年で3歳・5歳・7歳になった子どもが，盛装をして神社などに詣で，これまでとこれからの成長を祈念しました．現在は，11月15日に近い休日や祭日に，満年齢で3歳は男女児ともに，5歳は男児，7歳は女児がお参りすることが多いようです．

祝いをしてくれた人々や世話になった人々への挨拶回りなどには，長い袋入りの飴（千歳飴）が配られることもありました．最近では，祝宴をホテルなどで結婚式のように盛大に行うこともあるようです．

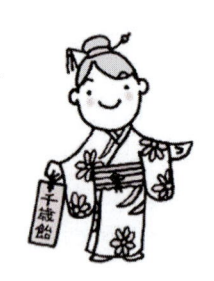

❽入園入学・卒園卒業式

幼稚園・保育園の入園式や卒園式，小学校の入学式や卒業式は，それぞれの子どもにとっては一生に一度のことです．家族は服装を整えて儀式に参加し，夕食などには赤飯や鯛の塩焼きといったそれなりの祝い膳を用意して，一生の思い出になるようにしたいものです．

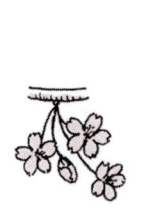

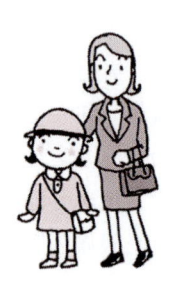

●年中行事と食

比較的代表的なものを取り上げました．年中行事はこのほかにもいろいろあり，また地域や宗教による行事もみられますが，伝承したい生活文化は，子どもとともに楽しんでいきましょう．

❶正　月（年越し）

正月は大晦日の年越しとセットで，それまでに大掃除，餅つき，門松，しめ縄飾りなどをすませ，おせち料理を用意し，お正月を迎える準備をします．大晦日には長寿を願う年越しそばを食べ，煩悩をはらう除夜の鐘の音を聞きながら元旦を迎え，雑煮やおせち料理を食べて新たな年を祝います．

地域によっては，年越しそばではなくうどんを食べるところがあり，雑煮にいたっては，つくり方や材料，さらには味つけなど実にさまざまですが，それぞれの家庭で祝い方を時代に合わせて合理化しながらも，生活文化の伝統を伝えていきたいものです．そして子どもたちにとって，お正月がお年玉をもらうだけでない楽しい年中行事であり続けてほしいものです．

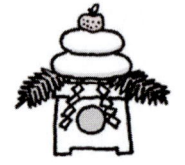

❷七　草（七種の節句）

正月7日の朝に七草粥を食べて，1年間の健康を願うしきたりです．新芽には強い生命力があることから，万病をはらうと信じられてきました．ビタミンなどの栄養価も高く，消化促進の効果もあり，現在では，正月料理で疲れた胃腸を休める食事として，市販の七草セットを利用して七草粥をつくる家庭もあります．

春の七草とは，せり，なずな，ごぎょう（ははこぐさ），はこべら，ほとけのざ，ずずな（かぶ），ずずしろ（大根）の7種をいい，秋の七草とは，萩，尾花（すすき），葛，なでしこ，おみなえし，ふじばかま，ききょうの7種です．

❸節　分（豆まき）

元来，節分は立春だけではなく立夏，立秋，立冬の前日でもありましたが，今日では立春の前日（2月3日ごろ）をいい，旧暦では季節の変

わり目をさします．

夕暮どきに鬼打豆をまくのには，邪気や厄をはらうという意味がありますが，保育園などや神社・寺では昼間に行われます．家庭では，家長が枡に入れた炒り豆を，「鬼は外，福は内」と掛け声をかけながらまいていきます．

また，炒り豆を年齢の数だけ食べる習わしもあります．現在ではみかけることは少なくなりましたが，柊の枝に鰯の頭を刺して家の出入り口に立てる習慣もありました．

最近は，恵方巻といって，巻きずしをかぶり食いすることも行事化しつつあるようです．

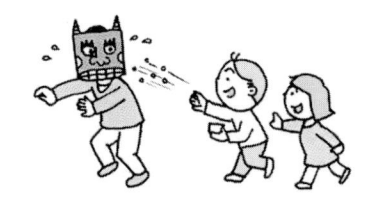

❹桃の節句（ひな祭り）

3月3日は女児の成長を祝う祭りで，ひな人形（内裏びなや段飾りびな）を飾って桃の花を生け，白酒，ひなあられ，菱餅などを供え，桜餅，五目ずしなどを食べます．またハマグリなど合わせ貝が，汁物などの食材として祝い膳に使われます．

❺端午の節句

5月5日は男児の成長を祝う節句ですが，今日では"こどもの日"として国民の祝日になっています．

男児のいる家庭では武者人形などの人形飾りや鯉のぼりなどを飾り，菖蒲を生けます．一般でも，風呂に菖蒲の葉を入れて入浴し（菖蒲湯），柏餅やちまきなどを祝い菓子として食べます．

❻お月見（十五夜・十三夜）

旧暦8月15日（新暦では9月14日ごろ）の満月の夜，縁側やベランダに小机を置き，秋の七草を生け，中秋の名月（満月）にサツマイモや月見だんご・栗や枝豆などを供えて，月をめでる行事です．

旧暦9月13日（新暦では10月11日ごろ）を十三夜といって，十五夜の行事をしたときは十三夜と両方を行うのがよいといわれていました．

保育園などでは，十五夜のみを行事として取り上げているところも多くなっています．

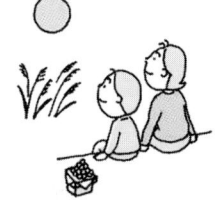

❼クリスマス（12月25日）

キリスト教由来の行事ですが，今日わが国では宗教と関係なく，特に24日のイブはケーキを食べたり，プレゼントを贈ったり，広く楽しまれています．

保育園などではツリーを飾り，クリスマスソングを歌い，七面鳥の代わりに鶏料理が供されることが多いようです．

❽誕生日

わが国では古くは毎年の誕生日を祝う風習はなかったのですが，近年，特に子どもたちの間では，誕生日を年中行事として楽しむようになってきています．

保育園などでは，その月に誕生日を迎える園児をまとめて祝い，ケーキを食べ，プレゼントを贈ったりします．

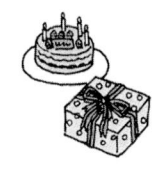

（加藤　翠）

CHAPTER-2
乳幼児期における食事の意義
家庭および集団での食と食育

子どもたちは，家族と一緒に，あるいは保育園や幼稚園で仲間と一緒に食事をしながら，親子の関係，仲間との関係，食べることの大切さを理解し，食べ物を大切にする心なども育っていきます．家庭のなかで，そして保育園や幼稚園で行われている食の営みの大切さとさまざまな工夫をみていきましょう．

1 心を育てる家庭での食事
―親と子の食事の心理的な意味

乳児期の食事の心理発達課題
―親子の呼応関係

●オッパイの関係―親子関係の原点

乳児にとっての初めての食事は，オッパイです．母親が授乳し，子どもが哺乳する関係が初めての食事ですが，この関わりは，母親がわが子を全面的に無条件に引き受け，受け止める，全面受容の関係を意味しています．

この経験を通して，乳児は，安心感とくつろぎ，乳房（哺乳ビン）から伝わる安心で自由な感覚を取り入れています．それは，子どもが母乳やミルクをコクコク飲んでも，飲み終えなくても，そのままそっくりの状態を母親は常に受け入れているということからくるものです．

このようなオッパイに象徴される母と子の関係は，基本的信頼感（basic trust, Erikson EH）とよばれる，人格の基盤となる，自分と他者を受け入れる感覚の根底となるものです．それは，母親が自分のすべてを無条件に受け入れているという感覚であり，その感覚は自分がまだ出会っていない人々や世界もまた同様に，自分の存在そのもの（生まれてきたこと）を受け入れてくれていると感じるものです．それは，大らかな万能感，有能感を伴う活動の感覚です．

しばらく経ち，1歳前後になると，乳児はこの感覚を自分への安らぎの小道具として用い始めます．それは移行対象（tranditional object, Winnicott DW）といわれ，オッパイからお気に入りの毛布，ぬいぐるみなどが母なるものからの移行対象となります．これらのもの，母なるものを用いて安らぐ現象を移行現象とよびます

が，心理的安定感の源となるものを子どもみずからがあみだし，用いる行動です．

● 離乳食の親子関係
　　─他者との呼応関係の始まり

　乳児期の中期を過ぎると徐々に離乳食が始まります．このとき，母親と子どもの間には互いに感じる微妙な意味をくみとりあう関係が生じます．それは，間主観性（intersubjectivity）*1 の働きによるものです．

　母と子の呼応関係は，母親が表情たっぷりにやさしく印象的な言葉を繰り返しかけ，それに合わせて食べ物を乳児の口に入れる行動によって，確かなものとされていきます．

　離乳食をのせたスプーンを持った母親は乳児の眼をのぞき込んで，「アーンして」と言い，そのとき自分の口を大きく開けています．乳児は母親の表情たっぷりの顔に注目しているので，同じように口を開けます．すかさず母親は離乳食を乳児の口に入れ，同時に「おいしいね」と声をかけています．「じょうずね」「いい子ね」「もぐもぐね」と，一口ごとにやさしい表情ではっきりとわかる言葉をかけています．母と子の呼応関係が，食事を通して成立しているのです．

　これは，乳児が，言葉を使い始める前のコミュニケーションの感覚を食事場面で働かせていることを意味します．これを間主観性が機能しているといいます．異なる人との間に生まれる微妙な意味の共有感覚，人の関わりに応じ合う感覚ですが，乳児は離乳食を与える親との関係を通じて，この，場を読む力，相手の動きを読む力を獲得しているのです．

　食事は何度も繰り返される関わりの行為であり，そのなかで乳児は最初の愛着関係を母親との間に結び始めます．安心感のなかで離乳食の味の経験は広げられ，同時に特定の人を安心の対象と感じること，アタッチメント（愛着関係；attachment）も成立していきます．

　食を媒介として，かけがえのない人格形成の基盤がつくられているといえるのです．

　初めての食事のもつ意味は，このように対人感覚の基盤と人格形成の核がつくられるところにあるので意義深いといえます．

早期幼児期─自我が芽生える
● 1歳─目と手と口の探索行動

　1歳を過ぎて歩けるようになった彼らは，目覚めている限り周囲を探索しています．

　小さな指先で何かをつまんではなめ，遊具をしゃぶり，"口唇期"とフロイド（Freud S）に名づけられたように，口の探検は活発です．また，ピアジェ（Piajet J）は同じことを"感覚運動期"とよび，目や手や口の感覚を駆使して環境を探索する現象を説明しています．彼らは1日中，手と口の探索に余念がないのです．

　小腹のすいた1歳児の手にキュウリのスティックやせんべいなどを持たせると，生え始めた歯を使ってなめ，削り，食べることに熱心になります．ここでは，自分の手で握り，自分で口に食物をもっていくことに意味があります．このようなときに，大人が「座って！」と声をかけると，そこがどのような場であれ，彼らはペタンと座って食べ始めます．

　自分で食べるという，食の自律と食の作法（マナー）の始まりです．この機会を逃すと，

---

*1 間主観性（intersubjectivity）：フッサール（Husserl E）が提唱した概念であるが，ここでは，言葉を使い始める前に成立する，言葉によらずに相手の意図をくみとる力，場の意味をわかる感覚を間主観性とよぶ．

歩き食べ，遊び食べ，ながら食べなどの悪習慣が始まり，矯正に手間取ることになるのです．

親子のやりとり，関わりは動きを伴います．野菜かごから「キュウリとってちょうだい」「はい，どうじょ」「ありがと」「今度はトマトちょうだい」「それ，トマト」などと指差しながら頼むと，1歳児は一生懸命にその品物を運んできます．母親との一対一の対応に，子どもが喜んで繰り返し応じる場面です．日常生活のなかに，密度の高い親子の呼応関係が生じているといえます．このとき子どもは，一対一の関係のなかでモノを認知し，言葉を確実に取り入れているのです．

なべの蓋，米びつの中の米，かごに盛ってある野菜，低い棚に並んだ小物類，どれも子どもにとっては興味津々の遊具です．台所は母親がよくいる場です．母親について入ると，そこにあるものはすべて関心の対象となります．おもちゃや絵本よりもひきつける環境です．彼らはこの発見物を手に取り，口に入れ，一人で没頭して探索していることさえあります．

ここに母親の介入（とって，どうぞ，ちょうだい）が入ると，台所の遊びは関わりの場となり，充実するのです．

● 2歳―「自分で！」食は自律の一歩
（食の自立と自律）

2歳は自我の芽生えが旺盛に働くときです．自分で箸を，スプーンを，フォークを駆使して一人で食事に臨もうとします．ところが上手にできるときとうまくいかないときが混在するので，激しい情緒反応が生じることもあります．箸に挑戦し，食べることに夢中になると，手箸（手づかみ食べ）が主流になっていることさえあります．

この時期の大切な発達課題は，「自分で食べる意思」と，短時間でも食事に集中する感覚をもつことです．母親が手をかけて，多くのものを残さず「食べさせる関係」になると，子どもは依存的で，させられ感覚をほかの行動にも広げることになります．後にしばしば，稽古事や勉強を親に「させられた」という感覚をもつようになるなど，自発性が欠如した生活態度につながっていくといえます．

食事はみんなと一緒に，一人前の誇りをもって，自分で食べるものだという認識は，このころに焼きつけられる感覚です．エリクソン（Erikson EH）の自律性-恥・疑惑（autonomy-shame）の発達課題は，このことをいいます．

自分のことは自分でするのが当然，食事くらいは一人で食べられます，という感覚をもつこと，2歳でも一人前だという感覚をもつこと，これが自律性です．発達課題の達成の失敗は，一人では何もできない自分，それを人前にさらされて消え入るような恥の体験をしている感覚，"自分は何ができて，どこができないのかさえもわからない"という自分への疑惑の感覚で，途方にくれる自信喪失の感覚です．

2歳の彼らは台所にいる母親の足元でもよく遊びます．そのようなとき「お手伝い」と声がかかると，彼らは母親との交流を求めているので，どのような手伝いにも機嫌よく応じてきます．レタス1枚をボールに入れ，「サラダつくってね」「つまんで，ちぎるの，上手よ」などとたえず声をかけることで，レタスのサラダづくりを媒介とした母との関係遊びを開始するのです．

このように，食材料を媒介とする母親とのやりとりの過程は，2歳児の興味，注意力，関わりの力に大きな影響を与える機会となります．

幼児期の食事の心理発達課題
―社会の規範意識への帰属

●3歳―家族の枠組み，集団の決まりごと

　食事の前の「挨拶」「祈り」「歌って，お辞儀」，箸の並べ方，テーブルの拭き方，決まった席順，カップの持ち主と，3歳になった彼らは，いたるところに集団のもつ決まりごとを発見して，忠実にそれを遵守し始めます．

　また，わが家のやり方，保育園や幼稚園での決まり，母親の手順，先生の言葉づかいなど，すべてそのままを集団の枠組み通りに吸収し，即，行動や言葉に表わそうとします．

　それらは，母親や家族がしつけを意図的に行ったからではなく，家族の態度やマナー，集団場面での大人の動きや言葉を，ことごとく見るたびに吸収しているのです．それゆえに，親の養育態度の大切さ，日常の食事のマナー，配慮，食事の環境が問われることになるのです．

　3歳児は，見て，聞いて，そのままを吸収していくときです．お皿にのっている食べ物を残さないこと，箸を上手に使うこと，食事の始まりと終わりには挨拶をすることなど，さまざまな枠組みが彼の帰属する家庭や集団の規範として示され，それがそっくりと伝わっていくのです．

　友達との間ではごっこ遊びを始めるときです．ままごとは，それぞれの家庭のやりかたがストレートに再現される場でもあります．家族の文化と別の家族の文化がままごと遊びで表現され，同時にぶつかり合いにもなるのです．

　細かな指先の機能が発達し始める3歳児は，台所での手伝いにも強い興味を示してきます．母親に声をかけられながら得意げに，むく（トウモロコシの皮を），ちぎる（枝豆やレタスを），丸める（団子を），つぶす（ジャガイモを），摘みとる（イチゴのヘタ，さやえんどうの筋を），貼りつける（海苔を）などを几帳面にかつ熱心に行おうとします．

　これらは，本物の食材を媒介とした母親との関わり遊びです．声かけによって興味は深まり，同時にものごとの処理感覚も身についていくのです．

　意図的なしつけなどはしなくても，ものごとの処理感覚はともに作業をするなかで伝えられていくといえます．見て，触って，聞いて，覚えて，その通りを試して，自分のものにしてしまう3歳児のすばらしい発達の姿がここにあります．

　このようなことから，この時期の家庭での関わりの質は重要です．

　指先の機能が発達するということは，集団保育の場では，折り紙，はさみ，のり，クレヨンを使いたがる時期でもあります．彼らは，一生懸命に自分が認知したものを再現する試みをします．粘土の団子，折り紙のサラダ，紙を切って盛り合わせたスパゲティというように．

●4歳―仲間とともに，遊びへの没頭の感覚

　集団保育の場でとる食事は格別です．自宅の食卓では食べず嫌いで箸もつけない食べ物を，仲間と一緒の場面では難なく食べることが多くみられます．

　クッキング保育の日[*2]には，小食で悩んでいたはずの子どもが"お代わり"を求めたり，園

[*2]クッキング保育の日：保育のメイン活動に調理（クッキング）をすえる日のこと．子どもたちが食材に直接触れ，洗う，ちぎる，切る，混ぜる，つぶす，丸める，火を使うなどを行う．最後は「一緒にいただく」共同活動保育の日．

庭の畑で育てて収穫した野菜はわが家の食卓にのる野菜とは違うものと感じているように，積極的で，新鮮な興味で，口にしようとします．キュウリもナスもミニトマトも，あまり食べたがらないピーマンでさえ，生のままの1片を競い合って食べようとする姿もみられます．仲間とともに食する行動は大きな意味をもつのです．集団保育の場で，他児の食べる姿を見たり，他児に合わせて食事の態度を調整する行動の感覚は，集団への適応行動をうながす契機となります．

自分の状態を理解し，自分の選択や決定に責任をもつ感覚としての自律，自己管理力を身につけるのも，この時期の発達課題です．その状態を確かめる具体的で有効な方法に，バイキングスタイルの食事があります．

子どもたちのそれぞれが，お盆にのせた皿を持って並び，「ブロッコリーは1つ，お魚フライは2個ください」などと，自己申告により盛りつけてもらう量を伝えるスタイルの食事です．その際の約束事は2つで，どの種類の食べ物も（ほんの少しでも）盛りつけてもらうこと，および，皿の上の食物は責任をもって残さずに食べることです．

バイキングスタイルの食事は，自分で選び，他者のことも配慮しつつ，自分で決める，つまり一人前の社会的人間として行動する機会です．それは，幼児が仲間集団のなかで責任を果たす自分を自覚する機会になります．すなわち，自己管理能力が身につく，具体的な経験をするのです．楽しく盛りつけられた食物を見渡し，気に入ったものを自分で選ぶ食事は，ワクワク，ドキドキする意欲を高めるものです．

バイキング食事の華やぎのなかで一人前に待遇された誇らしげな気分をもちつつ，「食べられるだけ」を意識し，「きちんと食べきる」責任感をもつという感覚は，自己管理の感覚が育つことになります．

●5歳——集団の全体を自覚した動き，「役に立つ自分」の発見

5歳児では，包丁を持つときの注意深さ，火を使うことへの自覚などが可能となります．

家庭での調理の手伝いや保育の場での料理の機会は，自分に任される役割を一人前の気持ちで試そうとするまたとないときです．

ここで，「卵を割るのは僕に任せて」「僕がいると助かるでしょう」「やってあげるよ」など，このような気持ちを子どもがもつ感覚が，適格意識，役に立つ自分の発見と確認ということになります．

ごく日常的で具体的な体験を通して子どもは適格意識と自己価値感（self esteem）を得ていくことを考えると，食事づくりに積極的に参加する経験は重要です．このような経験をもたない子どもは，たとえピアノは弾けていても，「役に立たない自分の感覚（劣等感）」を根づかせることになります．自我の発達のうえで重要な課題といえるでしょう．

5歳児の興味，関心は，外の環境，社会にも急速に広がります．散歩のときには"何か役に立ちそうな"木片，小石，木の葉などの発見に余念がなく，このような彼らに「この実は食べられる」「この草は薬になる」「これは美味しそうだけど毒」などと教えると，身近な環境に対する興味，関心，注意深さなどがさらに意欲的となります．食とつながると，原始の探索衝動が強く刺激を受けるのです．それは集め，調べ，比べるという次の探索行動に発展する，自発的な行動です．

家族機能のなかで食をとらえる
―食卓状況の心理学

　食卓状況は，家族の心理的な関わりを凝縮して示す場です．温かく安心な，賑やかで話題にあふれる，急かされて疲れる，恥をかいていたたまれない，寂しく味気ないなど，さまざまな関わりの味を食卓状況は示しています．

　今日の家族の生活状況では，意図的に自覚的に心がけないと，食卓状況が人間関係の場として貧困化する傾向にあります．家族の単位が小さく，忙しい家族との接触時間は減少し，外食や半調理済み食品（中食[*3]）への依存，家族の食事時間の拡散などにより，関係状況は貧困化の一途をたどっています．そのなかで，子どもたちの心が育たない，つまり，対人関係能力の低下によるさまざまな現象，不登校やいじめ，神経症の低年齢化，家族内暴力や殺人などの社会現象が増加しています．

　家族機能を再生させる重要な切り口として，食卓の人間関係を考える必要があります．食卓が発達心理・臨床心理学の強い機能をもつことには，次の4つの要因が関与していることによります．

　第一は「相手」．人の要因です．すなわち，"どのような人と食事をしているか"ということです．考え方，価値観，センスなどは，人格形成に強力に影響します．また，相手がいない食事（個食，孤食）の影響もあります．

　第二は「距離」の要因です．食卓の幅ほどの距離を介して，人は言語外のメッセージを瞬時に送り読み取ります．それはしぐさ，態度，視線，表情などであり，言語よりもすばやく本音を伝えるメタコミュニケーション[*4]の関係なのです．

　第三は「時間」の要因です．すなわち，食事がすむまでに共有する時間です．10分，15分から1時間余まで，食事時間の共有はさまざまです．その間に何が話され，何を感じたか，関わりの質が問われます．

　第四は「頻度」です．食事は日に3回以上，何度も食卓については食事をします．これほどの繰り返しのある日常活動はほかになく，その高い頻度の人間関係の中身が，人格形成と人格破壊に関係していくことになるのです．

　子どもたちの心を支え育てる場として，また家族の機能を助ける場として，食卓状況の質を問い直す必要があります．食べ合う，つくり合う，関わる食卓状況の工夫を，個々の家族を越えて考えることが問われているのです．

　　　　　　　　　　　　　　　　（室田洋子）

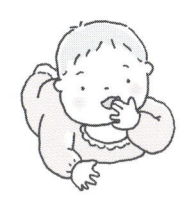

[*3] 中食（なかしょく）：弁当や総菜など，調理ずみの食品を持ち帰って食べること．

[*4] メタコミュニケーション（metacommunication）：Wiener MとMehrabian A（1968）は，コミュニケーション行動における意味の解釈は93％が言語によらないメッセージ（55％が顔の表情や身体動作，38％が音声的態様）によるものであり，言語メッセージによる意味解釈は7％であるとしている．非言語コミュニケーションでもある．

2 保育園での食事
―乳児期から幼児期の集団における食と食育

　楽しく食べる体験を通して食への関心を育み，「食を営む力」の基礎をつちかういわゆる「食育」を，保育園においても実践していくことが求められています．これまでも，小学校へ入学するまでの発育・発達のめざましい数年間をすごすことになる保育園では，社会環境を敏感に受け止め，早くからそれぞれ独自の考えに基づいて「食育」に取り組んできました．

　2004（平成16）年3月に厚生労働省雇用均等・児童家庭局保育課より，「楽しく食べる子どもに～保育所における食育に関する指針～」[1]の周知がはかられました．この指針は，「保育所保育指針」に準拠して展開できるように，具体的内容を提案しています．「食育」への取り組みはいま始まった特別のことではなく，保育の一環として実践していくものです．

　「保育所における食育に関する指針」の目標をまとめると，図1[2]のようになります．

保育園の「食」環境の特徴

　保育園での「食」を考えるとき，その環境の特徴をふまえた取り組みを行うようにします．保育園の「食」環境の特徴には，次のようなことがあげられます[3]．

● 1日の生活のなかでおよそ半分の時間をすごす―生活リズムのなかでの「食」

　「食」は1日の生活リズムのなかで考える必要があります．つまり，家庭でのすごし方があって保育所でのすごし方も決まってきます．さら

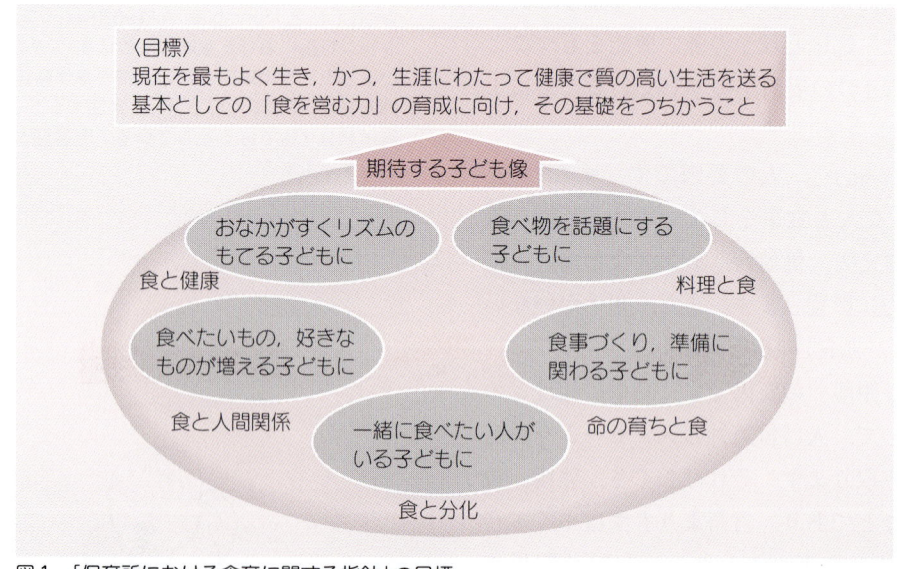

図1　「保育所における食育に関する指針」の目標
資料：内閣府「平成18年版食育白書（本編）」

に，保育園でのすごし方があって家庭でのすごし方も決まってくるともいえます．日ごろの家庭との連携，毎日の申し送り，連絡などが欠かせません．延長保育など保育時間によっても状況が異なるので，それぞれの子どもの様子に合わせて，スムーズに家庭での生活につないでいく配慮が求められます．

●一人ではなく複数の子どもとともに集団ですごす―個々の成長・発達に合わせた「食」

子どもの成長・発達のペースは，一人ひとり異なります．また，食べる機能の発達にも個性があります．特に0歳児から小学校入学前の乳幼児が通う保育園は，年齢だけでなく月齢による違い，さらに日々の変化が，多数の子どもそれぞれに表れている場所です．保育園は集団で生活する場ですが，一人ひとりに則した関わりが大切にされなければなりません．

新生児期は個々の生理的欲求で母乳・ミルクを求めていたのが，しだいに授乳のリズムが整ってきます．離乳食についても，開始時から幼児食に移行するまでには細かい段階があります．個々の欲求・リズム・食べる機能の発達に対して，どのくらいきめ細やかに対応していくことができるかが重要です．

保育園での「食」の取り組み

保育園には，家庭とは違った施設・設備があります．これらを上手に利用して「食」に取り組む工夫が求められます．食事の場所も，園によって保育室であったり，別の食堂であったりします．このような食堂も，園によっていろいろ工夫されています．また，調理室で食事が準備されていく様子を子どもが見ることができるようにしているところもあります．そのほかに，献立の工夫，調理保育（クッキング保育）の取り組みなどが行われています．

次に，実際に行われている例を紹介します．

●みんなで楽しくごはんを食べよう
　　―食堂の工夫

都市近郊のおおぎ第二保育園では，厨房の向かい側に台所がついているランチルーム（図2）があります．1歳児から職員と一緒にここで食

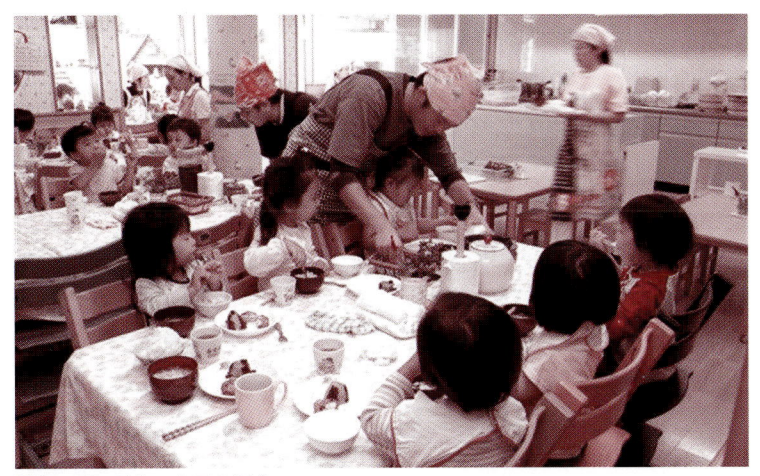

図2　ランチルームでの昼食
〔(社)入間福祉社会おおぎ第二保育園の承諾を得て掲載〕

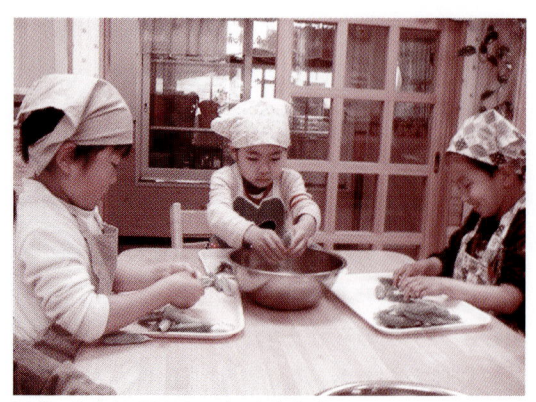

図3 みんなでソラマメのさやむき
〔(社)入間福祉会おおぎ第二保育園の承諾を得て掲載〕

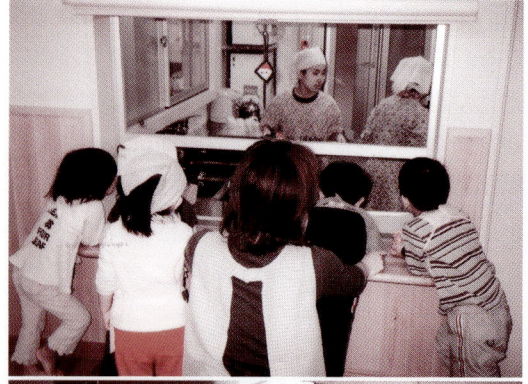

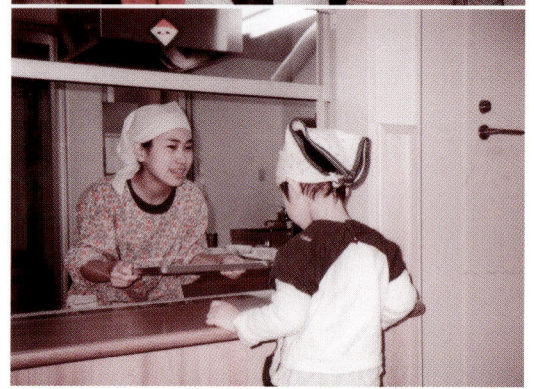

図4 東京家政大学ナースリールームの調理室

事をして，コミュニケーションをはかることを大切にしています．一人分に取り分けられたものが運ばれるのではなく，子どもの前でごはんはお鉢から，汁物はお鍋から取り分け，時には"お代わり"もします．このように，「食育のために何かをする」ということではなく，日常の生活のなかで，自然にいろいろな経験や体験を取り入れることが大切だと考えられています．

ランチルームでは，調理体験をしたり，たくあんを漬けたり，梅干しづくりの手伝いもします．近所の畑で収穫した野菜などは，なるべくその日のうちに調理して食卓に出すようにしています．竹の子の皮やソラマメのさやをむくことで，旬の食材から四季を感じることができます（図3）．

● いいにおいがする…今日のおかずは何？
　　─調理室の工夫

東京家政大学ナースリールームでは，改装の際，幼児にとって調理室が家庭の台所のように身近な存在になるよう，床面を下げて，子どもの身長でもカウンター越しに眺められるようにしました．遊びの途中で，しばしば調理している様子を興味深げにのぞいては，「今日のおかずは何？」と問いかけます（図4）．食事の献立や調理しているスタッフの姿に興味をもつことが，食べる意欲にもつながっているように感じています．

● 食育おもちゃでの取り組み

楽しく遊ぶなかで「食」に関する興味や関心を引き出すことを目的に，食育おもちゃを東京家政大学ヒューマンライフ支援センターにより開発し，保育のなかでの遊びを実践している事例を紹介します．

おもちゃを開発するにあたっては，子どもの発達段階や興味を事前にしっかり観察し，把握して取り組む必要があります．時間をかけてつくっても，1～2回遊んで飽きてしまったり，

すぐに壊れてしまうのでは困ります．乳幼児が口に入れることも考えて，安全性や清潔に対する配慮も大切です．

❶ パクパクぞうさん（図5）

おなかのすいた象のぬいぐるみに，カレーライスやサラダ，飲み物など，いろいろな食材（野菜，果物ほか50種類程度）を子どもが食べさせます．さらに，子ども自身が参加する劇遊びに発展させることで，「食」への関心だけでなく，命の大切さや栄養バランス，思いやりの気持ちなど，さまざまなことを，楽しみながら経験することができます（図6）．

❷ ままごとテーブル（図7）

ままごとコーナーは，保育室の壁側につくられていることが多いようです．しかし，数人の子どもたちが食卓を囲んでままごと遊びができるようにという発想から，ちゃぶ台をイメージした円テーブルの中心が回るようにしました．中心のテーブルに置いたいろいろな食材を取り分けたりして，ままごと遊びをしながら人との関わりを経験する場です．これには，少子化で一人っ子が増えているので，一緒に食事を楽しむ経験を大切にしたいというねらいがあります．

保育園での「食」における子どもへの具体的な配慮

●一人ひとりの食欲，量，ペースを守る

授乳期では，月齢が低いほど哺乳量，哺乳時間，哺乳と睡眠のリズムに大きな個人差があります．授乳は画一的なスケジュールで行うのではなく，個々の子どものリズムに応じて柔軟に対応していくことが大切です．

一定の間隔をあけて授乳を行うことは，生活リズムを整えていくうえで必要であるという見方もあります．しかし，食欲や哺乳の量は子どもによっても状況によっても大きく異なり，一度にたくさんの母乳・ミルクを飲んで機嫌よく

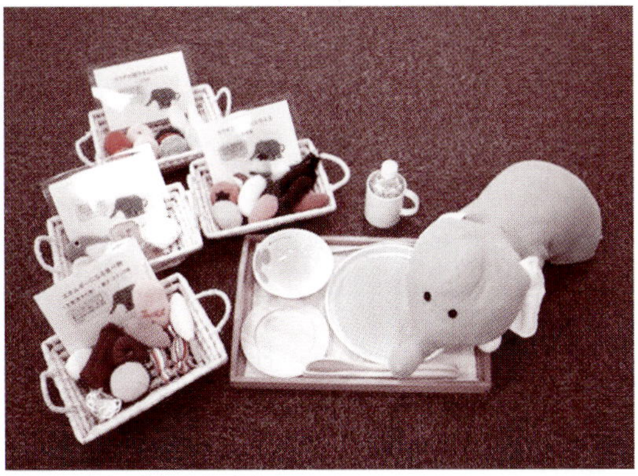

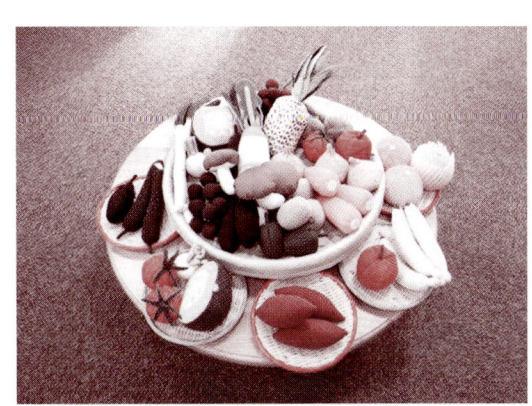

図5　パクパクぞうさん

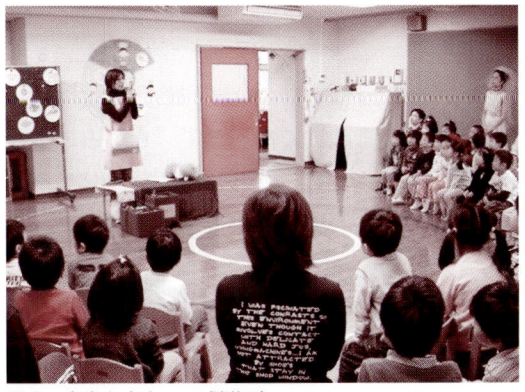

図6　食育おもちゃで劇遊び

図7　ままごとテーブル

遊んだ後ぐっすり眠る子もいれば，授乳量が少なく睡眠に入ってもすぐに起きてしまう子もいます．これは，関わり方の問題というよりは子どもの個性と考えられます．個々の差に十分配慮しながら，成長とともにリズムの安定をはかることが大切です．

離乳食，幼児食に関しても同様のことがいえます．特に離乳食の進み具合に関しては，一人ひとりの食べる機能の発達によって非常に異なってきます．

●味の好みが出て，お代わりをほしがるのをじっくり待つ

遺伝子には，いいにおいやおいしい味がするものは身体によいものという判断基準が組み込まれているそうです．また，味の刺激によって生じる味覚行動には，生まれつき身につけているものと，経験，学習，記憶などで獲得される後天的なものとがあるようです[4]．

ところが，食べ物の好みは，ほとんどが経験や学習によって決まってきます．親が子どものころから食べさせてくれたもの，楽しい場面で食べたものなどは，好きな食べ物，お気に入りの食べ物になっていきます．したがって，味については好みがあって当然で，味わって食べる余裕が出てくれば好みも現れてきます．おいしい味がわかるので，もっと食べたいという意欲（お代わり）もわいてきます．

幼児期の前半ごろは，食品に対する好き嫌いはあまりはっきりしていません．食べないから嫌いであるとはいえないし，食べるから好きとも決められません．味つけ，固さ，感触，におい，食べにくさ，その他いろいろな理由で食べたり食べなかったりするし，その食べ物が原因ではない場合もあります．「嫌いなの？」と聞けば嫌いと答え，嫌いになってしまったりします．強いることは逆効果になるので，周囲の大人や仲間がおいしそうに食べることが一番効果的です．

●仲間と一緒に楽しく食べる

摂食機能が上達して余裕がもてるようになると，仲間と話をしながら食べることが多くなります．時には散歩中にあった出来事を思い出して話に夢中になり，食べることを忘れてしまったりします．いくら長くても10分も中断するわけではないので，保育者はおおらかに構えたいものです．

楽しいときは思いっきり笑って，一段落してからまた食べ始めれば，そのほうが結果的に満足感をもつことができます．そのようななかで，「○○ちゃんが食べているから自分も食べてみる」とか，分けたり，もらったり，残したりといった経験をします．みんなで一緒に「いただきます」もしたくなり，「△△ちゃんがまだ来ないから呼んでこよう」とか，「待っててあげよう」というように，仲間といっしょに食べる"社会食べ"へと自然に発展していきます．

●食事に子どもの要望を取り入れる
──食べ物を話題にする

家庭であれば，子どもから「今日はカレーライスがいい！」などと希望の献立を言われれば，なるべくそれにこたえます．食べることを楽しむ子どもに育つきっかけの1つとして，保育園でもこれらの要望はできる限り取り入れていきたいものです．

さらに，子どもが食材に興味をもつ機会を利用することも大切です．子どもたちが収穫した野菜などがあれば，すみやかに調理します．子

どもがみずから掘ったサツマイモは，日にちをおいてしまうと，"大きく育ったおいも"を収穫したときの印象が薄れ，話題にのぼる効果が半減してしまうので，その日のうちに天ぷらや焼き芋にしてみんなで食べます．近所の農家や保護者から突然にたくさんの農作物をいただくこともあります．そのような機会を利用して，子どもたちと「どうやって食べたらおいしいだろうか？」などと話し合えば，まさしく生きた食育の経験となります．

　また，絵本に出てくる食べ物を実際に食べることも楽しいものです．今日のおやつは『ぐりとぐら』のホットケーキであったり，『ゆっくりくまさん』がとってきた木イチゴのマフィンであったりと，保育者と栄養士が協力することでいろいろ楽しむことができます．「今度はこんなごはんが食べたい」という声が調理室へ届くようなしくみを工夫したいものです．

●調理保育，配膳・盛りつけの工夫

　調理に幼児を参加させることは，最近さかんに行われているような印象を受けますが，保育園によって異なるようです．食材を幼児自身が扱うことは，衛生面や安全管理上の問題もありますが，きちんとした計画のもとで行えば，食事に対する興味，意欲を高めるには非常に効果があります．

　豆類をさやから出すなどの下ごしらえの手伝いもあります．また，包丁や火を使わない簡単調理には，ふりかけづくり（煮干し，ごま，かつお節，しらす干し，桜エビなど，それぞれ火を通し，器に入れて細かくつぶす），おにぎりづくり（ラップを利用する，つくったふりかけをまぶす），お弁当づくり（自分でつくったおにぎりと，調理室製のおかずを詰める．お弁当

を持って散歩に行く）など工夫しだいです．

　配膳・盛りつけの工夫では，時には大皿に盛り，自分の食べたいものを食べたいだけ取り分けるのもよいでしょう．仲間のことも考えながら，いろいろな食品をバランスよくとる経験ができます．

●食物アレルギーのある子どもへの対応

　近年，食物アレルギーのある子どもへの食事提供（給食）に対するニーズは高くなっています．医師に診断を受け，食品除去の指示書（p.147図2参照）が提出された場合，保育園ではできる限りの対応をしなければなりません．子どもにとってはみんなと同じものが食べられないなど，ストレスに感じることが多いのですが，"除去食を食べることは生活の一部"として前向きにとらえるように方向づけたいものです．

　具体的には，除去食を提供するだけでなく，本人に，なぜ同じものが食べられないのかについて，年齢に応じた説明をして理解させていきます．たとえ乳児であっても「これを食べるとおなかが痛くなるからね」と心を込めて言うのとそうでないのでは，全く違ってきます．また，アレルギーのない周囲の子どもに対しても丁寧に説明することが，アレルギーのある子どもの保育園での生活を円滑にする秘訣です．

　異なった材料で見た目が同じようにつくる工夫や，時にはアレルギーの子どもに合わせた献立をみんなで食べることもよいでしょう．食物アレルギーは成長とともに軽減していくケースもみられるので，一人ひとりの子どもの症状に合わせていきます．そのため，家庭とは定期的に連絡をとり，献立についての話し合いを頻繁にもつことが望まれます．

● 体調不良の子どもへの対応

　著しく体調が悪く，普通の食事が食べられない子どもは休園することが多いのですが，回復期の場合や登園してから体調が悪くなった子どもに対応する必要が生じることがあります（著しい嘔吐，下痢，および発熱のある場合は伝染性疾患の危険があるので，休園，帰宅させることが望ましいでしょう．また，回復期や保育中に体調が悪くなった子どもについても，十分な観察が必要です）．

　そのような際には，特に家庭とも緊密に連絡し合って，前日の体調や食事の様子に関しての情報を交換します．また，保育士，看護師，栄養士，調理員など，全職員が子どもの状態を把握できるような体制をつくっておきます．そして，子どもの体調を第一に考えて食事を提供します．実際には，どのような場所でどのような時間に誰が付き添って食事をするかなど，きめ細かな配慮が求められます．また，食べた後の観察と家庭への報告が大切です．

● 保育時間と食生活リズム

❶ 朝食をとらないで登園する子ども

　2005（平成17）年の厚生労働省乳幼児栄養調査[5]によると，1割の幼児が朝食をとらないことがあり，「ほとんど食べない」「週に2〜3日食べる」という幼児が，それぞれ2％います．大人の生活の夜型化に巻き込まれ，朝なかなか目覚めず，また無理に起こされても食欲がなく，朝食をとらないまま登園してくるのでしょう．最近では親自身に朝食をとる習慣がなく，食事が用意されないこともあるようです．

　このような子どもには，どのように対応すればよいのでしょうか．特に何もしていない保育園もあるでしょう．おやつの内容を工夫して時間を前倒ししたり，昼食の時間を早めたり，食事に代わるものを用意したりしている園もあります．成長期の幼児を預かる保育園としては，ある程度個々の対応は必要と思われます．

❷ 延長保育とおやつ

　親の就労形態はまちまちですが，仮に親の勤務時間が午前9時から午後5時までとすると，仕事の準備，片づけに要する時間と通勤時間を考慮して，保育時間はおよそ午前8時ごろから午後6時ごろとなります．家に帰ってから夕食の準備をすると，夕食は午後7時ごろになります．一方，保育園での食生活リズムは，昼食が午前11時半〜12時ころ，おやつが午後3時〜3時半ごろとすると，発育ざかりの幼児は午後7時台の夕食まで待てません．

　午後のおやつを軽食風にして腹持ちのよい献立にしたり，午後5時以降の延長保育を受ける幼児に別にまたおやつを与えたりしているところがあります．夕方のおやつの是非もありますが，どの時点でどのようなものを与えるかなど，なかなか難しいことです．

❸ 延長保育と夕食

　保育時間の延長は，都道府県によって，また公立，私立によってそれぞれ異なるので，一概に述べることはできません．しかし，親の就労形態の多様化によって近年は開所時間が長くなる傾向があり，特に私立の保育園では12時間に及ぶところが半数を超え，閉所時刻が遅くなっています．このような保育園のなかで夕食の提供が考慮されているところもあり，実際に「夕食」として提供する場合と，帰宅後の家族との夕食を前提とした「補食」として提供する場合があるようです[6]．

　帰宅後に家族とともに何らかのものを食べる場合は夜遅い時間帯であり，食生活リズムから

みると不自然です．

　このような延長保育と食生活リズムの問題は，親の就労形態が変わらない限り解決は難しいでしょう．子どもたちが受けているこの負担を取り除くために，子育て中の親の労働時間の短縮が実現されることが望まれます．

（佐々木聰子）

COLUMN-1　幼児期の体調が悪いとき，病気のときの食事の考え方

　病気のときは，できるだけ早く体調を回復するために，その症状に合った食事をとることが大事です．そこで，体調を崩したときや病気のときの対応の仕方をわかりやすくまとめました．

● 発　熱

　熱が出ると身体の代謝が盛んになり，水分をより多く必要とします．また，発汗や呼吸数も多くなって，身体の水分はいつもより多く失われます．身体の代謝が盛んになるとビタミンの消費が激しくなり，粘膜などの炎症に対して組織修復にタンパク質も必要になります．このように発熱時には各栄養素をバランスよくとることが大切ですが，実際には食欲不振を伴うことが多いので，まず水分摂取だけは十分にします．たとえば，水，麦茶，イオン飲料（スポーツドリンク），また，水分とビタミンＣを同時にとれる新鮮な果汁や発汗作用のあるねぎを入れたスープなどで水分を補給します．

　また，熱は体力を消耗するのでタンパク質を十分に補いますが，喉越しのよいものが適しています．身体が熱いときはプリン，アイスクリーム，冷奴，卵豆腐など冷たいものが食べやすいので用意します．

● 嘔　吐

　脱水症状を起こしやすいので，吐き気があるときは経口補水液（p.53参照）を少しずつ与えることが勧められています．吐き気がおさまったら，イオン飲料，水，番茶，麦茶，りんごジュース，野菜スープなどを少しずつ常温で与えます．下痢を伴う場合は，腸を刺激しない食べ物を，消化がよくなるように調理したものを少しずつ与えます．

　回復したら早めに普通の食事に戻しますが，嘔吐を繰り返して心理的な原因が考えられるときは，子どもの気持ちをやさしく聞いて，リラックスできるようにしましょう．

● 下　痢

　下痢をすると身体の水分を失い，回数が多ければ多いほど脱水症状を起こしやすくなります．いずれも水分補給と食事療法が必要です．水分は，経口補水液やイオン飲料，水，麦茶，野菜スープ，りんご果汁などを少しずつゆっくりと与えます．下痢の回数が減ってきたら豆腐，卵，ほうれん草，たまねぎ，白身魚など，消化のよいものを少しずつ与えていきます．

　脂肪の多いもの，消化の悪いもの，食物繊維の多いものは，快方に向かうまで待ちます．あとは，子どもの機嫌と便の状態を見ながら，徐々にもとの食事に戻します．下痢で腸の粘膜は傷んでいるので，それを修復するためには栄養が必要で，食欲があるのに水分だけでは下痢が治らないこともあります．

（太田百合子）

COLUMN-2　水・白湯・湯冷まし

　水分は，細胞の中に含まれているものと細胞と細胞の間にあるものがあります．細胞の中の水分は簡単に失われないものの，細胞間の水分は肌からの蒸発や汗となって失われます．さらに，これら水分のなかには身体に必要なナトリウム（Na）やカリウム（K），その他のミネラルが含まれていて，身体の働きに役立っています．そして，細胞外の水分にはNaが多く，細胞内の水分にはKが多く入っていて働いています．

　このように，肌からは絶えず水分が蒸発していて，時間が経つほどに細胞外の水分はNaが濃くなっていくため，のどが渇いて乳児は泣くのです．言葉で喋れる幼児は「お水」と訴えるから，このときは普通の水を飲ませます．なお，汗をかいたときは水だけでなくNaも失われるため，水ではなくNaなどを含む市販の飲料水（乳幼児用イオン飲料など）などがよいでしょう．下痢をしたときもNaなどが水と一緒に失われるので同様です．

　さらに，乳幼児はよく動きまわり，身体の割に体表面積が大きいため，大人よりのどが渇きます．普通の水がよいかミネラルを含む飲料がよいか判断して飲ませるようにしましょう．好むからといっておいしい市販の飲料ばかり飲ませると，ますますのどが渇いてさらに飲むという悪循環になるので，水代わりの飲み方とならないよう十分注意します．

　与える水は，親が普通に飲んでいるもので大丈夫です．水道水をそのまま飲んでいるなら，子どももそれでよいのです．一般に，「白湯」は何も含んでいないお湯，「湯冷まし」は水を煮沸・滅菌して人肌にまで冷ましたものです．昔，上下水道の発達していなかったころ，子どもに生水を与えて身体をこわすことがあったため，一度煮沸してから飲ませていたときの名残です．どうしても生水が心配なときは，いまでも湯冷ましが使われていますが，通常の環境であれば特に心配しすぎることはないでしょう．

（巷野悟郎）

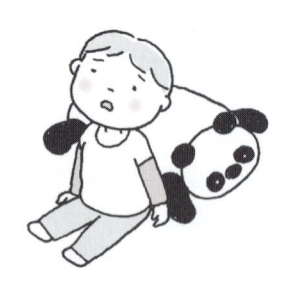

COLUMN-3　経口補水液

　乳幼児がウイルスによる急性胃腸炎を発症したときは，激しい下痢や嘔吐で短時間に身体から水分が失われます．そのようなとき，従来は，失われた水分やミネラル，糖分などを含んだ液体を，時間をかけて静脈注射（点滴）をして補充しました．しかしこれは，小さな子どもは痛がるし，針も刺しにくく，終了するまで時間もかかるので，本人も医師も大変なことです．そこで近頃では，必要な液を口から飲ませる方法（経口補水）がとられるようになったのです．経口補水は，点滴と異なって器具や技術が不要です．

　世界保健機関（WHO）は2002年のガイドラインで，経口補水液（ORS：oral rehydration salt）の成分を定めました．普通のスポーツ飲料より塩分が多く，糖分が少ないのが特徴で，脱水症のときに口から飲ませます．現在は幼少児にはこの液を飲む治療法が行われるようになったので，母子から喜ばれています．

（巷野悟郎）

COLUMN-4　冷凍母乳

　母乳栄養児を保育園に預けて，さらに母乳栄養を継続しなければならないときは，冷凍母乳が使用されます．搾乳器で搾乳した母乳を専用の冷凍パックに移すか，または冷凍パックに直接手で搾乳して持参します．パックには母親の名前・搾乳日時・量を記入し，ただちに－20℃以下の専用の冷凍庫に保管します．なお，当日できるだけ早く授乳したいので，園での搾乳が勧められます．

　授乳にあたっての解凍は流水かおよそ40℃での湯煎で行い，哺乳ビンに移してから，人肌の温度から高くて40℃に温めて飲ませます．母乳の特性である免疫物質などは電子レンジや熱湯での解凍では変化するので，行わないようにします．

　冷凍母乳は搾乳から哺乳までの間は手がかかるので，細菌汚染の危険があります．用具やパック，手指の清潔には十分な注意が必要です．そして1回分ずつ用意して，飲み残しは再使用しないようにします．

　家庭では，ベビーシッターや保育ママなどによる時間保育を委託することがあります．この場合は保育園のような集団保育や夜間保育ではないので，搾乳した母乳は家庭用の冷蔵庫に保管し，適温に温めて与えることになります．その際の注意事項は，冷凍の場合と同じです．

　冷凍母乳も冷蔵母乳も母親から直接の授乳でないため，母乳というより牛乳に対して人乳と考え，子どもが体質的に牛乳を主成分とする育児用ミルクを代用できないようなときに使用します．

（巷野悟郎）

3 幼稚園での食育
―幼児期の集団における食と食育

幼稚園教育と昼食の時間
●幼稚園教育の目標
　―「生きる力の基礎」を育成する

　幼稚園教育は，家庭との連携をはかりながら，幼稚園生活を通して「生きる力の基礎を育成する」ために，保育の目標を定め，その達成をめざして行われます．1日の教育時間は4時間を標準とすることが定められており，プログラムには昼食の時間が保育内容として含まれます．

　近年では，幼稚園での昼食のスタイルは，"家庭で用意したお弁当を持参する"，本稿で紹介するぶどうの木幼稚園でも行っている"曜日によってお弁当を持ってくる日と給食の日がある"，"毎日給食が用意される"など，さまざまです．

　いずれにしても，幼稚園での昼食（お弁当）の時間は，子どもにとって家庭で家族と囲む食卓とは別の，友達や先生と一緒に集団の場で食事をするという新しい経験です．子どもは幼稚園で昼食の時間をすごしながら，身体の栄養のみではなく，「生きる力の基礎」につながるさまざまな経験を積み重ねていきます．

●お弁当（昼食）の時間で育つこと
　―みんなと一緒に食べることの意味

　お弁当（昼食）の時間に子どもは，グループごとに，または好きな席を選んで，友達と一緒に食卓につきます．テーブルを拭いたり（図1），「いただきます」の挨拶を当番が先導してみんなで唱えたり，お弁当（食事）の歌を歌ったり，お祈りをしたり（図2）という決まりごとが，食事を始める前に行われていることが多いようです．みんながそろって着席してから食事を始め，だいたいの子どもが食べ終わったら（または，食事がすんだ子どもから順に個々に）「ごちそうさま」の挨拶をして，後片づけをし，食事の時間が終わるのが一般的です．

　このように，みんながそろうまで待つ，自分でコップや箸を準備し，お弁当の包みを開いて支度を整える，食事に対して感謝の気持ちをもって挨拶をする，食事がすんだら自分の食べこぼしなどを片づけ，弁当箱やコップを包んでしまう，などの食に伴う行動は，食事そのものではありませんが，社会生活に適応するうえで必要な作法（マナー）や習慣，技能の体得につながります．

　お弁当の時間は，子ども同士で語らいながら食べるうれしさや，先生が順番に隣に座ってくれるのを待つ楽しみ，また，当番になってみんなを先導したり，役目を果たすことなど，人と一緒に生活するうえでの関わり方や喜びが育つ場でもあります．先生は，一人ひとりの子どものペースや個人差に注意を払いながら，楽しく食事ができるように環境を整えます．食事中の先生との会話やほかの子どもの食べる姿を見ることを通して，食べ物についての知識や食べ物に感謝する心，食べることが健康な身体をつくっていること，さらに年齢に応じた食事の作

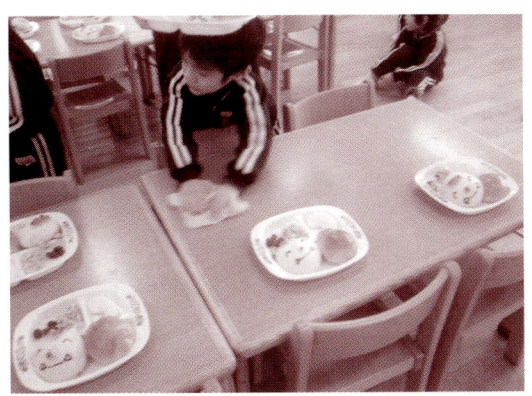

CHAPTER-2 乳幼児期における食事の意義―家庭および集団での食と食育

①テーブルをきれいに拭きます．　　　　　②ランチョンマットを敷いて，食具を用意します．

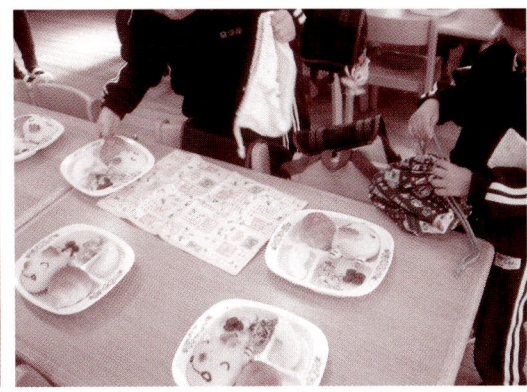

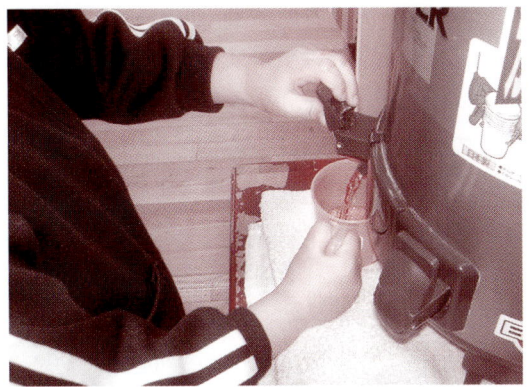

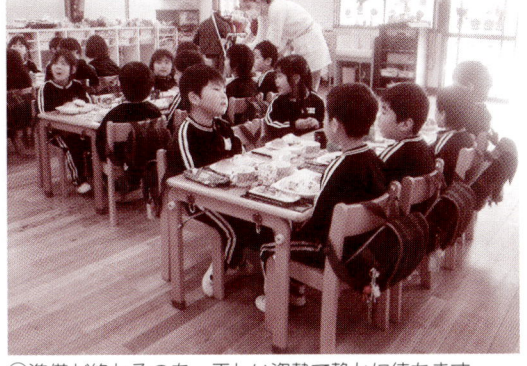

③コップにお茶をつぎます．　　　　　　　④準備が終わるのを，正しい姿勢で静かに待ちます．

図1　お弁当の準備―今日は給食の日です
（撮影協力：ぶどうの木幼稚園）

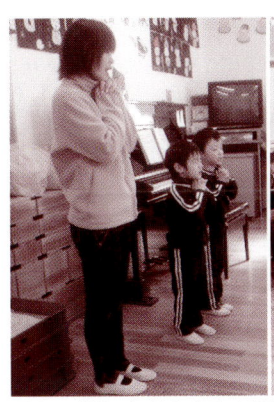

図2　感謝の気持ちを表す祈り
（撮影協力：ぶどうの木幼稚園）

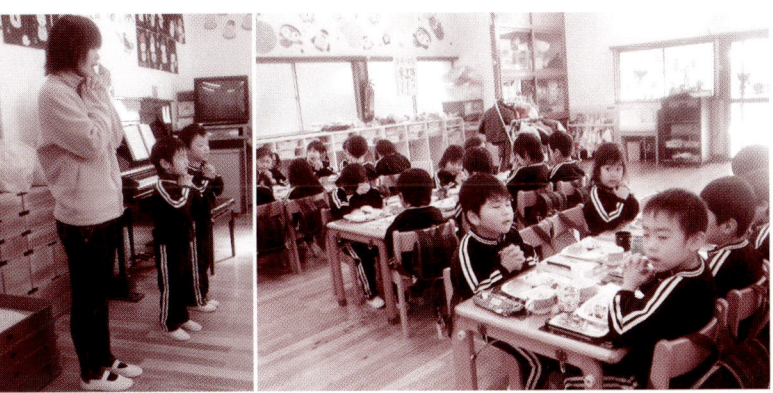

法や食具の扱い方など，自然に子どもたちに伝わっていきます．みんなで食べることの意味は，このように大きなものであるといえます．

お弁当を通してみえてくること
●幼稚園生活に慣れるまで
―お弁当をつくる親の初心

　ぶどうの木幼稚園では，初めて昼食（お弁当）の時間を迎えるにあたって，安心して楽しくスタートできるように，家庭に向けてお弁当についての助言を丁寧に行います．ごはんやおかずについては，子どもが自分で扱える食べやすい形態であること，多すぎず少なすぎず適切な量であること，楽しく食べられるように好物から始めるとよいこと，さらに，弁当箱・弁当袋・箸やスプーン，コップなどの小道具についても，子どもが扱いやすく，清潔で安全な材質，魅力的であるものを，などと，わかりやすく，細やかな配慮を促しています．これらのことは，子どもが自分で食事をとることは，必要な栄養が満たされることのみでなく，食事の場の条件を整え，食事を始める前の雰囲気づくりが重要であることの確認といえます．

　気に入った弁当箱が準備され，一人で出したりしまったりできることに自信とプライドをもち，子どもは初めてのお弁当をワクワクしながら待っています．「幼稚園に入ったら"お弁当"だと，かわいいお弁当箱を一生懸命探して，本も見ながら楽しみに研究していました」というように，親も最初のお弁当の用意には多少緊張しながらも張り切っています．"幼稚園のお弁当"に関する雑誌や本も豊富で，関心の高さがうかがわれます．当然のことながら，親は「お弁当全部食べた？　おいしかった？」と，持たせたお弁当への子どもの反応がとても気になっています．

　親から離れて集団で食事をする"幼稚園のお弁当"は，家族の食卓場面では気づかなかったこともみえてきます．少なめの分量を，彩りよくきれいに詰めたつもりのお弁当が，通園途中に子どもがカバンを振り回すので，偏ってまぜこぜになってしまうこともあります．弁当箱の蓋が開けにくくてひっくり返してしまうこともあり，また寒いときには保温することもある弁当箱の材質や形態に注意することも必要です．

　親は"幼稚園のお弁当"がきっかけで，栄養や消化，食品の種類や量，味などを具体的に考えることが多くなり，食品への関心を高め，加えて，彩りや見た目の楽しさ，ランチョンマットなど小物類の工夫，食べる環境に配慮し，弁当箱などの材質について，また子どもの食べる意欲や，自立，社会的な適応など，総合的なことがらに意識的に関心を向けるようにもなります．こうしたお弁当に対する初心は，幼児の食において大切にしたいことです．

●お弁当（昼食）の時間の風景
❶楽しいお弁当―食卓の会話

　3歳を過ぎると，話をしたり，食べたりすることが同時にできるようになります．幼稚園の食卓では，子ども同士の会話が楽しそうに弾んでいます．時に盛り上がりすぎて，箸が止まってしまい，注意を受けることも多いのですが，楽しい雰囲気のなかで食が進む光景がみられます．「家では食べるのが遅くて，いつまでも口に含んでいたりするのに，こんなに楽しそうにどんどん食べるのですね」と，参観の保護者を驚かせたりするのです．

　家庭の食卓では，話題のきっかけが案外難しく，テレビがついていたり，注意や促す言葉が

多くなりがちですが，一緒に遊ぶ子ども同士では食卓の話題に事欠きません．お弁当の中身のこと，食べたことがあるもののこと，その話から連想しておばあちゃんの家に行って食べたもののこと，行ったことのある場所の話…．食べながらのおしゃべりは次々に話題がつながり，他愛もないことでもいかにも楽しそうに会話しています．先生が加わることで，話題はより楽しく広がります．

お弁当の中身を見せ合ったり，同じものを探したりなど，食べ物への関心も広がります．家族の食事の様子が話題になることもあります．楽しい雰囲気のなかでおいしく食事をすることで，食べたものがみな身についていくように思えます．せかされたり，強制されたり，叱られたりしながらとる食事とは別物です．

❷好き嫌い─食べ物との出合い

「好き嫌いが多いので，お弁当のおかずがいつも限られたものになってしまう」，という悩みがよく聞かれます．また，「家では食べないが，お弁当に入れると食べてくれるので」と，あえて苦手なものも少しだけ入れるという例もあります．

幼稚園では，健康な身体と食べ物の関係について，どのような経過を経て，いまこの食べ物が目の前にあるのか，食物を用意してくれた人たちへの感謝の心など，生活体験のなかで，また教材を有効に使いながら，子どもにわかりやすく教えています．

また，食べ物を粗末にしない心，そしてを強制されてではなく，自分から苦手なものも食べてみようとする心を育てるためにも，いろいろな工夫をしています．たとえば行事などを実施して，みんなで一緒に食べる機会をつくる，料理して食べる，栽培活動を通して収穫したものを食べるなど，数々の実践が行われています．保護者に向けても，見た目の楽しさ・調理法や味つけの工夫など，講演会や"お便り"，懇談会などで情報提供に努めています．その結果，少しずつ食べられるようになったり，いつの間にか好きになったりする例も多く聞かれます．

食べず嫌いの例も多いので，日ごろ家庭で口にしていない食べ物に出合い，その味を知るために給食を実施して，みんなで一緒にいろいろな食品になじんでいく活動を取り入れている幼稚園もあります（図3, 4）．

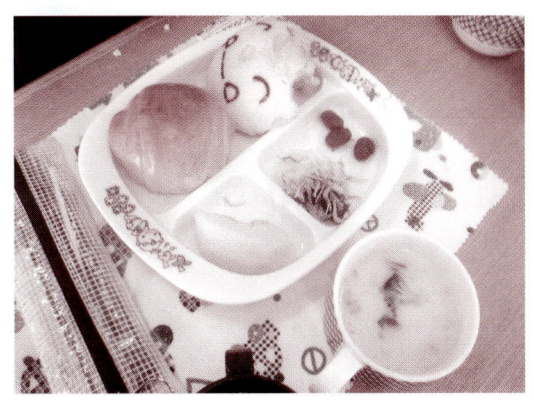

①今日の献立．水菜とちりめんじゃこが新しい味です．煮豆は食べ慣れてお代わりする子もいます．

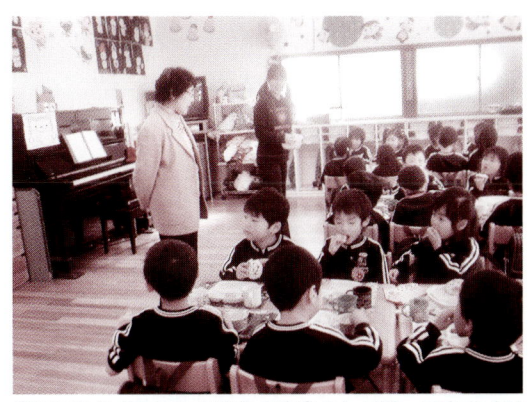

②園長先生「雪の中を給食の○○さんが買ってきてくださった水菜です」

図3　いろいろな食べ物と出合っておいしさを知ろう
（撮影協力：ぶどうの木幼稚園）

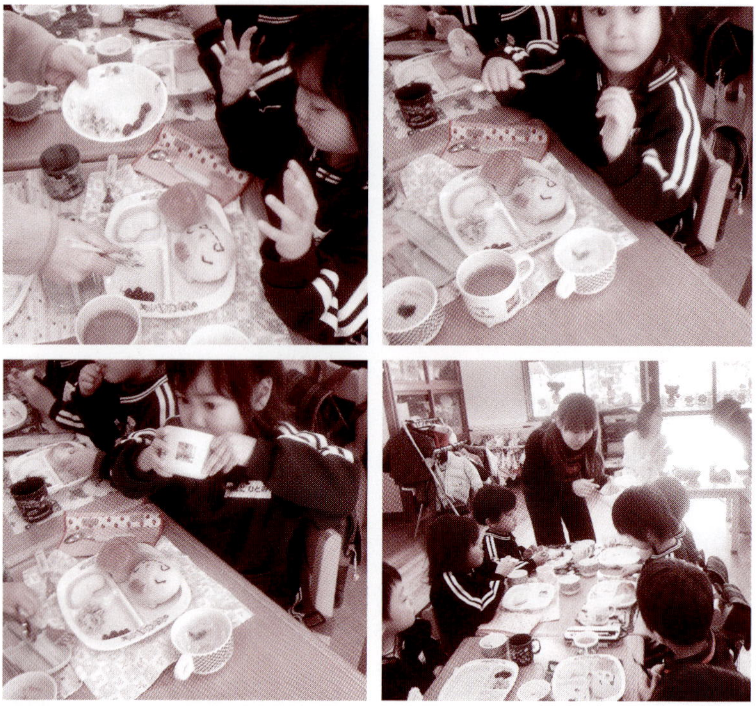

①初めてなので少しにしましょう．

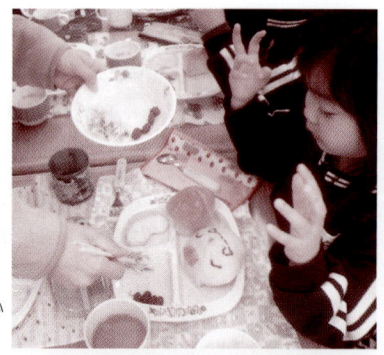

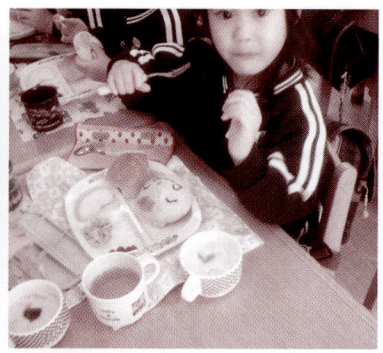

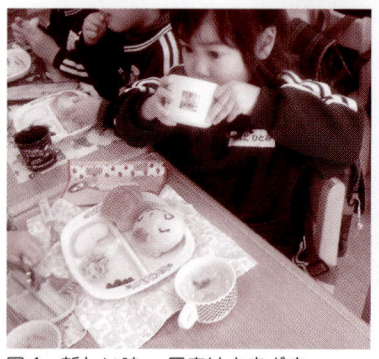

②どうかな？

③急いでお茶を飲んでいます．

④「お代わりください！」

図4　新しい味―反応はさまざま
（撮影協力：ぶどうの木幼稚園）

> **ぶどうの木幼稚園の給食**
>
> たとえば，豆類の料理などは家庭の食卓に登場しにくいので，子どもがあまり食べる機会がないのですが，食べられるようになってほしいものとして給食に1品加えて，子どもたちが味を知る機会をつくっています．みんなで一緒にいろいろな食べ物に出合い，そのおいしさを知っていくのがねらいです．初めはためらっていても，先生のお話を聞いて，食べてみようという気持ちになり，友達と一緒に，何度か食べてみて，少しずつ味を覚え，好きになっていきます．お母様にも，有志の方々にお手伝いをお願いしています．手伝ってくださるお母様方は，子どもたちの食べる様子を知ることを大事に考えて，楽しんで参加してくださっています．
>
> 宮内慶子園長（談）

❸食べる姿から気づくこと

- 箸を使う：3歳では箸に十分慣れていない子どももみられますが，4，5歳児ではほとんどの子どもが箸を使ってお弁当を食べるようになります．箸の扱いがうまくできないと，かき込んで食べたり，食べこぼしが多くなります．自分流の癖のある持ち方をしているために，食べ物が挟みにくい，つまめない，などの例も多くみられます．

　幼児期では上手にできなくても神経質になる必要はありませんが，大人や友達の姿を手本に，見よう見まねで覚えていく時期です．多くの幼稚園では，正しく箸を使うことを意識して，家庭と協力したり，時にはゲーム感覚も取り入れながら，箸の持ち方にも気を配っています．

- **食事中の姿勢**：食卓に肘をついたり，弁当箱を手で持たずに顔を近づけて食べたり，いすから転げ落ちるなど，食事中の姿勢で気になることが多くあります．姿勢が崩れると，弁当箱やコップをひっくり返したり，食べこぼしが多くなります．テーブルやいすが子どもの背丈に合っているかどうか，床にしっかり足をつけていすに深く腰掛けているかどうかを確認して，こぼさずに行儀よく食べることができるように注意を払います．

　家庭では，注意されても自分の姿が見えないので理解しにくいことですが，幼稚園では子ども同士が互いの姿を見てみずから気づくこともできます．

- **一人ひとりの子どもの食習慣**：幼稚園での昼食は，十分遊んでおなかをすかせた後に，いつも決まった時間に始められます．お弁当を残さずきれいに食べるということは，子ども自身にとっても満足感が大きいものです．しかし，食べる量には個人差があり，またそのときの心身の状態によっては，食が進まない場合もあります．食べ残しのないことを重要視するのではなく，食べる様子に注意を払うことが大切です．また，子どもが食べきれる量，その子にとっての適量を家庭とよく連絡し合うことは欠かせません．

　楽しく話をしながらさっさと食べ終えて，「全部食べたよ」とうれしそうに空の弁当箱を先生に見てもらおうとする子がいる一方で，ゆっくりしたペースでなかなか食べ終わらない子どももいます．なかには，みんなと一緒に食べ終わらないことを苦にして泣き出す子どももいます．幼稚園では，それぞれのペースで食べることを大事にしながら，設定されたお弁当の時間内に食べられるよう，一人ひとりに気を配ります．

　食べることに集中できない，ほんの少しずつしか口に入らない，なかなか飲み込めないでいつまでも口に含んでいる，よくかまないでお茶と一緒に流し込むなど，気になる食べ方をしている子どもがいます．軟らかいものばかり食べている，いつもスープや飲み物と一緒に流し込んでいる，テレビなど"見ながら食べ"で食事に集中しないなど，家庭の食卓での癖が影響していると思われる場合も多いようです．

　このように，子どもが食事をする姿ををめぐっては，家庭ではみすごされていることが，友達と一緒の集団での食事場面では目立つ姿として表れることがあります．また，食が細い，食べすぎるなど，家庭で気にして困っていることもあります．幼稚園は，子どもの生活全体に目を配り，家庭とよく連絡をとって相談しながら，よい食習慣が身につくように導くことに意を尽くしています．

❹一緒に食べる

　保育室やランチルームで毎日食べるお弁当を，時には気分を変えて，園庭の木陰やテラスに敷物やテーブルを用意して戸外で食べることもあります．また，誕生会などに，ほかのクラスも一緒に集まってお弁当を食べ，さらに用意されたケーキなどを食べて祝うこともあります．いつもと違う設定で食事することは子どもにとっては楽しみで，うれしい思い出として心に残るものです．

　誕生会に親が招待されて，子どもたちの食卓に参加することもあります．子どもがうれしいばかりでなく，食事の場面に参加することによって，親はわが子だけではなく，いろいろな子どもが食べる姿を間近に見ることができるの

で，意義が大きいのです．

親子遠足や運動会などの行事の折には，家族同士が一緒にお弁当を食べる楽しみがあります．保護者が一緒のときにはおかずの交換場面もみられ，子どもはわが家の味と違う味に出合うことにもなります．また，親は，一緒に食べながら子どものお弁当について情報交換することもできます．

● 食事は生活である

初めに触れたように，幼稚園は，昼食の時間を子どもの幼稚園生活の基本的なプログラムの1つとして位置づけています．食べることについてはもとより，生活の基本的動作を身につけ，自立心を育て，約束事の理解，友達と協力すること，みんなと一緒に生活する喜びなど，昼食の時間には子どもの生活全般にわたる育ちが含まれます．そこでみせる子どものさまざまな姿を，注意深く，総合的に理解して，家庭と協力しながら保育が進められるのです．お弁当の中身にとどまらず，昼食の時間は幼稚園の生活そのものであるといえます．

保護者との協力

食生活についての家庭のスタイルや習慣はさまざまです．また，核家族が一般的になってきた現在では，子どもの生活時間に合わせた食事の時間では，帰宅の遅い父親が不在の母子2人だけの食卓になることも珍しくない状況です．

さらに，近年は食の安全をめぐって不安材料があふれています．アレルギーの問題や，子どもの食欲や好き嫌いについて，また食習慣のしつけをめぐってなど，幼児期の食生活について親は何かと不安や悩みが多いものです．

輸入食品が身近にあふれ，子どもたちには外食の経験もあり，食べたことのない食品は少なくなっているように思えます．しかし，その一方で，核家族の家庭の献立は親の嗜好によって偏ったり，出合う食品が限られがちになる面も見受けられます．

幼稚園では，これらのことをふまえて，食生活について親が一緒に参加するプログラムを実施しているところも多いようです．たとえば，子どもたちと一緒に園庭や幼稚園の畑で栽培活動を行い，収穫した野菜を家庭に少しずつ持ち帰って料理したり，保育の一環として調理して親子で食べたりするプログラムはよく行われています．自分たちで栽培した新鮮な野菜を食べて素材そのものの味を親子でおいしく味わい，嫌いだったものが食べられるようになる例は珍しくありません．そのことから視点を広げて，地域で生産された食品に関心を向けることもあります．先に紹介した例のように，いろいろな食べ物に出合うことを目的として一部給食を取り入れる幼稚園もあります．

また，親が昼食の時間を参観したり一緒に参加したりして，わが子やほかの子どもの食事する姿を見ていろいろ気づくことにも意味があります．幼稚園からの情報提供や，親同士が懇談することによって，子どもの食生活についての姿勢や，取り組みを啓蒙することが必要といえます．

このように，幼稚園は，子どもの食生活をめぐって，家庭とともに子どもの食生活が豊かになるようにその経験を広げて行く役割を負っています．

（岡本美智子）

Ⅱ編

発育に応じた食べ方・栄養と食支援

CHAPTER-1
授乳期の食べる機能・栄養と食支援

赤ちゃんは出生時にお乳を飲むための反射を身につけていて，自力でお乳を吸うことができますが，この反射は離乳期に向けて少しずつ消えていきます．口の中は舌を使って効率よくお乳を吸うために最適な形をしていますが，この特徴も離乳期に向けて食べ物を食べるのに適した形へと成長変化していきます．

1　授乳期の子どもの食べる機能 ── 哺乳行動と口腔の成長

授乳期の栄養摂取のための食行動，すなわち乳汁を摂取するための哺乳行動は，一連の原始反射によって行われています．哺乳に関係した原始反射（哺乳反射）には，探索反射[*1]，吸啜反射[*2]，咬反射[*3]，口唇反射[*4]などがあります．これらのうち，探索反射で乳首（乳頭部）をとらえて口に含み，吸啜反射の主に舌の波動様の動きによって乳汁を摂取しています．

[*1] 探索反射（rooting reflex）：乳探し反射ともいわれ，上下唇，口角，口唇周囲への触刺激に対して顔が刺激された方向に向き，同時に開口して舌の挺出がみられる．
[*2] 吸啜反射（sucking reflex）：口の中に取り込まれたもの（刺激源）に対して，舌で包み込むようにして口蓋中央部の吸啜窩に押しつけ，舌の前方から後方に向けての波動様の動きが行われる．
[*3] 咬反射（bite reflex）：乳児の歯肉を指などで刺激すると，下顎が開閉し，弱い力でかもうとする反応．
[*4] 口唇反射（lip reflex）：口唇の触刺激に対し，刺激源を口唇ではさみ込むように口を閉じる反応．

新生児に備わっている食べる機能 ── 哺乳反射を容易に行うための口腔・咽頭部の形態と乳汁の摂取・嚥下

乳汁摂取は探索反射に始まる一連の原始反射で営まれていますが，その中心は吸啜の動きです．吸啜反射による動きで容易に乳汁が摂取できるのには，この時期の乳児の口腔・咽頭部の特徴的な形態が大きく関与しています．

●口腔の特徴的な形態と乳汁摂取

この時期に特徴的な口腔の形態には，次のようなものがあります．

- 顎間空隙（図1-A）：乳児の口腔内に引き込まれた乳首が，咬反射によって口が閉じられて固定されても痛くないように，前方歯槽堤（歯ぐき）の上下顎間に空隙があります．

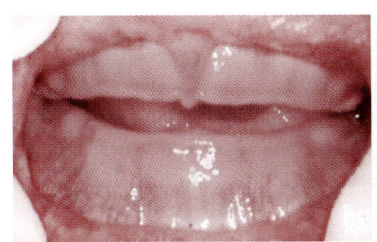

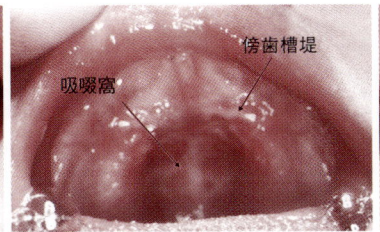

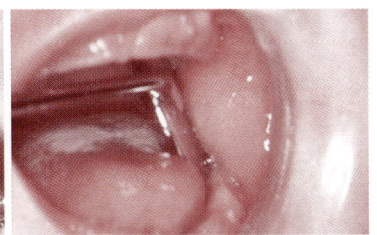

A：顎間空隙　　　　　　　　B：吸啜窩（口蓋中央部）　　　　C：ビシャの脂肪床（頬の内側）

図1　授乳に適した乳児の特徴的な口腔

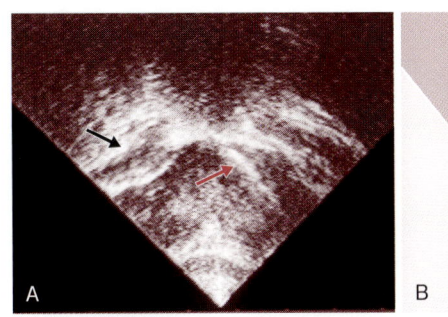

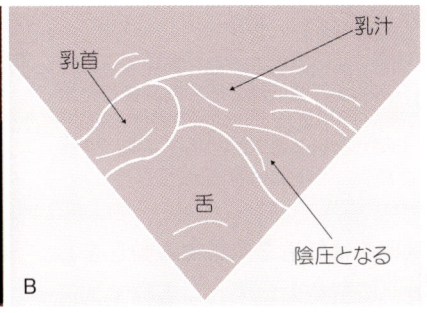

図2　吸啜時の状態
A：超音波エコー矢状断面像．黒矢印：乳首，赤矢印：陰圧が生じている部分
B：模式図

- **吸啜窩（きゅうてつか）（図1-B）**：乳首が舌で押しつけられたときにちょうど納まり，陰圧形成に寄与する口蓋（上顎）中央の陥凹した部分です．
- **傍歯槽堤（ぼうしそうてい）（図1-B）**：吸啜窩を二重の歯槽堤が取り囲んでいます．内側の歯槽堤を傍歯槽堤（副歯槽堤）とよび，哺乳時の陰圧形成や乳汁の散逸を防止することに寄与しています．
- **下顎前方部歯槽堤の肥厚と扁平状態**：この形状によって，吸啜時に舌（裏側）前方部がこの部分にのりやすくなり，さらに乳首の乳頭部を上顎歯槽堤に固定しやすくなっています．
- **ビシャの脂肪床（図1-C）**：頬粘膜の内側が膨隆した脂肪床で，乳汁の散逸を防ぎ，舌を側方から支えていると考えられています．

このような特徴的な形態の口腔において，吸啜反射によって舌で乳首を口蓋中央の吸啜窩に包むようにして押しつけ，下顎前方部の歯槽堤で舌とその上にのる乳頭部を上顎前方部の歯槽堤との間で挟み込み，挟まれて固定された舌尖から舌根部に向けて起こる波動様の動きが引き出されます．さらに，舌の波動様の動きが乳首先端より奥舌部に及んで舌が下方に押し下げられたときに，口腔の後方部に陰圧が生じ，乳汁がこの陰圧に向かって乳首から射出されます（図2）．

●咽頭部・喉頭部の特徴的な形態と乳汁嚥下

乳首から射出された乳汁は，乳児では咽頭部は喉頭の位置が成人より鼻腔に近いため，呼吸と独立して（鼻腔との交通を確保したまま）喉頭蓋の左右から食道へと移送されます（図3）．
その際，乳汁により嚥下反射が誘発され，呼

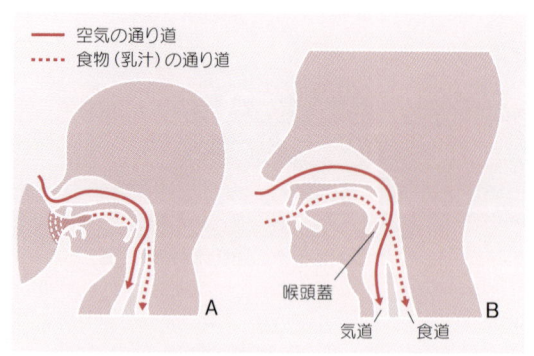

図3　乳児の嚥下と成人の嚥下
A：乳児の嚥下．吸啜によって摂取された乳汁は，鼻腔との交通を確保したまま喉頭蓋の周囲を流れて食道に流入する．
B：成人の嚥下．咽頭が呼吸と嚥下のための共通の通路となるため，両機能の巧妙な協調が必要になる．

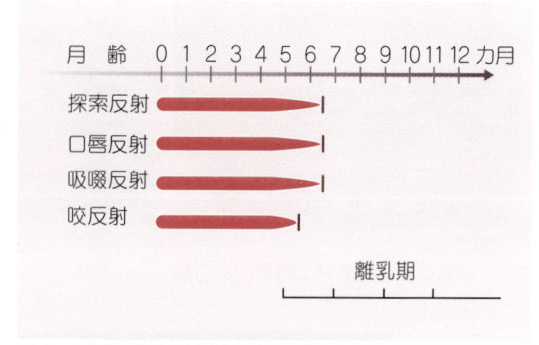

図4　原始反射の消長（哺乳反射）

吸との協調で喉頭蓋は気道を閉鎖する動きをしますが，呼気時，吸気時のいずれにも嚥下反射が惹起され，摂食・嚥下機能が獲得された後の嚥下のように，呼気の終わり以外にも嚥下反射がみられるとの報告もあります[4]．

4〜5カ月児の口腔と食べる機能

●哺乳反射の消失（消長）

哺乳反射である探索反射や吸啜反射では，口唇，舌，顎などが反射の誘発によって一体として動いています．発育が進むにつれてこの反射様の一体運動から，自分の意思で目的に応じた動きが可能となる随意の分離運動へと発達していきます．

哺乳反射は4カ月ごろから消え始め，7カ月くらいまでにはほとんど引き出されなくなります（図4）．反射の消失程度は，指の腹で口角や上下の口唇を触ったときに，その刺激（触刺激）を追いかけて頸部を回す動き（頸部回旋）があるかどうか，および，小指を口腔内へ挿入したときに舌を吸啜する動きが残っているかどうかをみることで判断できます．

●口腔領域の随意運動の発達

2カ月ごろから随意の動きとして指を口の中に入れるようになり，指しゃぶりが始まります．4カ月ごろになると手指でおもちゃなどが握れるようになるために，おもちゃやタオルなどを口に持っていき，しゃぶる行動が頻繁にみられるようになります．固さや大きさ，質感などの異なるおもちゃなどが口の中やその周囲に触れる頻度が高くなるにつれて，口でおもちゃをくわえたまま，舌がおもちゃの脇から出たり口唇が上下するなど，舌，口唇，下顎などが個々に随意的に動くことが可能となってきます．

口の外から中に入ってくる「もの」を触覚などによって認知し，その「もの」に働きかけるように反応してみずからの意思で動く口遊びは，口に入ってきた食べ物を随意運動として咽頭へと送る嚥下機能の発達を，効果的に促すものと考えられます．

●口腔の成長と嚥下機能の変化

出生後3週から12カ月間の口腔模型を採取し，三次元的に計測した結果を図5[5]に示しま

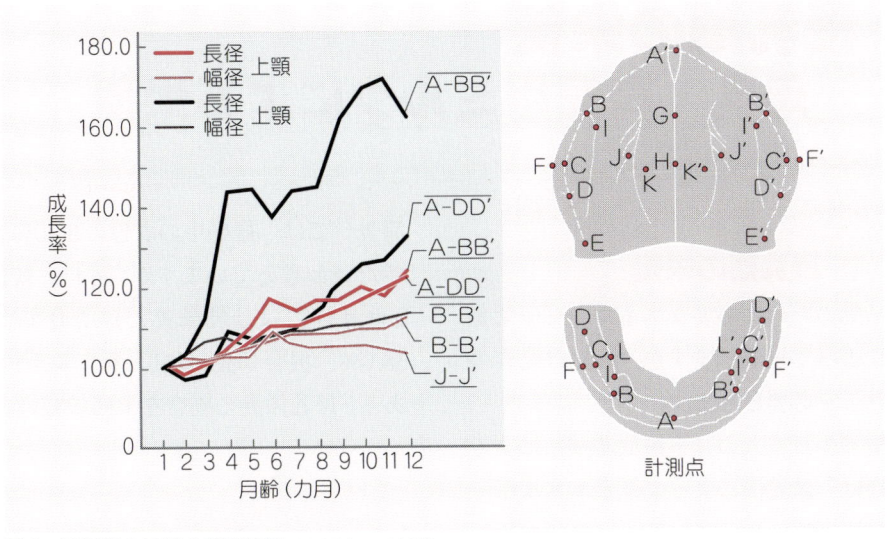

図5　乳児期の口腔の発達状況（湖城秀久，1988[5]）

した．これによると，離乳開始以前の2〜3カ月ごろに下顎前方部の歯槽堤が大きく前方へ成長しています．上顎の同様の部位に相当する歯槽堤は，若干遅れて4〜5カ月ごろに前方への成長が大きいことがわかります．

このように，乳汁以外の食物を摂取し始める前に，舌先が動く空間である口腔前方部が成長しています．この空間を得ることによって，舌前方部に取り込んだ食物の物性（テクスチャー）を感知することが容易となります．さらに，上下顎の前方部の広さが確保されることで，物性の違いに応じて処理方法を変えるために舌が食物を適当な部位に運ぶ動きが行いやすくなり，また，食物を咽頭へ送る嚥下の口腔相の動きが容易になると考えられます．

● 嚥下機能の発達

頸定（頸のすわり）が安定して哺乳反射が消え始め，活発な随意的な口の動きがみられるようになることが，機能面の発達からみた離乳開始の目安です．こうして乳汁以外の食物を摂取するための動きの発達が始まります．

最初に発達するのは，食物を嚥下するための口の動きです．吸啜によって取り込まれた乳汁の嚥下は口に乳首をくわえたまま行われますが，食物の嚥下では，嚥下反射時の喉頭挙上に伴う喉頭蓋による気道の閉鎖と食道入口部の開大が不可欠となります（図3参照）．その動きを効率よく引き出すためには，喉頭挙上に直接関与する舌骨上筋群が活動できるように，筋群が付着している下顎が動かないようにしっかりと口を閉じる必要があります．

また，嚥下するには，口腔内に広がった食物を狭い咽頭に送るために食塊を形成する舌の動きも必要とします．この嚥下時の舌の動きは，5カ月ごろから少しずつ上手になっていき，食物をすりつぶしながら唾液と混和する咀嚼機能の発達が始まる9カ月ごろまでには成熟すると考えられます[4]．

（向井美惠）

2 授乳期の栄養
―母乳・育児用ミルクによる栄養

授乳期の栄養

大人は活動のために必要なエネルギーや栄養素を食事によって摂取しますが，乳児は発育のためにそれらを必要とします．

厚生労働省の日本人の食事摂取基準[1]によると，乳児期は，栄養法によって推定エネルギー必要量（エネルギーの不足あるいは過剰のリスクが最も小さくなる摂取量）が異なっています．母乳栄養児では男児600 kcal，女児550 kcalで，人工栄養児（男児650 kcal，女児600 kcal）より少なく設定されているのは，母乳と人工栄養時の基準体位が異なるからです．

母乳栄養の変遷

厚生労働省の2005（平成17）年度乳幼児栄養調査[2]では，妊娠中の女性の96.0％は母乳で育てたいと考えていますが（図1），統計では生後3カ月目には母乳栄養だけで育てているのは38.0％，混合栄養（母乳と粉ミルク）は41.0％であり，母乳栄養の割合を上回っています（図2）．

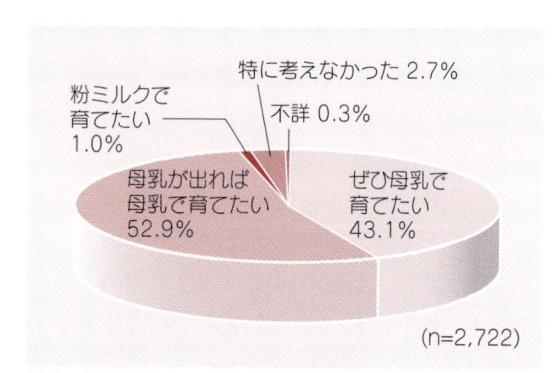

図1 母乳育児に関する妊娠中の考え
資料：厚生労働省「平成17年度乳幼児栄養調査」

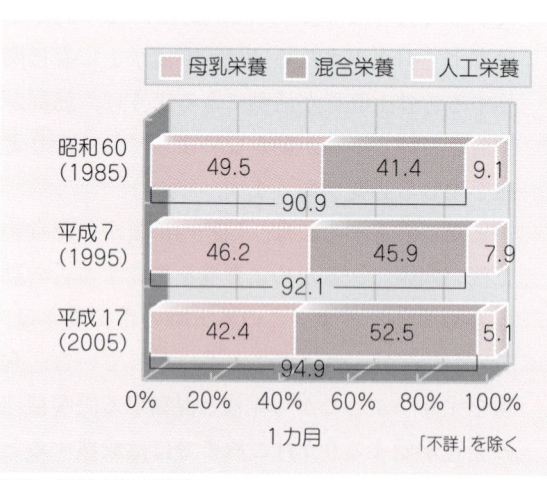

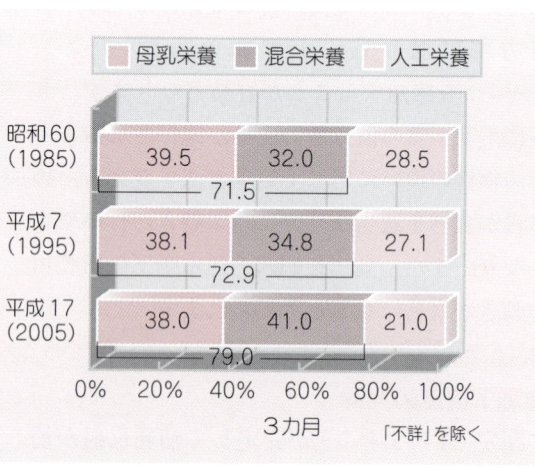

- ぜひ母乳で育てたい 43.1％
- 母乳が出れば母乳で育てたい 52.9％
- 粉ミルクで育てたい 1.0％
- 特に考えなかった 2.7％
- 不詳 0.3％
- (n=2,722)

図2 栄養方法の推移
資料：厚生労働省「平成17年度乳幼児栄養調査」

1カ月（「不詳」を除く）

	母乳栄養	混合栄養	人工栄養
昭和60（1985）	49.5	41.4	9.1
平成7（1995）	46.2	45.9	7.9
平成17（2005）	42.4	52.5	5.1

3カ月（「不詳」を除く）

	母乳栄養	混合栄養	人工栄養
昭和60（1985）	39.5	32.0	28.5
平成7（1995）	38.1	34.8	27.1
平成17（2005）	38.0	41.0	21.0

表1　母乳育児を成功させるための10カ条(高野　陽ほか, 2008[4])

この10カ条は，お母さんが赤ちゃんを母乳で育てられるように，産科施設とそこで働く職員が実行すべきことを具体的に示したものです.
①母乳育児推進の方針を文書にして，すべての関係職員がいつでも確認できるようにしましょう.
②この方針を実施するうえで必要な知識と技術をすべての関係職員に指導しましょう.
③すべての妊婦さんに母乳で育てる利点とその方法を教えましょう.
④お母さんを助けて，分娩後30分以内に赤ちゃんに母乳をあげられるようにしましょう.
⑤母乳の飲ませ方をお母さんに実地に指導しましょう．また，もし赤ちゃんをお母さんから離して収容しなければならない場合にも，お母さんの分泌維持の方法を教えましょう.
⑥医学的に必要でないかぎり，新生児には母乳以外の栄養や水分を与えないようにしましょう.
⑦お母さんと赤ちゃんが一緒にいられるように，終日，母子同室を実施しましょう.
⑧赤ちゃんがほしがるときは，いつでもお母さんが母乳を飲ませてあげられるようにしましょう.
⑨母乳で育てている赤ちゃんにゴムの乳首やおしゃぶりを与えないようにしましょう.
⑩母乳で育てるお母さんのため支援グループづくりを助け，お母さんが退院するときにそれらのグループを紹介しましょう.

〔1989年3月14日 WHO/UNICEF 共同声明(ユニセフ訳)〕

厚生労働省乳幼児身体発育調査[3]によると，母乳栄養の現状は，1960(昭和35)年には1カ月時67.8％，3カ月時53.4％であったのが，1970(昭和45)年にはその割合が1/2前後に減少しました．このような傾向はわが国のみならず世界的にも同様でした．

その後，母乳の利点がさまざまな角度から研究され，1974(昭和49)年WHO(世界保健機構)総会で「乳児栄養と母乳保育」が決議され，翌年からわが国でも母乳運動の推進が展開されました．さらに，いっそうの「母乳保育」推進に向けて，1989年(平成元年)3月にWHOとUNICEF(国連児童基金)が共同声明(表1[4])を出しています．

なぜ母乳が優れているのか
─母乳栄養を勧める理由

母乳栄養は乳児の成長には一番よい食事といわれており，母乳の利点[5]を次にまとめました．

❶成分組成が乳児に理想的

母乳には乳糖，脂肪，タンパク質，ビタミン，カルシウム，その他のミネラルなど，乳児に必要な栄養素が過不足なく含まれています．これらの栄養素は消化吸収しやすく，母乳中のリパーゼ(酵素)は脂肪の消化を助ける働きをしています．

母乳の成分は，ほかの動物の乳と比較すると最も乳糖の含有量が多く，タンパク質は少量です．これは，人間の脳が生後急速に発達するのにたくさんのエネルギーを必要とするからです．また，アミノ酸(タウリン)は脳や目の網膜の発達に重要な成分です．

❷病気から守る

母乳には，細菌やウイルスが体内に侵入して病気になるのを防ぐ分泌型免疫グロブリンとして，IgAが多く含まれています．また，腸内細菌叢を育てるビフィズス菌や有害な細菌(赤痢菌，大腸菌など)を阻害する抗体，抗菌物質(免疫グロブリン，リゾチーム，ラクトフェリンなど)，細胞成分(リンパ球，マクロファージ)など，さまざまな身体を守る物質を含んでいます．

❸アレルギーを起こしにくい

母乳に含まれるIgAが腸に防御壁をつくり，アレルギーの原因物質が乳児の未熟な腸粘膜を

通って体内に取り込まれないようにします．

なお，育児用ミルクの原材料に使われる牛乳は異種タンパクであり，消化能力が発達する5〜6カ月ごろまでは母乳がよいでしょう．

❹母子間の絆

授乳を通して，母子間の絆が育まれます．母親は，肌の触れ合いや乳首を吸われることで，いわゆる母性ホルモンであるプロラクチンの助けをかりておおらかな気持ちになり，さらに，スキンシップによって赤ちゃんの満足感や安心感につながります．このプロラクチンによって，乳汁の生産と分泌が行われます．

❺母体の回復を早める

母体は，母乳を多く飲ませている間は授乳性無月経になります．その間は月経による血液の喪失がないため，疲れも軽減されます．

プロラクチンは，乳汁を生産・分泌するだけでなく気持ちを落ち着かせる働きをもち，もう1つのホルモンであるオキシトシンは射乳反射を起こし，母乳を出すとともに子宮を収縮させて産後の回復を高めます．

❻便利で経済的

突然の災害でも，衛生的な水が手に入るかどうかなどを心配することなく安心です．さらに，消毒する手間や育児用ミルクや哺乳ビンの費用も不要であり，経済的です．

いつ，どのくらい飲ませたらよいのか

❶出生直後から生後1カ月ごろ

出産後1週間は母乳の分泌量がきわめて少ないため，特に生後1カ月間は授乳の間隔にこだわらずに，乳児がほしがるときに頻繁に与えます．母乳のみで授乳している場合は，ほしがるそぶりや泣いたときに乳房を含ませます（自律授乳）．このころの授乳回数は1日に平均8〜12回で，15回以上飲むのも普通です．

1回の授乳時間は15〜20分と短くして授乳回数を多くすることが，たくさん飲ませるのには効果的です．乳房が張らないと母乳の出が悪いと思うことがありますが，この時期は乳児に吸われることが刺激になって分泌が促進されるので，短時間に吸わせることが重要です．

いつまでも乳首を離さないことがありますが，長時間吸わせても飲む量が増えるわけではないので，授乳時間は10〜15分を目安にします．

❷生後2〜3カ月ごろ

生後2〜3カ月ごろには，母乳の分泌が増えて1回に飲む量も増し，自然と授乳時間が決まってきます．

❸生後3〜4カ月ごろ

やがて生後3〜4カ月ごろには，夜中に起きないことも増えてきます．しかし，夜中に目を覚まして母乳をほしがることもまれではなく，その原因として空腹，のどの渇き以外に，一人寝が寂しいなど，ぬくもりがほしいこともあります．このようなことが続くと昼夜逆転することもあるので，昼間は目を覚ましているように散歩したり体を動かすなど，子どもとの関わりを増やす必要があります．

また，夕方などにわけもなく泣いたりぐずりだすこともありますが，その際は頻繁に母乳を与えてもかまいません．

❹生後4〜5カ月ごろ

生後4〜5カ月ごろはだいたい昼夜の生活リズムができてきますが，この時期から悩まされるのが「夜泣き」です．夜中に泣くときは，まずは抱く，優しくさすってみます．それでも泣きやまないときは，乳首を含ませるようにします．生後3〜4カ月ごろのように，日中の刺激が必要になります．

育児用ミルクの利用

母乳で育てたいと願って努力をしても出ないとき，特別な事情で母乳を飲ませられないとき，母乳の分泌量が不足している場合などでは，育児用ミルク（調製粉乳）を利用します．

●母乳が不足している場合の乳児の徴候

母乳が不足しているかどうかの判断は，乳児に次のような状態が重複して認められることで行います．しかし，①や⑤，⑥などの徴候は母乳不足以外の要因も考えられますので，子どもの状態をよく観察してみましょう．

①体重の増え方が少ない．
②いつも長く乳首を吸っていて，離すと機嫌が悪い．
③生後6週目以降でも，授乳間隔が夜に1〜1時間半しかもたない．
④授乳の間隔があきすぎて1日8回以下であり，眠ってばかりいる．
⑤便が1〜2週間も出ずに量も少ない．
⑥機嫌や寝つきが悪く，表情が乏しい．

なお，授乳回数が安定してくるころに，頻繁にほしがるような時期があります．生後6週間後，3カ月ごろ，6カ月ごろです．この時期は乳児が急速に発達することが考えられ，いままで以上の母乳を必要としています．このようなことは母乳不足ではないので，2〜3日くらい頻回に授乳するとおさまることがあります．

●育児用ミルク（調整粉乳）までの変遷

江戸時代くらいまでは，母乳が不足したときには，穀物を水で薄めたものを用いたり乳母からの「もらい乳」が行われてきました．明治時代には，消化・吸収機能の未熟な乳児にとって牛乳はタンパク質やカルシウムが母乳より多すぎるため，希釈して用いました．一方，乳糖やビタミンCのように母乳より少なすぎる成分は補給する必要があり，調整粉乳として母乳成分に近づくように改良されました．

1979年（昭和54年）の厚生省乳等省令で，「調整粉乳」とは『生乳，牛乳若しくは特別牛乳またはこれらを原料として製造した食品を加工し，また主原料とし，これに乳幼児に必要な栄養素を加えた粉末をいう』と規定されました．1983年（昭和58年）には「食品衛生法施行規則」の改正で，母乳代替食品に限って亜鉛，銅の添加が許可され，その後もタウリン，ラクトフェリン，ビフィズス菌，オリゴ糖，DHAなどの脂肪酸，ビタミンK，ビタミンEなどが調整されてほぼ母乳に近い成分となりました．

このほか，低出生体重児用粉乳，フォローアップミルク（離乳期幼児期用粉乳）（p.73 COLUMN-8参照），ペプチドミルク（アレルギー予防用ミルク），特殊ミルクなど，用途に合わせた育児用ミルクが開発されています．

●与え方

❶調乳量と授乳回数

表2[5)]に，調乳量と1日の授乳回数の目安を示しました．与え方は，母乳と同じように，子どもがほしがるときにほしがるだけ与える「自律授乳」でよいでしょう．ただし，母乳よりも消化にやや時間がかかるため，授乳間隔があくことがあります．

また，育児用ミルクは計量して調乳するので飲んだ量を気にしがちですが，飲む量は乳児に任せます．飲み残すからと濃くつくったりするなど，勝手に調乳濃度を変えてはいけません．

目安量以上をほしがるときは，まず人工乳首

からの乳汁の出具合が適当かどうかを確認します．人工乳首の穴が大きすぎると，速く飲んでしまって物足りなくて泣くこともあります．生後2～3カ月ころまでは，満足感が未熟なため飲みすぎる傾向があります．10～20分程度でむせずに飲めるかを確認します．

反対に出にくい乳首では飲むのに時間がかかってしまい，目安量を飲めないこともあります．そのようなときは，乳首の穴の大きさやキャップの締め具合を適宜調節します．

また，体重の成長曲線を見ながら，太りすぎのようであれば薄いほうじ茶，白湯などを与えます．泣いたときにもすぐミルクではなく，おむつを換えたり抱っこをしてまず気分転換を行って様子をみます．

❷哺乳ビンと人工乳首の選び方

表3[3]に，人工乳首の種類と特徴を示しました．人工乳首には丸穴ではS，M，Lの3サイズがあり，吸う力や飲む量によって合う乳首を用意します．十字のクロスカット，Y字のスリーカットは，口に入れてつぶしたときに穴が開き，ミルクが出る構造になっています．

哺乳ビンには耐熱ガラス製とプラスチック製のものがありますが，ガラス製は重くて割れやすいが清潔で冷ましやすい，プラスチック製は軽くて割れにくいが傷や汚れがつきやすいな

表2 調乳量と1日の回数の目安 (婦人之友社編集部，1994[5]を改変)

月 齢	1回量	回 数
1/2カ月まで	～80mL	8～7回
1/2～1カ月	80～120mL	7～6回
1～2カ月	120～160mL	6回
2～3カ月	160～200mL	6～5回
3カ月以降	200mL	5回

離乳食が始まったら，離乳食の進み具合に合わせて減らしていく．

表3 人工乳首の種類と特徴 (上田玲子ほか，2003[3]を改変)

	サイズ・穴の形状		選択例	素材	特徴・使用法	
S	丸穴／Sサイズ（0カ月～）	●	生後3カ月くらいまで	天然ゴム製 イソプレンゴム製	母乳実感が味わえる	
					長 所	弾力性があり，乳房に近い人工乳首
M	丸穴／Mサイズ（2・3カ月～）	○	Sサイズでは疲れて時間がかかったり，スリーカットではうまく飲めないとき		短 所	かすかなゴム臭がある 比較的劣化しやすい
Y	スリーカット（2・3カ月～）	Y	ミルクの流量コントロールができ，遊び飲みが始まったころから		消毒方法	煮沸・電子レンジ・薬液すべて可能
					取替え目安	3～4週間
L	丸穴／Lサイズ	○	M・Yでは飲む時間がかかりすぎ，ミルクを残してしまうとき	シリコーンゴム製	じょうぶで，においがしない	
					長 所	ゴム臭がなく，飲みやすい．劣化しにくい．熱や薬品に強い
+	クロスカット	×	果汁用乳首／果汁などの濃い飲み物でも楽に飲める		短 所	ひき裂きに弱い．においや色を吸着しやすい
					消毒方法	煮沸・電子レンジ・薬液すべて可能
					取替え目安	5～6週間

ど，それぞれ特徴があります．サイズ（容量）は，120，150，200，240 mLがあり，小さいサイズのものは新生児期や白湯，果汁用に便利です．

❸飲ませ方

授乳する際は，乳児を寝かせたままではなく，必ず抱いて飲ませます．また，できるだけ空気を飲み込まないように，哺乳ビンは底部を上げて持ちます．飲み終えたら乳児の身体を立てて背中をさすり，ゲップをさせます．これで飲み込んだ空気を吐き出させるのです．

なお，飲み残しのミルクは残さず捨てて，使用した哺乳ビン，人工乳首を洗浄，消毒します．調乳は授乳の都度行います．

困ったときの相談先

母乳あるいは育児用ミルクといった乳汁の種類にかかわらず，授乳を通して健やかな子どもを育てるという子育支援が必要とされています．退院後の子育てに関する相談や支援サービスは，助産所，保健所，保健センター，病院，診療所，保育園などで個別に受けることができます．しかし，困ったときにすぐに相談できる場所づくり，仲間づくりによって親自身が解決していくことが子育てには多いはずです．

まずその場所づくりを社会全体で進めていくことが必要であり，そのうえで，支援者には，乳児の様子をよく観察しながら親の状態をしっかり受け止めながら聴くことやアドバイスする姿勢が求められています．

（太田百合子）

COLUMN-5　母乳不足，ミルク嫌いへの支援

生後1～2カ月になるとお乳の吸い方が上手になりますが，おなかがいっぱいになる感覚が未熟なため，飲みすぎの傾向があります．生後2～3カ月ごろには，飲む量が減ったり，飲みむら，遊び飲みが出てきます．これは，満腹感を少しずつ感じる能力が育ってきた証拠です．そこで無理に目安量を飲ませようとしたり，母乳不足ではないかと心配して育児用ミルクに替えて無理強いすると，ミルク嫌いになることがあるので気をつけましょう．

まず，飲む量が少なくなったとしても，元気であればみずから食欲を調整していると考えてよいでしょう．しかし，乳首の穴の大きさや育児用ミルクが合わない場合，あるいはお乳以外の水分をとりすぎていることなどが原因でミルクを飲まないこともあるので，人工乳首や育児用ミルクのメーカーを変えてみる，生活にめりはりをつける，室温の調整をすることなどを試みます．

母乳不足で生後3カ月ごろに哺乳ビンに変えようと思っても，人工乳首の触感が嫌いで受けつけないこともあります．母乳が出ない場合は気長に哺乳ビンに慣らしていきますが，それでも無理なときは，生後4～5カ月ごろならば離乳食を早めに始めてもいいでしょう．成長曲線の範囲で体重が増えているならば，無理に飲まなくても足りていると思ってよいでしょう．

（太田百合子）

COLUMN-6　完全母乳は観察と柔軟性

　『完全母乳　観察が大事』という新聞の大見出しに続いて，『最近，母乳だけを与えられていた赤ちゃんに，低血糖が原因とみられる脳障害が起きた事例が学会誌などで報告された』という記事（朝日新聞2008年5月28日付）．それに続いて1週間後に，『母乳育児　柔軟性もって』の見出しで『国内で母乳推進運動が始まって約20年．しかし，母乳以外は与えないという「完全母乳」推進の行き過ぎは母親を追いつめ，栄養面でも注意が必要と危惧する医師や助産師も出てきた』という記事がありました（同6月4日付）．

　哺乳動物であるヒト（人間）が，赤ちゃんに自分の乳を飲ませて育てるということは，ごく自然のことです．これこそ何千万年もの間何の疑いもなく続けられていて，近年は母乳の組成を基準として育児用ミルク（粉ミルク）が開発されてきています．

　たしかに，母乳を飲ませる母親自身に栄養不足や代謝異常などがあれば，その母親の乳を飲む子の発育や健康状態に影響があるでしょう．しかし記事に取り上げられている例は，健康な親から生まれた正常新生児が，出生直後から母乳栄養を開始したところ，生後65時間（日齢3日）に痙攣で脳障害を起こしたという報告です[1]．

　この論文の著者の考察を引用すると，新生児の低血糖例について，次のように述べています．

- 正期産[注]で，明白な危険因子をもたない母乳栄養児でも，低血糖で脳障害を起こすことがあるが，理由は不明　（注：正常満期産のこと）
- 新生児期に完全母乳栄養管理された児は，人工ミルクにより栄養された児に比べて，低血糖が生じやすいと報告されている．
- 本症例の低血糖は，哺乳量の不足が主な障害発生の誘因と推測される．
- 母子に多くの利益をもたらす完全母乳栄養を行うときは，低血糖を念頭において定期的な哺乳状態の評価や，体重の変化，尿量といった児の一般状態を注意して観察することが重要

　この最後の文章を読んだとき，昔病院の新生児を担当したころを思い出しました．それは，生まれて間もない新生児に初めて授乳する前に糖水を飲ませていたことです．当時は乳を飲む前の単なる試運転とでもいうことで，滅菌した糖水を与えると理解していたのでした．しかしいま考えると，これが先人の知恵で，結果的には低血糖の予防になっていたのかもしれないということです．それは，おなかの中で安泰だった赤ちゃんは，あるとき産道を通って生まれてきます．新しい環境で初めての呼吸ですから，かなりのエネルギーの消耗だったと思います．そうこうしているうちに，臍帯からの栄養が絶たれている新生児は生理的な空腹が訪れるので，泣いて訴えます．ここで初めに糖水を与えることがあって，それから母乳栄養が始まったのです．

　母乳栄養は自然の授乳法で，長い歴史があります．栄養の補給だけでなく，母と子の気持ちを結びます．しかし，努力しても必要とする哺乳量が求められなかったりすれば，本例のような症状も起こるかもしれません．母乳栄養は大切ですが，これを推進するにあたっては「観察」と「柔軟性」が必要だと思います．

（巷野悟郎）

COLUMN-7　自律授乳と時間制授乳

　哺乳動物は出生と同時に臍帯が切断されるので，母親からの直接の栄養は断たれます．そこで，時間とともに空腹の状態となると，母親の乳房を求めて泣くようになります．

　ヒトの赤ちゃんはみずから行動できないため，その空腹の状態を泣いて訴えるだけですが，泣く原因は空腹だけではなく，前回飲んだときからの間隔やそのときの様子などをみて，母親は空腹によるのかどうかを判断して飲ませます．その結果，泣いている原因が空腹であれば，乳児は乳を飲みたいだけ飲んで満足します．これが「自律授乳」で，乳児の空腹を満足させるだけでなく，いつも飲ませてくれる母親や保育者との関係が強く結ばれていきます．乳児の身体と心の発達段階で人間関係がつくられていく機会となります．飲ませる側にしては，初めは授乳時間が不規則であり，疲れることですが，続けていくうちに空腹の時間もその乳児なりにほぼ一定になり，次第に夜間の授乳回数も少なくなって昼の授乳へと移っていきます．

　従来からこの自律授乳が勧められていて，2007（平成19）年3月の厚生労働省「授乳・離乳支援ガイド」でもこれが推薦されています．しかし，ここへたどりつくまでには歴史がありました．昔は，乳児が泣けば空腹かどうか確かめることもなく，泣かれるのがうるさいから飲ませるというような「不規則授乳」でした．やがて第二次世界大戦後に米国から自律授乳の考え方が入り，今日に至っていますが，一方ではこの方法では"わがまま"になるというような考え方から，いまでも時間を決めて飲ませる「時間制授乳」を行う人もいます．しかしこの方法は授乳する側の都合なので，一般にはあまり行われていないようです．

（巷野悟郎）

COLUMN-8　フォローアップミルクとは？

　フォローアップミルクは9カ月以降の乳幼児の栄養補給を目的とするもので，食品衛生法の「乳及び乳製品の成分規格等に関する省令」で調製粉乳として規定されています．

　この時期における栄養補給は離乳食を基本とし，不足する栄養成分やエネルギーを充足させることが大切です．フォローアップミルクは離乳食と併せて摂取することにより，栄養成分が厚生労働省により定められた「日本人の食事摂取基準（2005年版）」を満たすことができるように工夫してつくられています．

　「乳幼児の食生活に関する全国実態調査」の結果，離乳食から摂取するエネルギーのみでは摂取基準を充足できず，フォローアップミルクなどを摂取することで補っていることが明らかとなっています[1]．さらにビタミンD，カルシウム，鉄などは離乳食だけでは不足しがちな成分であり，これらに関しては不足分を補給する必要があります．フォローアップミルクはこうした乳幼児栄養に関する多くの知見に基づき，乳幼児の発育に必要な栄養素を過不足なくバランスよく配合してつくられています．

（川合信行）

CHAPTER-2
離乳期の食べる機能・栄養と食支援

食べるための機能は離乳期を通じて獲得されます．
ここでは，特徴的な一連の口の動きの発達を観察し，
その状態に適した食形態（離乳食）と栄養を選択するポイントを示しました．
また，歯が生え始めるこの時期に大切な歯と口のケアについても解説しています．

1 離乳食の意義と乳児栄養指導の変遷

母乳栄養から離乳食への準備

生物のなかでヒトは哺乳動物として存在し，胎児の時代は母体に栄養を依存していますが，生まれると同時に母親の乳腺から分泌される母乳を栄養源とするようになります．その母乳の成分は，それぞれの哺乳動物が育つだけの栄養成分で構成されています．たとえば，成長速度の早い動物の乳はタンパク・ミネラルなどの濃度は濃く，同じヒトであっても，未熟児を分娩したときの母乳ほど未熟児に合った高タンパク，低脂肪の状態になっています．そのほかには，母親からの免疫物質も含められるなど，母乳はその子の成育にとって最善の栄養です．

このようにして，哺乳動物としてのヒトの子に対しては母乳に勝る栄養はありませんが，成長とともに水分の多い乳だけでは栄養不足とな

ります．と同時に，乳以外の食物に興味を示すようになり，対象となる食物を手でつかみ，口にもっていく動作が始まります．ついで，口に入れたものを歯肉（歯ぐき）で，さらに生歯（歯が生える）とともにかんで飲み込むという機能が発達してきます．これらに合わせるかのように，母乳栄養児に多かった乳糖を分解する酵素（ラクターゼ）の分泌は減少し，デンプンを分解する酵素（アミラーゼ）の分泌が増加して，乳以外の食物の消化の準備が始まります．

これらの機能的，生理的な発達は，乳（母乳）を飲むという生来の反射行為から，乳以外の食物を口にする，食べるという行為へ移っていくことへの発達と解釈されます．したがって，もしそれに適当とされる乳以外のものが手の届くところに存在していると，乳児は手で持てるものは持って，それを口へ入れて食べる行動を始

めます．結果的にこれが現在の離乳開始ですが，実際には乳児はこれを実行できないので，親は子の発達状態に合った，適当な食物を口に入れてあげます．これが離乳食で，その食物は昔から経験的にデンプン質であるおかゆが多かったのです．これは，このころから多くなるアミラーゼの分泌に適合しています．

自然界における哺乳動物もこれとほぼ同じ形で，それぞれ発達に合わせた組成の離乳食へと移っていきます．たとえば，コアラは乳を飲んでいますが，みずから行動できるようになると，母親が食したユーカリの消化されたエキスを母親の肛門に口をつけて食べます．また，オオカミの子は，母オオカミの食した肉の吐物を口にするといいます．

明治・大正・昭和の戦前までの育児書を見ると，多くの育児書は，生後半年ころからおかゆを与えることで離乳食を始め，ついで半熟卵，魚，野菜などと進めていくことが書かれています．現在のように系統だってまとめている書はなかったのですが，大家族で祖父母も同居，隣近所との交流などが，いろいろと知恵を与えてくれたことで，離乳期もいつの間にか過ぎていったのでしょう．

当時は，ややもすれば離乳開始が遅れたり，単調な離乳食のため，時に栄養失調も多く，それらが生命にもかかわることもありました．そのため，出生1,000人に対しての乳児（0歳児）の死亡率は，1910（明治43）年161.2人，1935（昭和10）年は106.7人と大変な時代でした．

わが国の乳児栄養指導の変遷

●「離乳基本案」(1958年)

戦後の混乱期を経て世の中も落ち着いてくるにつれて，行政もようやく治療医学から予防医学，また乳幼児の保健に目を向けるようになり，乳から幼児食への橋渡しとなる離乳食へと目が向けられるようになりました．1958（昭和33）年文部省（当時）科学研究費総合研究離乳研究班（班長：九州大学小児科教授 遠城寺宗德）の出発です．

そこでまず討議されたのが離乳の定義であり，離乳食進行の形でした．そしてこれが全国へ普及されるようになりました．

『離乳とは，乳汁で栄養されている乳児に種々の半固形物を与え，次第にその硬度と量及び種類を増して，幼児の固形食形態に達せしめることをいう』としました．つまり，液体栄養から固形栄養へ，乳汁から雑食栄養へ，母乳栄養児であれば母体依存から母体を離れた独立の栄養への移行過程ということができます．

同研究班の定義によれば，『離乳食とは乳児が乳汁栄養から幼児の食事形態に移行する際与えられる半固形食，離乳開始とは離乳の目的をもって離乳食を与え始めること』とあります．さらに，『離乳の完了とは主な栄養源が乳汁以外の食物であることであって，母乳の断乳は定義に入らない』とあります．

同研究班が「離乳基本案」と案をつけたことについて，遠城寺は次のように述べています．『基本とは原則的な枠を示すというものなのである．従って，本案をもとにして各人各様また漁村向き，山村向き，集団向き等種々の変化があってもよいわけである』『そしてもちろんこの離乳案は指導者向きであるから，お母さんがこの表をみて実施しにくいであろう．もう少し具体的な現場用が必要であろう』と．

●「離乳の基本」(1980年)

前項の「離乳基本案」が離乳食の基準として

普及しましたが，時代の移り変わりのなかで，乳児栄養の領域でも変化がみられるようになりました．そこで厚生省（当時）は，厚生科学研究費により心身障害研究の離乳食幼児食研究班（主任研究者：今村榮一）を結成しました．

研究期間は1977～1979（昭和52～54）年の3年間で，その結果は1980（昭和55）年に「離乳の基本」としてまとめられました．

● 「改定 離乳の基本」（1995年）

その後1995（平成7）年12月厚生省児童家庭局母子保健課通知で，「改定 離乳の基本」が制定されました．ここでは『子どもには個性があるので，基準に合わせた画一的な離乳とならないよう留意しなければならない』，すなわち「無理をしない」ことが重要であり，さらに『この時期はあまり肥満の心配はいらない』とありました．

なお，「離乳の基本」からの考え方などについての追加あるいは変更は次の通りです．

- 離乳の定義：離乳の定義は，「離乳の基本」と同文に『……．また，摂食行動は次第に自立へと向かっていく』が追加されました．
- 離乳の開始：『離乳の開始とは，初めてドロドロした食物を与えた時をいう．その時期はおよそ生後5か月になったころが適当である』となっています．

注として，次の項目が示されています．
① 果汁やスープ，おもゆなど単に液状のものを与えても，離乳の開始とはいわない．
② 離乳の開始は児の摂食機能の発達等を考慮し，早くても4か月以降とすることが望ましい．
③ 離乳の開始が遅れた場合も，発育が良好なら，生後6か月中に開始することが望ましい．
④ 発育が良好とは，首のすわりがしっかりしている，食物を見せると口をあける，などの状態をいう．

- 離乳の進行：「離乳の進行」の目安として，月齢を追って母乳またはミルクの回数，離乳食の回数などをあげています．
- 離乳の進行：『離乳の完了とは，形のある食物をかみつぶすことができるようになり，栄養素の大部分が母乳または育児用ミルク以外の食物からとれるようになった状態をいう．その時期は通常生後13か月を中心とした12～15か月ころである．遅くとも18か月ころまでには完了する』となっています．

注として，『食事は1日3回となり，その他に1日1～2回間食を用意する．母乳はこの間に自然にやめるようになる．1歳以降は牛乳またはミルクを1日300～400 ml，コップで与える』となっています．

● 「授乳・離乳の支援ガイド」（2007年）

「改定・離乳の基本」が11年3カ月間にわたってわが国の離乳の基本として離乳期の乳幼児の健康を守ってきましたが，2007（平成19）年3月に「授乳・離乳の支援ガイド」として改定された主な変更箇所は次の通りです（詳細についてはp.77～79参照．なお，現在，2019年改定版が出されており，詳細はp.165以降参照）．

① 授乳は飲みたいという要求に応じて与える（自律授乳，p.73 COLUMN-7参照）．
② 果汁摂取については離乳食開始後，離乳食と同様にスプーンで与える（従来の離乳食開始以前の果汁摂取の記載は削除された）．
③ 離乳食の完了は18カ月ころまでに伸びた．
④ 離乳食の進め方の目安は，幅をもたせた月齢で表記され，ことに生歯や口腔機能の発達との関係が重視されている．

(巷野悟郎)

2 「授乳・離乳の支援ガイド」をふまえた離乳の進め方の基本

「授乳・離乳の支援ガイド」における離乳の支援に関する基本的考え方

　従来，離乳指導に多く用いられていた「改定　離乳の基本」[1]〔旧厚生省，1995（平成7）年〕に代わり，厚生労働省から2007（平成19）年3月に「授乳・離乳の支援ガイド」[2]が公表されました（注：2019年に改定版が発行されています）．この「授乳・離乳の支援ガイド」では，授乳・離乳の支援にあたっては，親子双方にとって慣れない授乳や離乳食を体験していく過程を，保健医療職がどのように支援していくかという"育児支援の観点"を重視しています．

　離乳の支援については，『子どもの健康を維持し，成長・発達を促すよう支援するとともに，授乳の支援と同様，健やかな母子・親子関係の形成を促し，育児に自信をもたせることを基本とする』としています．さらに，『特に，子どもの成長や発達状況，日々の子どもの様子をみながら進めること，強制しないことに配慮する．また，生活リズムを身につけ，食べる楽しさを体験していくことができるよう，一人一人の子どもの「食べる力」を育むための支援が推進されることをねらいとする』としています．

　なお，「授乳・支援ガイド」のうち離乳の支援についての詳細は，巻末の資料（p.166～168）を参照してください．

「改定 離乳の基本」からの主な変更点

　離乳に関しての新たな知見（厚生労働省「平成17年度乳幼児栄養調査」[3]）を反映して，「改定　離乳の基本」から変更された主な点として，以下のことがあげられます．

❶離乳の開始時期

　離乳開始時期は，1995年と2005年を比べると「5か月」が最も多いのは変わりませんが，「4か月」が減少して「6か月」が増加してきています（p.83表2参照）．これらのことから，従来の『およそ生後5か月になった頃が適当である』に代わり，『生後5，6か月頃が適当である』となりました．

❷離乳開始前の果汁摂取

　離乳の開始前に果汁を与えることは，栄養学的意義が認められていないこと，また，スプーンの使用も離乳開始以降でよいことが明記されました（詳細は後述）．

❸離乳の完了時期

　離乳完了時期は，1995年と比べて2005年では「12か月」が減少し，「13～15か月」と「16～18か月」は増加するなど，遅くなる傾向がみられました．そこで，従来の『生後13か月を中心とした12～15か月頃である．遅くとも18か月頃までには完了する』に代わり，『生後12か月から18か月頃である』となり，15か月の途中の区切りがなくなりました．

❹離乳食の進め方の目安

　離乳食の進め方の目安（p.169図①参照）は，「食べ方の目安」が追加され，食事のリズムを大切に，生活リズムを整えること，家族一緒の楽しい食卓体験の勧めなどが盛り込まれまし

た．なお，示された食事の量はあくまでも目安であり，子どもの食欲や成長・発達の状況に応じて，食事の量を調整することが明記されました．

また，「成長の目安」も追加され，成長曲線のグラフに，体重や身長を記入して，成長曲線のカーブに沿っているかどうかで確認することとされました．

❺その他

個別の課題として，乳児期の栄養と肥満，生活習慣病との関わり（後述），咀嚼機能の発達の目安，手づかみ食べの重要性とその支援，食物アレルギー，市販のベビーフードの利用，1日の食事量の目安，ならびに，発達段階に応じた子どもの食事への配慮，の7点について，各種文献を参考にした解説が設定されました．

離乳開始前の果汁摂取について

離乳の開始前に果汁を与えることについては，その必要性がないことが明記されました．その理由としては，果汁の摂取により乳汁の摂取量が減少すること[4]，タンパク質，脂質，ビタミン類や鉄，カルシウム，亜鉛などのミネラル類の摂取量低下が危惧されること[5,6]，また，乳児期以降における果汁の過剰摂取傾向と低栄養や発育障害との関連[7,8]が報告されており，栄養学的な意義は認められていないためです．

また，咀嚼機能の発達の観点からも，通常生後5～7カ月ごろにかけて哺乳反射が減弱・消失していく過程でスプーンが口に入ることも受け入れられていく[9,10]ので，離乳の開始前にスプーンなどの食具に慣らしておく必要はなく，それらの使用は離乳の開始以降でよいとされました．なお，重湯や野菜スープについても，果汁と同様に離乳開始前に与える必要はありません．

乳児期の栄養と肥満，生活習慣病との関わり

「改定 離乳の基本」においては，『この時期はあまり肥満の心配はいらない』とされていました．しかし，「授乳・離乳の支援ガイド」では，『胎児期や乳幼児期の栄養が，年を経て，成人になってからの肥満，2型糖尿病，高血圧や循環器疾患等と関連があることが最近多く報告されている[10,11]．また，乳幼児期に培われた味覚や食事の嗜好はその後の食習慣にも影響を与える．したがって，この時期の食生活・栄養の問題は，生涯を通じた健康，特に肥満等の生活習慣病の予防という長期的な視点からも考える必要がある』とされ，『生活習慣病予防の観点から，この時期に健康的な食習慣の基礎を培うことも重要である』ことが明記されました．

離乳期を家族の食生活を見直す機会に

1歳ごろになると，子どもは家族の食事から取り分けて味，固さを調整すれば，いろいろなものを食べることができるようになります．しかし，取り分ける場合には，子どものおおよその食事量を把握しておくことが必要です．

食事の1回あたりの目安量については，「離乳食の進め方の目安」(p.169図①参照) を参考にするとよいでしょう．また，1日の食事量については，「授乳・離乳の支援ガイド」には，「食事バランスガイド」[12]をもとに作成された「家族（成人）と子どもの1日の食事量の目安」(p.172図④参照) が提示されているので，その利用も勧められます．その内容は，子ども（1歳）の食事量は，成人の料理の組み合わせに対して，主食，副菜，主菜はそれぞれ1/2弱程度，

果物は1/2程度の割合が1日の目安となるということですが，食べる量には個人差があるので，あまり量だけにとらわれず，主食，副菜，主菜のそろったバランスのよい食事となるように心がけましょう．

取り分ける前の大人の食事がバランスを欠いたものであると，子どもの食事もバランスを欠くことになります．したがって，取り分け離乳食の指導をする場合には，子どもが望ましい食習慣を身につけるうえでも家族の食事を適正なものにすることが求められます．

なお，近年は各家庭における食生活の乱れが問題視され，その解決策が問われていることから，母子保健関係者は，子どもの離乳期を家族の食生活を見直すよい機会ととらえて，親子を支援していくことが重要です．

食べる楽しさを育む支援を

人間にとって「食べること（食事）」は，身体の成長・発達や生命活動の維持に必要なエネルギーや栄養素をとることばかりではありません．食卓を囲む人たちとコミュニケーションをはかったり，おいしさを共感・共有したり，また，伝統的な食文化を継承するなど，心の豊かさにも重要なものです．特に離乳期は，みんなで心地よく食卓を囲むことが，"楽しく食べる子ども"[13)]をめざす「食育」の基礎となり，子どもの心身の健全な発育・発達につながるでしょう．

（堤ちはる）

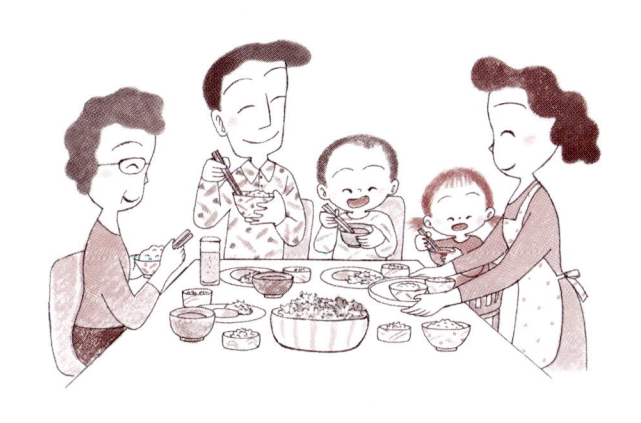

3 離乳期の子どもの食べる機能
―哺乳から摂食へ

食べ方は育児環境と関連しながら発達する

●口を使った遊びによる食べる機能（摂食機能）の発達の準備

　成人の食べ方の基礎は，乳児期から幼児期にかけての離乳の時期につくられます．このような重要な時期であり，食べる機能（摂食機能）の発達を促すためにも，育児環境を大切にしたいものです（図1）．

　離乳期の子どもの食べ方（捕食・咀嚼・嚥下）は，これまでの原始反射（哺乳反射[*1]）による乳汁の摂取や嚥下から，固形食物の飲み込み方（嚥下），口での取り込み方（捕食），つぶし方・かみ方（咀嚼）の順に食べる機能（摂食機能）が発達していきます．また，口の中の形も，乳汁摂取に適当な形から固形食物を食べるのに適当な形へと成長・変化し，最も大きな変化である乳歯が生えてきます（p.170図②参照）．

　また，固形食物の食べ方（捕食・咀嚼・嚥下）の学習・発達に関係する口の動きには，乳汁摂取に関連する原始反射が消える7カ月ごろまでは「指しゃぶり」「おもちゃなめ」，その後は乳歯が生え始めるため，歯固めとしての「おもちゃがみ」があります．これらの口を使った遊びが，食物を摂取する機能の発達の準備として，離乳までの口の動きを育てます．

●食べる機能（摂食機能）の発達を促す ―離乳期前半

　離乳期を通じて，摂食機能（捕食・咀嚼・嚥下）が発達途上にある時期の「食べ方」と「育児環境」との関連を考える際に最も重要なポイントは，食べ物の調理形態や食具を子どもの機能の発達程度に合わせるとともに，発達を促すための工夫をすることです．

　子どもは，食べ物の固さ，大きさ，粘性などを感じて，それに応じて食べ方を変える学習経験を積みながら，広範な食べる機能を獲得していきます．そのため，離乳食の調理形態は，特に食べる機能の発達に関連する大切な要因となります．

[*1] 哺乳反射：哺乳に関係した原始反射で，探索反射（乳探し反射），吸啜反射，咬反射，口唇反射などがある．これらのなかで直接哺乳に関与するのは，探索反射（乳探し反射），吸啜反射である（p.62参照）．

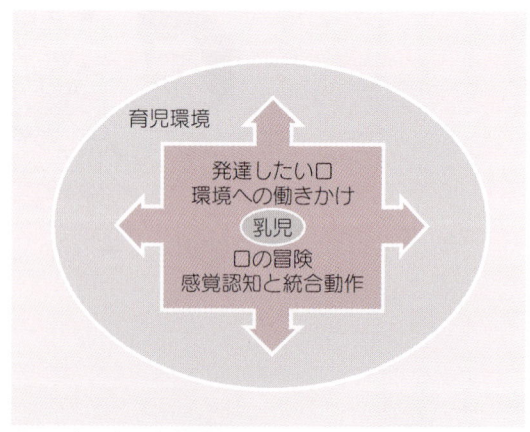

図1　食べ方は育児環境と関連しながら発達する
発達したい口は常に育児環境に働きかけている．

●介助食べから自分で食べる（自食）ための準備
　—離乳期後半

　親などによって口に運ばれていた食べ物（介助食べ）を，取り込み，つぶし，飲み込めるようになると，食べ方の次の発達段階は，離乳期後半以降の介助なしに自分で手づかみ，あるいは食具を使って食べるため（自食）の準備段階になります．自食を行うには，「手づかみ食べ」により，食べ物を目で確かめ，手指でつかみ，口に運び口に入れる動作，すなわち目と手と口が協調して働く（協働）運動を十分に経験することが重要です．

　そのため，食育の観点からみると，下記の強調運動を意識した育児環境，すなわち「手づかみ食べ」や遊びを経験する環境を整えることが大切となります．

①手でつかむことによって，食べ物の固さや温度などを確かめるとともに，どの程度の力で握れば適当であるかという感覚の体験を積み重ねる．
②目で食べ物の位置や食べ物の大きさ・形などを確かめ，口での処理を準備する．
③口に運ぶ動きは，指しゃぶりやおもちゃがみなどによる口と手を協調させてきた経験が活かされる．

　食べ方の発達過程では，手づかみ食べが上達し，目と手と口の協働ができていることによって，次の発達過程である食器・食具が上手に使えるようになっていきます．

　この時期でもう1つ大切なことは，「自分でやりたい（食べたい）」という欲求が出てくることです．「自分で食べる（自食）」機能の発達を促す観点からも，「手づかみ食べ」をもとにして食器・食具を使った食べ方の発達を育むことが重要です．乳幼児期に，個々の子どもはこのような食べ方を日々の体験学習を通して学び，

COLUMN-9　手づかみ食べの支援のポイント[1]

手づかみ食べのできる食事に
- ごはんをおにぎりに，野菜類の切り方を大きめにするなど，メニューに工夫を
- 前歯を使って，自分なりの一口量をかみとる練習を
- 食べ物は子ども用のお皿に，汁物は少量入れたものを用意

汚れてもよい環境を
- エプロンをつけたり，テーブルの下に新聞紙やビニールシートを敷くなど，散らかしても後片づけがしやすいように準備して

食べる意欲を尊重して
- 食事は"食べさせるもの"ではなく，子ども自身が"食べるもの"であることを認識して，子どもの食べるペースを大切に
- 自発的に食べる行動を起こさせるには，食事時間に空腹を感じていることが基本．たっぷり遊んで，規則的な食事リズムを

（向井美惠）

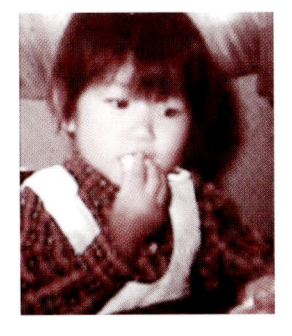

生涯にわたって必要とする食べる機能を獲得します．

離乳の開始時期はどのように決めればよいのか

乳首からの乳汁摂取と食具からの食物摂取が異なるのは，口に入るものの形や固さ，大きさ，触感などの違いです．そのようなこれまでと異なったものを，口の中に受け入れて処理しなければなりません．それには，出生直後から哺乳に必要であった原始反射（探索反射，吸啜反射など）による口の動きではなく，自分の意思で口を動かすことが必要となります．反射運動が弱くなってくると，自分の意思で自分の身体（口）を動かす（随意運動）ように，たとえば自立的な吸啜（自立哺乳）を行うようになってきます．

乳児の動作のなかで，口への働きかけである2カ月ごろから始まる「指しゃぶり」，4カ月ごろから始まる「おもちゃなめ」は，乳汁摂取の原始反射（哺乳反射）を消失させるためには必要な動作といわれています．離乳を始める前に

表1　離乳開始の目安

- 探索（乳探し）反射が弱まる
- 吸啜反射が弱まる
- 舌をあまり出さなくなる
- 食べたそうな仕草がみられる
- 食べたそうに口を動かす

さかんにみられるこのような動作と，表1に示した様子をもとに離乳のタイミングを決めるのが適当でしょう．

厚生労働省2005（平成17）年度乳幼児栄養調査[1]では，離乳の開始は出生後の月齢や体重で決められていることが多いのですが，そのころ（5カ月ごろ）に，家族などの食事の場で食べ物を注視する，口を動かす，よだれを流す（流涎）などで食物をほしがるような仕草がみられ，このような状況が離乳開始の直接的なきっかけになるようです．なお，表2に，離乳食開始時期の10年ごとの変化を示しました[1]．これをみると，開始時期は遅くなる傾向があります．月齢にとらわれず，子どもの様子をよくみて開始することが重要です．

COLUMN-10　日常の育児のなかで離乳開始を知るヒント

- 上唇に触れると上を向く，下唇に触れると口を開きながら下を向く，左右の口角（口の端）に触ると触れたほうに向く，このような探索反射の動きはふだんから遊びのなかで試しておき，5カ月前後から，それまでの動きと比べて触れてから動くまでの間が延びたか，触れてすぐに動きが出なくなったか，反射の動き以外の動きの出る頻度が高くなったかなどをみて，離乳を始める目安とします．
- 頸定（頸がすわること）して体幹の保持ができるようになるころ，食事の場面に一緒にいると，食事をしている母親などの顔を注視して，口を動かしたり食べたそうな仕草がみられるころを離乳開始の目安にします．

（向井美惠）

表2　離乳食の開始時期

時期	昭和60年 (1985)	平成7年 (1995)	平成17年* (2005)
3カ月未満	1.3	0.6	0.4
3カ月	10.8	7.0	4.2
4カ月	34.9	25.0	10.9
5カ月	32.3	43.5	47.6
6カ月	15.5	18.4	28.6
7カ月以降	5.2	5.4	8.3

*離乳食を開始していない場合および「不詳」を除く．
(n＝2,596)
資料：厚生労働省「平成17年度乳幼児栄養調査」

離乳期は「食べ方」の自立の第一歩

「食べる」ことの育みは，食べる機能（摂食機能）を獲得することから始まります．食べ物を自分で口に運ぶ手指機能が発達していない時期には，他者がスプーンなどで口に運んだ食べ物を自分の力で口（顎，舌，口唇，頬）を動かして食べる「食べ方（嚥下・捕食・咀嚼）」について学びます．

口での食べ方（摂食機能）の発達順に，「食べ方」が自立していく過程を記します．

❶飲み込む（ゴックン）

「食べ方」動きの最初は，飲み込む動き（嚥下）の発達です．なめらかにすりつぶしたポタージュ状の食べ物を，口唇を閉じてゴックンと飲み込めるようになります．

❷取り込む（パクリ）

飲み込む動きが上手になるころには，口唇でスプーン上の食べ物をこぼさずパクリと取り込める（捕食）ようになり，軟らかい固形の食べ物を口の中でつぶせる準備ができます．

この時期の育児支援は，これから始まる軟らかい固形の離乳食のつくり方を指導することです．

❸つぶす（モグモグ）

舌が口の中で上下に動いて，舌の上（舌背）に乗った食べ物を口蓋（上顎）に押しつけてつぶします（咀嚼）．ペースト状の食べ物はそのまま飲み込み，形のある食べ物であればモグモグつぶしてペースト状にしてから飲み込みます．このように，口に入ってきた食べ物の違いに応じて処理方法を変えられるようになります．

❹かむ（カミカミ）

少し硬い食べ物が口の中に入ってきたら，どのようにすれば処理できるでしょうか．歯が生える前の口の中で，食べ物の固さに対抗できる場所は歯ぐき（歯槽堤）しかありません．そこで上下の奥の歯ぐきを使ってかみつぶす（カミカミ）動き（咀嚼）を少しずつ覚えていきます．

これで，食べ物の固さと形状によって3つの異なった処理方法（そのまま飲み込む，舌でつぶす，歯ぐきでかみつぶす）を選択することで飲み込むことができるようになり，食べられる食べ物の種類が飛躍的に広がり，口で食べる動きの自立が進みます．

食べる口の発達の目安

食べる過程の口の動きは，口に食べ物を取り込む，その食べ物をつぶしながら唾液と混和して味わい，つぶれて唾液と混和された食べ物を嚥下しやすいように食塊をつくり，食塊を口腔から咽頭に送って嚥下反射を誘発して嚥下する一連の動きをさします．このような一連の食べる機能は，離乳期を通じて獲得されます．口でどのような動きをしているかが推定できると，離乳を無理なく進めていくことができます．

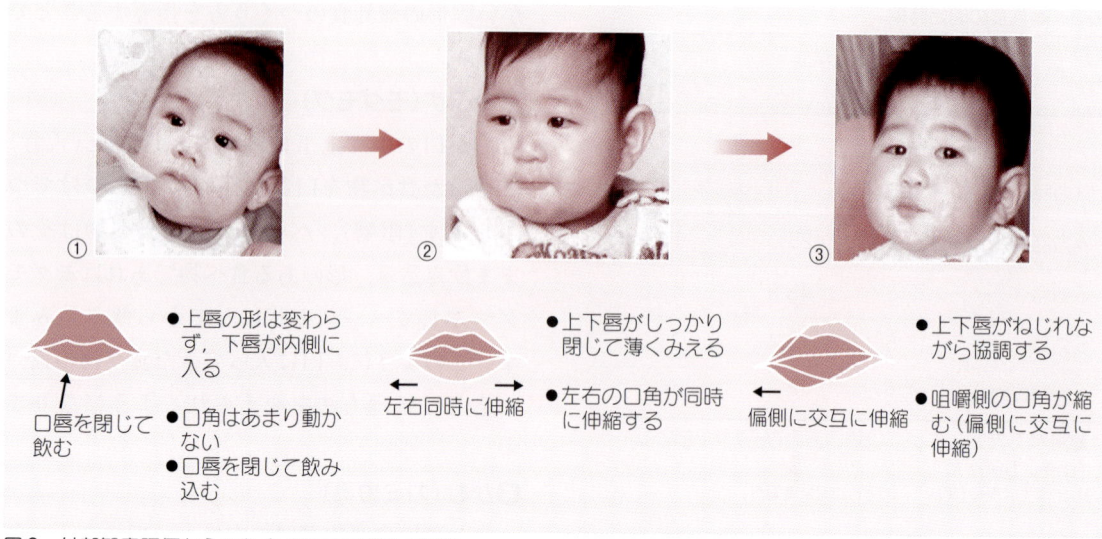

図2　外部観察評価からみた食べる口の発達の目安(金子芳洋，1987[4])を改変)

- ①
  - 上唇の形は変わらず，下唇が内側に入る
  - 口角はあまり動かない
  - 口唇を閉じて飲み込む

  口唇を閉じて飲む

- ②
  - 上下唇がしっかり閉じて薄くみえる
  - 左右の口角が同時に伸縮する

  左右同時に伸縮

- ③
  - 上下唇がねじれながら協調する
  - 咀嚼側の口角が縮む（偏側に交互に伸縮）

  偏側に交互に伸縮

　食べる口の特徴的な動きの変化について，外から観察するポイントをみてみます（図2[4])．

●飲み込む動きの発達の目安

　離乳食を食べ始めた5，6カ月ごろによく観察されられるのが，下唇が内側に入る動き（内転）です（図2-①参照）．この動きは，外に突出しがちな舌を口の中に押し込むように下唇が内転し，舌先を口蓋前方部に誘導して，舌先から舌根に向けて舌の波動様の運動が容易になるように舌先を固定させると推察されます．

　内転の程度に差がありますが，このような動きが安定してみられるようになると，ペースト状の食品を嚥下する機能が獲得された目安とするのは適当です．

●軟固形食品をつぶす動きの発達の目安

　7，8カ月になると観察されるのが，左右の口角が引かれて口唇が薄くなる動きです（図2-②参照）．上下の口唇を強く閉鎖するこの動きが観察されるときには，口の中では舌背が口蓋前方部に強く押しつける動きが行われていると推察されます．軟らかなプリン程度の軟固形食品をつぶすことのできる動きです．

　軟固形の食品を食べさせてこのような動きが連続して数回みられたときには，形のある食品をつぶして処理できる機能が獲得された目安とします．

●軟固形食品をかむ動きの発達の目安

　9カ月ごろから観察されるようになるのが口角の左右異なる動きであり，口唇の面積が左右で異なるような動きです（図2-③参照）．食べ物をかむ側の口角は強く引かれ（縮み），かんでいない側の口角は伸びて正中（正面）のほうに寄ってきます．この動きが観察されるときには，下顎がかむ側に移動して，口の中では取り込んだ軟固形食品を上下の歯ぐきでかみつぶす動きが行われていると推察されます．

歯の生え方と口の形の成長変化
●どのような食べ方ができるか──前歯の役割，奥歯の役割

歯が生えていないころ口の容積は小さく，歯の萌出（歯が生える）に従って口の容積は大きくなります（図3）．

歯は下顎の前歯（乳中切歯）から生えてきます．日本人の平均的な歯の萌出時期は，最初は下顎の前歯（乳中切歯）2本で男児8カ月，女児9カ月ごろです（図4，表3[5]）．上下顎の前歯の各4本計8歯が生えそろうのは1歳前後です．

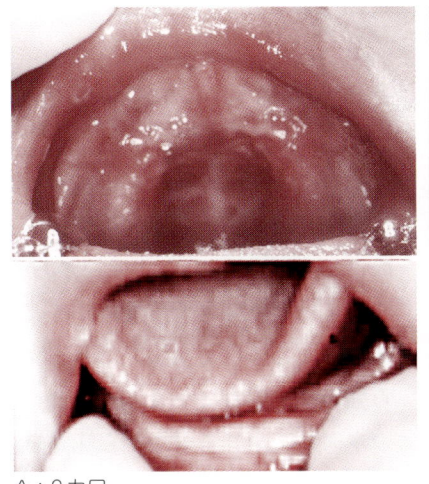

A：2カ月　　B：1歳
図3　乳歯の萌出による口の成長変化

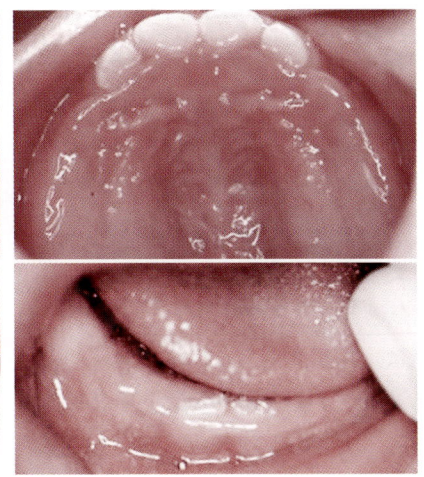

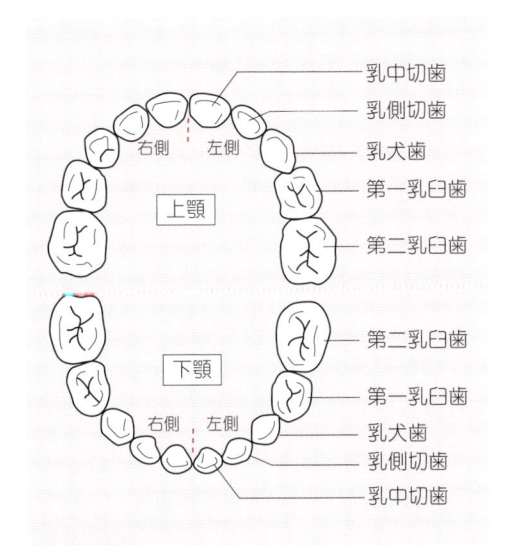

図4　乳歯の名称

表3　乳歯の萌出時期（日本小児歯科学会1988）（田中英一ほか，2007[5]）を改変）

歯種		男子		女子	
		平均値	標準偏差	平均値	標準偏差
上顎	乳中切歯	10カ月	1カ月	10カ月	1カ月
	乳側切歯	11カ月	1カ月	11カ月	2カ月
	乳犬歯	1年6カ月	2カ月	1年6カ月	2カ月
	第一乳臼歯	1年4カ月	2カ月	1年4カ月	2カ月
	第二乳臼歯	2年5カ月	4カ月	2年6カ月	4カ月
下顎	乳中切歯	8カ月	1カ月	9カ月	1カ月
	乳側切歯	1年0カ月	2カ月	1年0カ月	2カ月
	乳犬歯	1年7カ月	2カ月	1年7カ月	2カ月
	第一乳臼歯	1年5カ月	2カ月	1年5カ月	1カ月
	第二乳臼歯	2年3カ月	3カ月	2年3カ月	4カ月

萌出時期には個人差があるため，数値はおおよその目安と考えるとよい．

表4　味覚を中心にした五感を使った食べ方と内容

○食べ物を口に入れる前の視覚（食品の色や盛りつけ）
○食べ物を口に入れる前の嗅覚（食品の香り）
○食べ物の嚥下後の呼気からの嗅覚（食品の香り）
○食べ物を口に入れる前の触覚・冷温覚（手指による物性感知：固さ，形，弾性など）
○食べ物を口に入れてからの触覚・冷温覚（食品の物性：固さ，粘稠度，滑らかさなど）
○咀嚼された食べ物の唾液と混和後の味覚（食品の味：味蕾）
○咬断と咀嚼のときの聴覚（外耳を通した気導音，骨伝導音）

　前歯が8本生えると，大きな食物を一口で処理できる程度にかみ切ることができるようになります．食物をかみつぶす臼歯（第一乳臼歯）は1歳半ごろに生えてきて，上下がしっかりかみ合うのは1歳半を過ぎてからです．

　食べる機能は，歯が生えるに従って飛躍的に成熟していきます．1歳前後からは上下顎の前歯が生えるため，大きな形状の食べ物でも一部をかみ切ったり，かじり取ったりする食べ方ができるようになります．かみ切るときに上下顎の前歯で感じる押された感覚によって食べ物の固さの程度が感知され，それに応じた食べ方の準備がなされます．

　乳歯が上下10本計20歯生えそろうのは3歳ごろです．口に入ってくる食べ物の固さや大きさに応じて，生えそろった臼歯でよくかんで唾液と混和して十分に味わえるのは，3歳以降になります．

　子どもの口の中をときどき見て，どの程度に歯が生えているかを確認し，食事の調理形態を調整すると，子どもにとっては食べやすくなり，おいしく味わって食べられます．

味覚の発達—離乳期の食体験と食育

　甘味，塩味，うま味は体が必要とする食べ物の味であることから，最初から好まれる味です．乳汁の甘味で育ってきた子どもは，味覚が敏感なため薄味でも満足できます．この時期から強い味に慣れてしまうと，食べ物の素材のもつ本来の味を知らせながら味覚を育てていくためにはマイナスです．また，味覚は視覚，聴覚，嗅覚，触覚に大きく影響されます．これら味覚を中心にした五感によって，食べ物のおいしさや味の多様性を経験するとともに，食の選択能力を高めることになります（**表4**）．

手づかみで食べる食育

　乳児期に続く幼児期では，手指の機能発達と相まって自立して食べられるようになります．食べる機能（摂食機能）の面では，歯が生えそろうに従って，しっかりかんで食べることができるようになります．

　食育の視点からは，食事環境についての支援や，食文化を意識した食具を上手に使用するための機能発達を育む支援が望まれます．

（向井美惠）

> **COLUMN-11** 離乳期から幼児期前半の食べる機能を育むための食支援
>
> 　子どもが自立して食べられるようになるために，さらに，萌出した歯で上手にかむ機能を育むための支援をあげました．
>
> 1. 歯の萌出に応じた咀嚼機能の獲得のための支援
>   - 上下顎の前歯（乳中切歯）が生えてきたら，前歯を使ってかみ取る練習を
>   - 上下の奥歯（乳臼歯）が生えてきたら，硬い・繊維に富んだ食物の準備を
>   - 早食い・過食にならないように，かんで食べる調理の工夫を
>   - ゆっくりかませて，薄味でも満足感が得られるようなメニューの工夫を
> 2. 咀嚼機能が上手に営めるための食具を使った食べ方の支援
>   - 口の動きに手指の動きを合わせて，手づかみで食べる練習を
>   - 口の動きに合わせた食具（スプーン・フォーク）の用意と練習を
> 3. 口腔機能（咀嚼・構音・表情表出など）の発達を促す食べ方の支援
>   - 硬軟，大小，固さや大きさの異なる種々の食品の準備とゆっくり食べる工夫を
>   - 口唇を閉じたまま咀嚼する練習を
>
> （向井美惠）

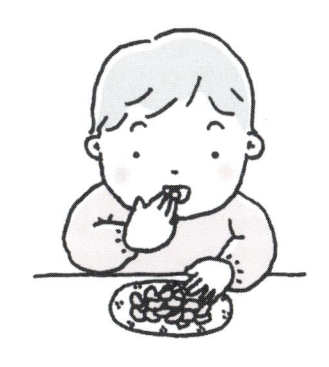

4 離乳食を与えるときの姿勢，介助方法と食具・食器

スプーンでの捕食

●「飲む」から「食べる」へ

　哺乳から離乳にかけて大きく変わるところは，「自分の意思で口を閉じ，食べ物を取り込むようになる」点です．哺乳の動きでは，開いた口唇で乳首を固定しながら母乳やミルクを摂取していたのに対し，離乳の過程ではみずから口を閉じ，スプーンから食べ物を口唇で取り込む捕食の動きが必要になってきます（捕食機能の獲得）．

　離乳の初期では，自分でしっかりと口を閉じることができず，スプーンからうまく食べ物を取り込めないこともあります．この際，口唇に探索反射や哺乳反射といった原始反射が残存していると，捕食をしようとしても反射的に顎や顔が動いてしまい，しっかりと捕食できないことにもつながります．そのため，離乳の過程で捕食機能を獲得するにあたっては，原始反射がなくなっているかどうかを確認することが重要となります（p.82 COLUMN-10参照）．

●「自分で口を動かす」動きへ

　スプーンからの捕食を促す場合，介助の方法も重要です．本人が口を閉じ，上唇を下ろして捕食しやすいように，スプーンを下唇に置いて待つことが必要となります．その際，横幅が大きすぎるスプーンでは，口唇が閉じようとする動きを阻害することもあります．また，ボール部が深すぎるスプーンでは，上唇で食べ物をこすりとりにくくなるため，スプーンの大きさや形にも注意しましょう．

　これらを通して，自分から「口を閉じる」動きを促し，口唇による捕食を行うことで，食べ物の大きさや形，軟らかさなどを本人が感じとるきっかけをつくっていきます（図1，2）．

　離乳を始めたころは，母乳やミルクといった液体ではなく，固形食を口で取り込み，飲み込む動きを初めて経験するため，こぼすことも多くなります．それらの失敗を経て，口唇の使い方，飲み込みのタイミングなどを，離乳食を食べる行為のなかで学習していきます．

体幹の角度や上肢の使い方

●食事の始まりは姿勢づくりから

　離乳を始めたばかりのころは，まだしっかりと一人で座っていることは難しいので，まず安定した姿勢をとることから始めます．抱っこ，あるいはクッションチェアなどを使って子どもの体幹を安定させます．このとき，腰や足が浮いた状態だと子どもの姿勢が崩れやすくなるため，介助者の足で支えたり，床でしっかりと保持します．

　乳汁やミルクを飲む吸啜運動とは異なり，離乳食を取り込み・飲み込むには，口唇でとらえた食べ物を舌でまとめ（食塊形成），咽頭に送る動きが必要となります．乳児ではこの動きがまだ十分ではないので，重力を使って食べ物を送り込むために体幹を少し後ろに傾けさせたほうがよいでしょう（図3）．スプーンを下唇に当

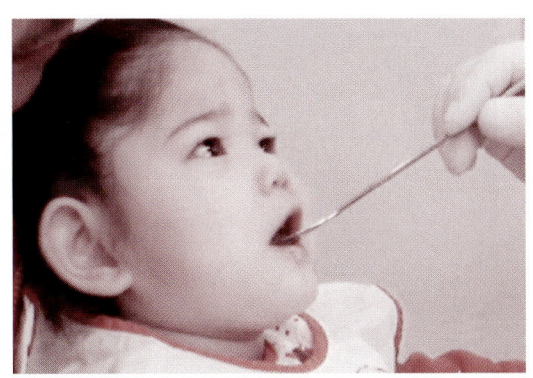

図1　顎が閉じずに捕食できない様子

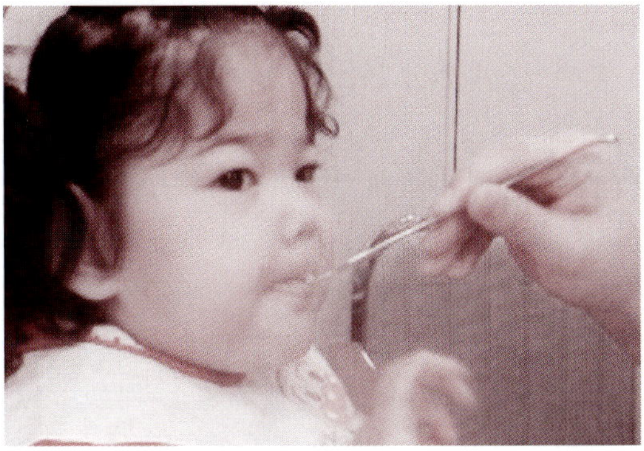

図2　口唇でしっかり捕食できている

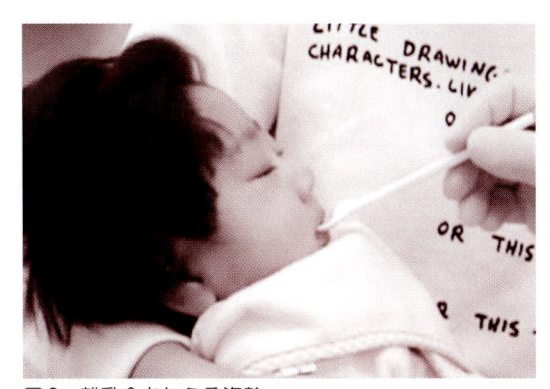

図3　離乳食を与える姿勢

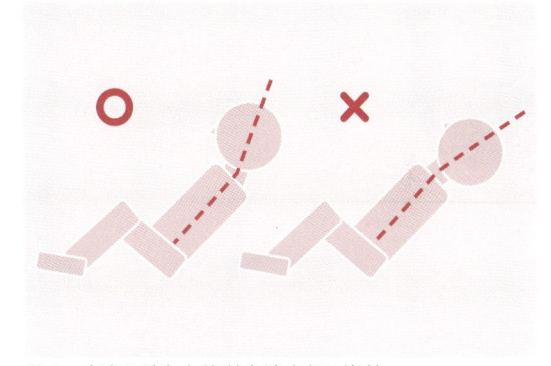

図4　食事に適した姿勢と適さない姿勢

てて口が開いたときに，舌と床面が平行になるくらいが目安です．

● **体幹だけでなく頸部の角度にも注意**

体幹がしっかりと安定したら，頸部の角度にも気を配る必要があります．

乳児では成人よりも体幹に比べて頭部の重量が大きく，抱っこの状態でも頭が後ろに反り返りやすいものです．この状態で食事をすると，食べ物が咽頭部に急速に流れ込みやすく，むせて苦しくなる場合もあります．そのため，やや顎を引いた姿勢をとり，頸が伸びないようにします（**図4**）．特に食事の後半では，介助者の腕が疲れてくると支えが弱くなり頭が後屈しやす

くなるため，腕の下にクッションを敷くなどして，介助者も疲れにくくする工夫も必要です．

コップ・ストローは いつごろから，どのように使う？

● **水分摂取の上達**

水分は食べ物と違って流れが速いため，口からこぼしてしまったり，うまく飲めずにむせてしまったりする様子も多くみられます．

コップやストローでは一度に多くの量が勢いよく口の中に入ってくるため，特に離乳を始めたころの乳児では，一口で飲む量を調節することが難しいものです．そのため，口に入れる水分の量をコントロールしやすいスプーンなどで

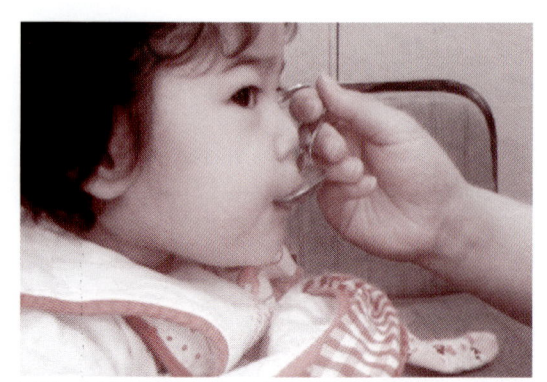

図5 上唇が水面について水分をすすっている

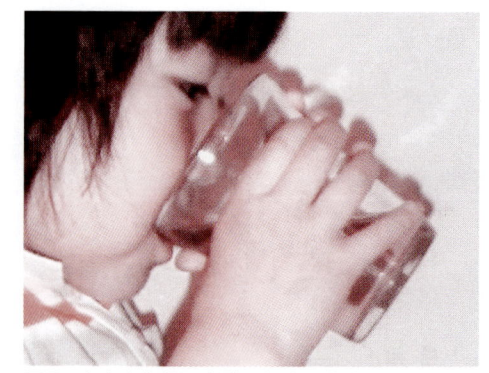

図7 上を向かないと残った水が飲めない

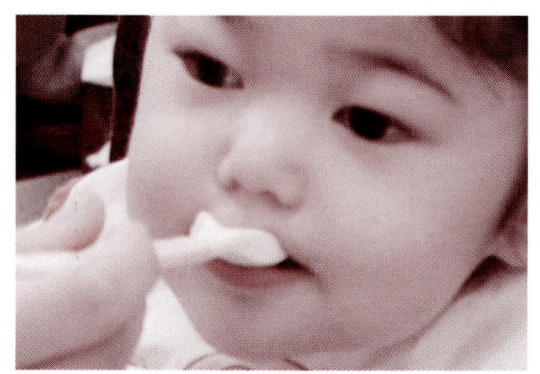

図6 スプーンの縁をかんでいる様子

しっかりと飲めるようになってから、コップやストローに移行していくことが望ましいでしょう.

まず、小さめのスプーン（ティースプーンなど）を下唇に置いたときに、自分から上唇を下ろして水面をとらえられるかどうかをみます. 水分を飲むときには、上唇に水面が触れることで口に入る量を調節しているので、これができることが上手に水分を飲むことの最初のステップとなります（図5）. その際、上唇の状態以外にも、前歯でスプーンの縁をかんでいないか（図6）、スプーンの下に舌が出ていないかを注意します.

●スプーンからコップへ

スプーンで水分を上手に飲めるようになってきたら、大きめのスプーン（カレースプーン）など、少しずつ容量の大きいものを使います. これにより、自分の「一口で飲める量」を覚えながら、一口ずつ飲む動きから何回か連続して飲む動きへと移行していきます.

食具から上手に水分を飲めるようになったら、少量の水分が入ったコップからも上手に飲めるようになる段階へと進んでいきます.

コップ飲みでは、上唇が水面にしっかり接していることを確認しながらコップを傾けていきます. そのとき、コップを傾けすぎて水面が上唇を越えてしまったり、連続して飲ませすぎたりしないように注意します. 特に、コップに残った水分が少なくなってくると、コップを大きく傾けないと飲めなくなるため（図7）、顔が上を向きやすくなり、むせることもあります. そのため、口が小さすぎるものや深すぎるものよりも、口がやや広めで浅いコップや食器から練習したほうがよいでしょう.

●ストローの使い方

口唇で食器を持続して保持できるようになったら、ストローでも上手に飲めるようになる場

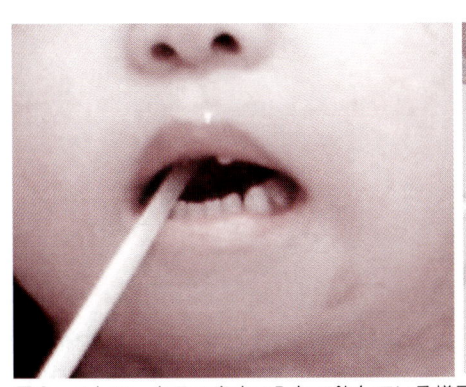

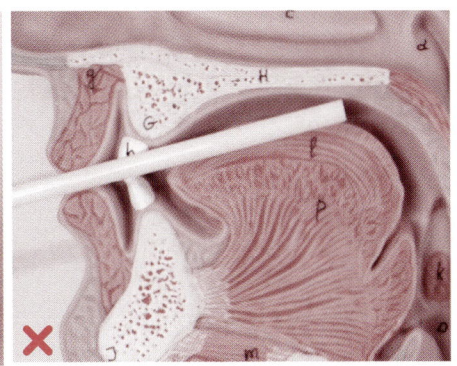

図8 ストローを口の奥まで入れて飲んでいる様子

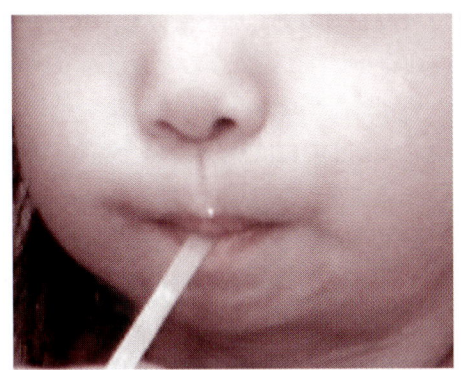

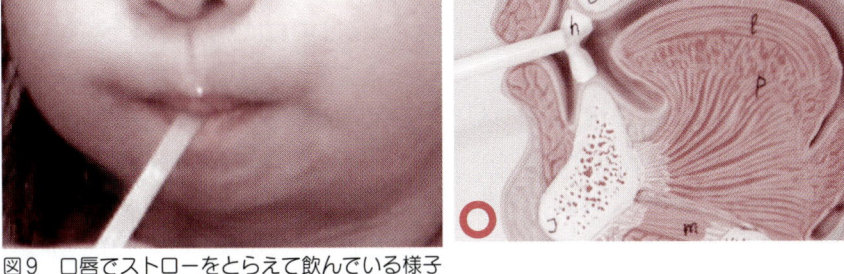

図9 口唇でストローをとらえて飲んでいる様子

合も多いようです．

　ストローを使うときには，まずストローの先端が口の奥に入りすぎていないかを注意します（**図8**）．前歯を越えて深く入れすぎてしまうと，舌の中央から奥の部分にストロー先端からの水分が出ることになり，咽頭部に直接水分が流れ込みやすくなります．これでは，口の容積がまだ小さい離乳期の乳児では，水分でむせやすくなってしまうばかりでなく，口の中をすぐに水分が通過してしまうため，味を感じる機会も減ってしまいます．

　また，舌の上にストローがのってしまうと，顎や舌は哺乳に似た動きになってしまうこともあります．そのため，前歯を大きく越えて口の奥までストローが入っていないか，口唇でくわえながら吸っているかを確認することが大切になります（**図9**）．

　このように，ストローでは，口唇で道具を保持しながら息を吸うという，呼吸と口腔機能の協調が必要になります．そのため，口唇でストローはくわえるけれど上手に吸えない，くわえさせると口の奥まで入れてしまうなど，うまくいかない場合も多いようです．そのようなときは，食事以外の日常的な場面で経験する機会を増やすことも重要となります．おもちゃの笛やラッパを吹く，水を入れたコップとストローを使ってブクブク遊びをすることも水分摂取の練習になると考えられます．

（大岡貴史）

5 離乳期の食事 ―離乳食と離乳の進め方

日本の食事と離乳食

　現代の食事は，かつての和食中心から非常にバラエティ豊かな献立になっており，世界中の料理をふだんから抵抗なく食べています．それもそのはずで，外食に慣れ親しみ，食べたいときに総菜などを買って，自分で調理をしなくてもおいしい料理を味わうことができるからです．大人の食事から離乳食へ取り分けることが，ますます難しくなっているといえます．

　「離乳食」は日本独特のもので，諸外国には「離乳食」という概念がほとんどありません．なぜなら，諸外国の大人の食事は，スープや煮込みものなどが中心であり，特に小麦粉でつくるパンはスープに浸せばすぐ軟らかくなり，離乳期の乳児にも与えることができます．

　しかし，日本食はおせち料理に代表されるように，昆布巻き，田作り，なます，かまぼこ，煮豆，餅など，どれも手を加えても離乳期の乳児には食べにくい食品が多く，さらに，ふだんよく使う食品をみても，干物，昆布，きのこ，生野菜などは奥歯（乳臼歯）がしっかり生えそろって初めて食べられるものばかりです．そこで，日本の食文化に慣らしていくには，乳児の月齢や口腔機能に合わせた食事，つまり「離乳食」が必要になるわけです．

　離乳食の必要性をまとめると，次のようになります．

離乳食はなぜ必要なのか

❶母乳や育児用ミルクだけでは栄養不足になる

　生後5，6カ月になると，母乳や育児用ミルクだけでは栄養が不足します．また，母体から吸収して蓄えていた鉄分も不足しがちになり，生後9カ月ごろになると食事から鉄分を補わないと貧血になることもあります．そのため，そのころまでには鉄分の多い食品を摂取できるようにする必要があります．

❷咀嚼の練習

　食べ物をつぶしたり飲み込んだりする機能は，発達段階に応じた調理形態の離乳食にすることで上手になっていきます．かまない，丸飲みするなどの問題が幼児期以降にみられるのは，不適切な食形態で，食べるための練習がうまくいかなかったことが考えられます．

❸消化機能を発達させる

　母乳や育児用ミルク以外の食品を消化吸収するには，この時期にいろいろな食品を体験することが大切で，これが消化器を刺激し，さらに消化機能の発達につながります．

❹味覚を形成する

　生まれながらにして甘味，うま味を受け入れることができますが，さらに，塩味，苦味，酸味は，離乳食の味のバリエーションによって体験が広がり，いろいろな味を抵抗感なく受け入れるようになっていきます．

❺食行動の自立の基礎をつくる

　親などに食べさせてもらっていた時期から，

自分で食べられるようになるまでには，さまざまな練習が必要です．コップから水を飲む，スプーンやフォークを使えるようになるには，手づかみで食べることがよい練習になります．汚しても叱らないように，自分で食べたい意欲を育てることが自立につながります．

❻発達をうながす

指でつまむ，スプーンを扱うなどは，感覚器官や運動器官が刺激されます．また離乳食で母乳とは違う味，におい，舌ざわり，色を感じることでその刺激が情緒を育てていきます．

離乳食の考え方─指導から支援へ

離乳（乳児栄養）についての指導は，1958（昭和33）年に文部省（当時）の研究班により「離乳基本案」がつくられ，1980（昭和55）年には現在の基本に近い「離乳の基本」を厚生省（当時）の研究班が発表し，それに基づいて行われました．さらに時代とともに手直しされつつ，1995（平成7）年に「改定 離乳の基本」が出され，10年以上にわたり保健所，保健センター，病院，保育園などにおいて実施されてきました．

2007（平成19）年3月には，2005（平成17）年度乳幼児栄養調査結果などの最新の現状などをふまえて，「改定 離乳の基本」は「授乳・離乳の支援ガイド」[1]として公表されました．これは，いままでの「指導」型ではなく，「支援」することで不安などが強い親たちを安心させるためにとりまとめられたものです．

これまでは，どちらかといえば必要な食品や栄養素について分量を明確に示した栄養学的な観点が中心でした．さらに最近は少子化，核家族化であり，ほかの人の子育てを見たり乳児にふれる機会のないまま親になる人が増え，ますます摂取量にこだわる傾向がありました．そこで，マニュアルにとらわれずに，一人ひとりに合わせた「子どもが楽しく食べる」ことが求められるようになってきたのです．

子どもたちのなかには，食べることが楽しいと思わない子，食べる意欲のない子が増えています．その原因の1つとして，親が摂取量にとらわれるあまり神経質になり，全部食べさせようと無理強いしたり，親自身がイライラして虐待のような接し方になることがあげられます．接し方によっては，子どもは食事時間が苦痛になり怖い時間になってしまい，後々まで母子関係だけでなく食欲にも影響してしまいます．

望まれる離乳食相談のあり方

●離乳食に対する悩みや疑問

離乳期の子どもをもつ親にとって，育児上の悩みごとの上位にあがるのが離乳食です．

適量がわからない，つくり方がわからない，味や材料の選び方がわからないなど，どうしてよいのかわからなかったり，これで順調なのか不安になるなど，親にとっては大きな課題となっています．

さらに，食事がつくれないこと，乳児の食事はどのようなものか全くわからないことなどの不安から，きわめて細かい，基本的な質問が増えています．たとえば，「だし汁はなぜ昆布やかつおだしなのか．しいたけのだしは使ってはいけないのか」，初期に与えるものとして「かぼちゃから始めてはいけないのか」といった親たちの素朴な疑問に答えていかなければなりません．

これらの疑問を一つひとつ解決していくには，まず，一方的な講義形式ではなく，同じ子育てしている親のグループをつくり，離乳食講座の充実をはかることが必要です．

●離乳食相談は子育て支援

　これからの離乳食相談は，子育て支援としての位置づけが必要になります．

　子どもの食べる機能の発達を伝え，子育て中でも手軽にできる離乳食づくりの実演なども必要ですが，何より親同士の話し合いと支援者によるアドバイスを共有しあうことも効果的で，育児の実態や親の本音を知ることにより，われわれ支援者も実際の相談に活かしていけるようになります．

　さらに，調理に不慣れな親たちへの支援は，離乳食づくりは手軽であることを教えることが必要です．具体的な内容で，市販のベビーフードの使い方，大人の食事からの取り分け方法，旬の食材や乾物・缶詰の利用方法，冷凍の方法や解凍方法などを知りたがっています．また，食べる量や成長に合わせた進め方（ステップアップの方法）にも悩んでいます．

　表1, 2[2)]に示した日々の身近な悩みに答えていくことが離乳食の相談です．親が食事づくり

表1　離乳食形態別参加理由（太田百合子，2003[2)]を改変）　　　　　　　　　　　　　　　　　　　　（複数回答：件）

5, 6カ月ごろ (n = 32)	7, 8カ月ごろ (n = 26)	9〜11カ月ごろ (n = 8)
進め方を知りたい (7)	レパートリーを増やしたい (5)	レパートリーを増やしたい (8)
レパートリーを増やしたい (4)	ステップアップの方法を知りたい (4)	
与え方がわからない (3)	新しいメニューを紹介してほしい (3)	
初めての離乳食で不安 (3)		
つくり方・自分の進め方の見直し・知識不足・親と知り合って他の人の話を聞く・勉強したい・基礎を知りたい・子育てを成功させたい・実際の調理法をみたい・手づくり品を学びたい	手軽で栄養のあるおいしいもの・味や分量について知りたい・料理下手なので他の人のことを知りたい・初めてのことで不安・調理方法・子どもにとってよいものをつくりたい	手軽にできるもの・本以外の知識・栄養バランス・アレルギー情報・進め方

表2　離乳食形態別悩み（太田百合子，2003[2)]を改変）　　　　　　　　　　　　　　　　　　　　　（複数回答：件）

5, 6カ月ごろ (n = 32)	7, 8カ月ごろ (n = 26)	9〜11カ月ごろ (n = 8)
量がわからない (10)	量がわからない (3)	量がわからない (5)
進め方がわからない (6)	固さがわからない (2)	
アレルギーに対して不安 (4)	食べすぎる (2)	
栄養バランス (3)		
メニューのマンネリ化・食事時間帯・保存方法・食べてくれない・食べすぎる・固さを知りたい・食事に時間がかかる・ベビーフードにたよる・水分をとらない・衛生面・卵や油の取り入れ方	泣いて食べない・丸飲みする・食べ物に興味がない・スプーンを持ちたがる・べーっと出す・外出時の食事・全部わからない・おっぱいとの関係・食べない・バランスがとれているか心配・アレルギーが心配	味付け・アレルギーについて・進め方・メニューに困る・丸飲みする・ミルク量について・ステップアップの方法

に負担を感じることなく，ゆとりをもって子どもに接し，食事を楽しむ環境をつくることが望まれます．

保護者への食教育をどうするか
●きっかけづくり

子育て中の親に食教育が必要であるならば，いつ，どのようなところでできるのでしょう．わが国では保健センター，保育園，病院，児童センター，子育て支援センターなど，親子で利用している場所があります．それらの施設を活用し，乳児をもつ親がさらに集まりやすくすることが考えられます．

食事の献立や食事づくりは，ほとんどが生活上の経験や知恵に基づいているものです．育児雑誌にある献立メニューの紹介記事の多くは，見た目はきれいですが，手慣れない親にとってはハードルが高いようです．それよりも，実際に離乳食をつくっている親の経験や知恵を聞くことがすぐに役立つでしょう．離乳食づくりを無理せず楽しんでしていれば，子どもも食事を楽しむことができます．そのためには，いつでも親同士で情報交換できる場や気軽にアドバイスが受けられる場が望まれます．

また，親がリラックスできるように，子どもとすごしやすい環境や遊びやすいおもちゃなどを用意するとよいでしょう．そのなかで，経験のある先輩との交流や時に支援者がさりげなく仲間に加わり，親の気持ちや子どもとのやりとりをたくさん話してもらうことが大切です．親は，聞いてもらえたことで「ホッとする」「息を抜くことができる」と言います．毎日の食事づくりのヒントがあれば，親なりに努力をするきっかけにもなるでしょう．

●子どもへの取り組み

子どもたちに対しては，食への関心を育てようと，さまざまな取り組みが始まっています．関心のある時期に手伝いや体験を通して育てていくことが必要です．家族だけでなく地域と一緒になって，楽しく食事ができるような食育の取り組みが大切になってきます．

離乳の進め方

離乳への準備は，まず授乳時間がほぼ決まり，子どもの1日の生活リズムが落ち着いていることが大切です．また，おもちゃをさかんになめたり指しゃぶりをするのも口唇の刺激になるので，たくさんさせておきたいことです．大人が食事をする様子を見て食べたそうに目で追い，よだれを流し，モグモグと口を動かす様子がみられたら，離乳食を始めてみましょう．

まずは，おかゆのすりつぶし，煮野菜のすりおろしなどの半流動食を，1品1さじ与えてみます．おかゆに関しては，ツブツブをつぶしきれないと嫌がることが多いので，茶こしなどでこしてポタージュ状にすると食べやすくなります．スプーンを口に運ぶと舌で押し出して嫌がるようなら，無理強いせずにやめて，翌日にまた試してみることを繰り返します．口元からほとんど出ていた食べ物も，1カ月ほどでだんだんと飲み込むことが上手になっていきます．

進めていく目安は，生後5，6カ月ころが1日1回，生後7，8カ月ころが1日2回，生後9～11カ月ころが1日3回，12～18カ月（1歳～1歳6カ月）には，食事が中心となって1日3回の食事と間食が1～2回の組み合わせになり，内容も少しずつステップアップして，大人の食事とほぼ同じものが食べられるようになっていきます．

離乳の進め方のポイント

●5, 6カ月ごろ―1日1回が目安

離乳開始の目安は，「首がしっかりすわっている」「支えると座ることができる」「食べ物を見ると，口を開けてほしそうにする」「スプーンなどを口に入れても，舌で押し出すことが少なくなる」などの様子がみられるようになったときで，機嫌のよい時間帯に始めます．

ひざに抱いた子どもの体を少し後ろに傾けるようにすると，食べさせやすいようです．調理形態はポタージュ状で，市販のベビーフードが参考になります．

●7, 8カ月ごろ―1日2回が目安

2回食にするときは，どちらか1回は軽めにして回数に慣らすようにします．食べさせるときは，平らなスプーンを下唇上にのせ，上唇が閉じるのを待ちます．口の中でつぶした食べ物を飲み込みやすくするために，とろみをつけるとよいでしょう．

中だるみの時期で食べなくなることもありますが，焦りは禁物です．まだ栄養のほとんどを母乳や育児用ミルクからとっているので，嫌がるときは無理には与えずに，食事時間は5～10分くらいで切り上げます．いろいろな味や舌ざわりを楽しめるように，食品の種類を増やしていきましょう．

大人は速いテンポで与えてしまいがちなので，よくかむことを覚えていくためには，ゆっくりと話しかけながら子どもの口に運びたいものです．

●9～11カ月ごろ―1日3回が目安

1日3回の食事のリズムを大切にします．9カ月以降は，鉄不足にならないように，赤身魚，肉，レバー，小松菜などを使用します．調理が難しいときは，市販のレバー入りベビーフードやフォローアップミルクを使用します．

食べさせ方は，丸み（くぼみ）のあるスプーンを下唇の上にのせ，上唇が閉じるのを待ちます．また，軟らかめのものを前歯でかじりとらせる準備もします．

そろそろ，大人の食事からの取り分けが可能になるので，味つけを薄味にして家族と一緒に食べると，子どもなりに食事を楽しむようになります．

遊び食い，むら食い，好き嫌いなどが始まります．いままで与えられるままに食べていたのが，自己主張を始める時期です．できるだけ食事に興味をもたせるように，テレビを消す，おもちゃは片づけるなどして，食べる環境を整えます．また，大人も一緒に食べながら，子どもが食べることに集中できるような言葉かけをします．

手づかみ食べも始まりますが，食事に興味をもたせるには大事なことで，手づかみできる献立の工夫もしましょう．

●12～18カ月ごろ（1歳～1歳半ごろ）

外遊びなどで空腹にさせて，生活リズムはメリハリを心がけながら整えていきます．1日3回の食事と補食となるおやつを組み合わせて，エネルギーや栄養素の大部分が母乳や育児用ミルク以外でとれるようになり，ある程度の固さのものが食べられるようになると，離乳は完了に近づきます．

手づかみ食べを十分にさせたい時期です．大人がこぼすのを嫌がっていつまでも食べさせたり，頻繁に口元や手を拭くと，子どもが手づか

みを嫌がる様子がみられることがあるので，1〜2品はあえて手づかみできるものを用意したいものです．また，子どもが存分に手づかみ食べできるように，マットを敷くなど汚れても気にならないような工夫をするとよいでしょう．

十分な栄養素を補うには，献立の内容をバランスのとれたものにすることです．さらに，咀嚼を学習するには，1汁2菜といった具の多い汁ものと主菜，副菜を組み合わせたり，「食事バランスガイド」(p.129図1参照)(2005年に農林水産省と厚生労働省が決定)を参考にしていろいろな食材を組み合わせたり，食感の違いや味つけの違いなどをたくさん経験させるとよいでしょう．

離乳完了の目安

離乳完了の目安は，いままでの母乳や育児用ミルク主体の栄養摂取から，形ある食べ物をかみつぶして食べることができるようになり，必要な栄養素の大部分を食事からとれるようになった状態であり，1日3回の食事と1〜2回の間食がとれる，牛乳や育児用ミルクがコップで1日200〜300 mLくらい飲めるようになったころです．

市販のベビーフードの利用

わが国のベビーフードの歴史を調べてみると，1937(昭和12)年におかゆの素(水に浸すとおかゆができる)のような食べ物の缶詰が発売されたのが最初です．その後1950〜1960(昭和25〜35)年ごろにかけて，小児科医と各メーカーが協力し合い，果物，野菜，レバーなどの離乳食の缶詰を開発して，デパートなどで主に母親向けに離乳食指導をしながら試食してもらい，普及に努めていました．

1977(昭和52)年に厚生省(当時)が実施した乳幼児栄養調査[3]の母親の意識調査では「手作り派」が7割でしたが，その後の労働環境の変化に伴って外食や総菜(中食)の利用が増えると同時に，育児雑誌からの情報を得てベビーフードを使うことも抵抗感がなくなり，浸透していきました．

1985(昭和60)年ごろにレトルトやフリーズドライ製品が出回るようになってからは，味や価格，安全面からもますます安心して利用する人が増えました．

1985(昭和60)年の乳幼児栄養調査[4]では，ベビーフードを「よく使用した」「時々使用した」は48.2%だったのが，2005(平成17)年の乳幼児栄養調査[5]ではあわせて75.8%と，現在ではたくさんの人が使うようになった歴史があります．

離乳期の栄養補給を目的に開発された市販の離乳食は，1996(平成8)年にベビーフード品質や安全性を確保するために，旧厚生省によって栄養組成・物性・表示について「ベビーフード指針」としてまとめられました．

なお，ベビーフードの活用方法については，p.104〜107を参照してください．

(太田百合子)

6 離乳期の栄養・調理
― 離乳食の上手な献立・食事づくりのアドバイス

離乳食を簡単に楽しくつくろう
― 離乳食の調理で気をつけること

離乳食を簡単に楽しくつくるためにも，次のようなことをまずふまえておきます[1,2]．

❶衛生面への配慮

乳児は細菌に対する抵抗力が非常に弱いので，食中毒を起こさないように注意します．新鮮な食品を使用し，食材・手指・調理器具などを衛生的に処理します．細菌を増やさないように手早く加熱調理し，調理後はすぐに与えます．

なお，はちみつは，ボツリヌス症予防のため1歳までは使用を避けます．

❷バランスのよい食事

離乳を開始して1カ月を過ぎたころからは，穀類・いも類，タンパク質食品，野菜・果物などがそろった，バランスのよい食事にします．和食の1汁3菜は，このバランスを整えやすい食事です．

❸薄味の調理で味覚を育てる

味覚を育てるために，それぞれの素材のもつ味を活かし，薄味で調理します．だしなどを利用して煮ると，味が薄くても風味がついておいしく仕上がります．油などの使用は，生活習慣病を予防する食習慣の基礎をつちかうためにも少量にします．

❹食べる機能の発達に合わせた調理形態

食べる機能（口の動かし方[2]）に合わせて，素材や献立，調理の形態を変化させます．かむ力に合った食材を選び，すりつぶす，すりおろす，粗つぶしにする，刻む，たたく，ほぐす，切るなどの適切な調理をします．

❺食品の種類を増やして偏食を防ぐ

偏食にならないように味覚を育てるため，1品のみの食事にはせず，調理法や献立に幅をもたせます．そのために，たとえば7，8カ月以降では家族の食べているものをほしがることがあるので，あらかじめ取り分けてから子ども用に味つけをすると楽です．

❻鉄分の補充

生後9カ月ごろには体内の貯蔵鉄が減少し，貧血になる可能性があるので，不足しないように離乳食で補うように工夫します（献立の組み合わせ例を参照）．

食品の固さ・大きさ

食べ物の固さや大きさは，奥歯（乳臼歯）が生えそろうまでは，大人と同じ状態のものは与えるのに適当ではないので，食べやすくする工夫が必要です．

そこで，離乳食の調理形態（食品の固さ，大きさ，形状）の目安を**表1**にまとめました．なお，ここでの月齢区分はあくまでも目安であり，子どもの食べる機能の発達状況を観察して，それに合った調理形態を選ぶようにしてください．

献立に使用できる食品

表2に，離乳食に使用できる食品を示しました．これらの食品を使用する際には，子どもの

表1 離乳食の調理形態（固さ，大きさ，形状）の目安

	5, 6カ月ごろ	7, 8カ月ごろ	9～11カ月ごろ	12～18カ月ごろ
調理形態	なめらかにすりつぶした状態	舌でつぶせる固さ	歯ぐき（歯槽堤）でつぶせる固さ	歯ぐき（歯槽堤）でかめる固さ
固さ	ポタージュ状からヨーグルトぐらい	指で軽くつぶせる（親指と薬指でつぶせる）固さ：豆腐ぐらい	指で少し強い力でつぶせる（親指と示指でつぶせる）固さ：バナナぐらい	指でつまんで力を入れるとつぶれる固さ：肉団子ぐらい
大きさ・形状	粒のないペースト状から少しずつ濃度をつけるようにつぶす	粗くつぶしたり，5～7mmぐらいのさいの目に切る	1～1.5cmくらいのさいの目に切る	自分でつかんでかみとれるぐらいの，大きさと平らな形状に切る
			スティック状（5～7mm角ぐらい）に切る	スティック状（1cm角）に切る
		めんなどは，1cmくらいの長さに切る		めんなどは，2cmくらいの長さに切る
				一口大で，指でつまんで食べるにもよい大きさに切る

資料：鴨下重彦総監修「たまひよ離乳食大百科」2002，北　郁子ほか編著「0歳児クラスの保育実践」1993

表2 離乳食に使用できる食品

	5, 6カ月ごろから	7, 8カ月ごろから	9～11カ月ごろから	12～18カ月ごろから
穀類	米	食パン，そうめん，うどん	マカロニ，スパゲティ	中華めん，そば
いも類	じゃがいも	さつまいも	さといも	
タンパク質食品	豆腐	うずら豆（皮なし）	納豆，大豆	油揚げ，生揚げ
	白身魚（かれい，ひらめ，しらす干しなど）	赤身魚（さけ，まぐろ，かつお），鶏肉（ささみなど），レバー（ペースト）	青魚（いわし，あじ，さば，さんまなど），豚ひき肉，牛ひき肉，レバー	エビ，カニ，カキ，ちくわ，かまぼこ，さつま揚げ，ハム，ソーセージ
		ヨーグルト，チーズ（パルメザン，カッテージ，クリーム）		
		卵（卵黄～全卵の1/3）	卵（全卵の1/2）	卵（全卵の1/2～1/3）
			牛乳（料理で）	牛乳（飲用）
野菜	にんじん，かぶ，大根，かぼちゃ，トマト，ほうれん草，小松菜，玉ねぎ，ブロッコリー，白菜，キャベツなど	なす，きゅうり，カリフラワー，グリーンアスパラガスなど	長ネギ，にら，レタス，ピーマン，もやし，しいたけなど	ごぼう，たけのこ，レンコン，しょうが，えのき茸，しめじ，なめこなど
海藻類		わかめ	のり，ひじき	
果物	バナナ，りんご，みかん，いちごなど	柿，桃，梨，いよかんなど	キウイ，ぶどう，メロンなど	ほとんどのもの
調味料	使わない（だし汁）	塩，しょうゆ，砂糖，みそ，酢，トマトピューレ	バター，ケチャップ，マヨネーズ	酒，みりん，ソース，はちみつ

資料：鴨下重彦総監修「たまひよ離乳食大百科」2002，北　郁子ほか編著「0歳児クラスの保育実践」1993

食べる機能の発達状況をよく見きわめて，調理形態との組み合わせを考えましょう．

バランスのよい献立のポイント

①体を動かすエネルギーとなる糖質，血や肉となるタンパク質，体の調子を整えるビタミンの3つの栄養素を含む食材を組み合わせるようにします．

②主食，主菜，副菜・汁物をそろえます（応用例：図1）．
・主食：米，パン，めん類…糖質
・主菜：魚，肉，卵，大豆製品，乳製品…タンパク質
・副菜・汁物：野菜，果物，海藻，キノコなど…ビタミン

③毎食のバランスが完璧でなくても，2〜3日単位で整えるように考えます．

献立の組み合わせ例
（1日に必要な鉄分がとれる献立例）

●5, 6カ月ごろ
＜献立例1＞
・主食：ミルクつぶしがゆ（米，育児用ミルク）
・主菜：白身魚のすりつぶし（かれい，だし汁）
・副菜：裏ごし野菜（ほうれん草，トマト）

＜献立例2＞
・主食：つぶしがゆ（米）
・主菜：豆腐のすりながし（豆腐，だし汁）
・副菜・汁物：野菜のミルク煮つぶし（かぼちゃ，ブロッコリー，育児用ミルク）

●7, 8カ月ごろ
＜献立例1＞
・主食：パンがゆ（食パン，育児用ミルク）
・主菜：魚のチーズ煮（まぐろ，ブロッコリー，トマト，粉チーズ）
・副菜・汁物：スープ（かぶ，かぶの葉，にんじん）

＜献立例2＞
・主食＋主菜：うどんのミートソース煮（うどん，レバー，トマト，玉ねぎ，ピーマン）
・汁物：ポタージュ（ブロッコリー，カッテージチーズ，育児用ミルク）
・副菜：フルーツヨーグルト（プレーンヨーグルト，バナナまたはいちご）

●9〜11カ月ごろ
穀類，タンパク質性食品，野菜・果物を組み

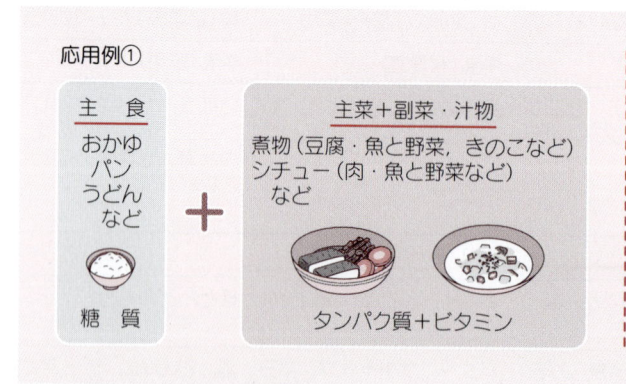

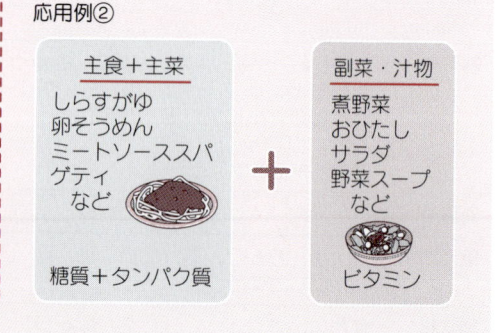

図1　バランスのよい献立の例
資料：ひよこクラブ編「始めての離乳食」2005

合わせた食事にすることにより，鉄分が補えます．しかし，離乳食が進まないなど，鉄分の不足が考えられるときは，フォローアップミルクを使用するとよいでしょう．

＜献立例1＞
- 主食＋主菜：ほうれん草入りクリームスパゲティ（スパゲティ，ほうれん草，じゃがいも，フォローアップミルク）
- 副菜：炒り豆腐（豆腐，にんじん，小松菜，卵）
- 汁物：スープ（わかめ，長ねぎ）

＜献立例2＞
- 主食：フレンチトースト（食パン，卵，フォローアップミルク）
- 主菜＋副菜：魚の野菜あんかけ（かつお，にんじん，さやいんげんまたはほうれん草，もやし）
- 汁物：スープ（かぼちゃ，玉ねぎ）

● 12〜18カ月ごろ

＜献立例1＞
- 主食：ミニおにぎり（米，さけ，小松菜）
- 主菜：肉の野菜巻き（豚肉または牛肉，ほうれん草，にんじん）
- 副菜：温野菜サラダ（カリフラワー，ブロッコリー，かぼちゃ）
- 汁物：かきたま汁（にら，卵）
- おやつ：牛乳と果物など

　おやつは，一度にたくさん食べられない子どもにとっては食事の一部であり，「栄養素やエネルギーの補給」「水分の補給」「食べる楽しみ」などの役割があります．1日1〜2回，量と時間を決めて与えます．おにぎり，ふかしいも，果物，乳製品などを，甘くない飲み物（お茶など）と一緒に与えるとよいでしょう．

調理に便利な器具

❶ 5，6カ月ごろ
- 少量を裏ごししたり，つぶすとき：裏ごし器，すり鉢，すりこぎ棒，すりおろし器，マッシャー，果物用スプーン，泡だて器，フードプロセッサー，ハンドミキサー，ジューサーなど
- 少量を調理するとき：電子レンジなど

❷ 7，8カ月ごろ
- 粗くつぶすとき：フォーク
- 少量を焼くとき：オーブントースターなど

❸ 9〜11カ月ごろ
- 適当な大きさに切るとき：キッチンばさみ，スライサー，ゆで卵カッターなど

冷凍保存に向いている食品と冷凍方法

　下ごしらえをした食材などを冷凍保存しておくと，離乳食をつくる時間と手間を大幅に省くことが可能であり，さらに，献立のバリエーションも広げることができます．ただし，乳児は細菌に対する抵抗力が弱いので，衛生管理には十分に注意して調理・冷凍します．また，子どもに与える際は必ず火を通します．

● 冷凍保存に向いている食品，不向きな食品

　表3に，冷凍保存に向いている食品，用途や調理法によっては向く食品，および，不向きな食品を示しました．

● 冷凍保存の方法

①冷凍保存に適した材料を選び，衛生的に調理し，急速に冷凍します．
②鮮度がよいうちに下ごしらえをして，よく冷ましてから冷凍します．

表3　冷凍に向く食品と不向きな食品

冷凍に向く食品	用途や調理法によって冷凍に向く食品	冷凍に不向きな食品
脂肪が少ないもの	果物	水分や繊維が多い野菜
ごはん，パン，ゆでためん類など	ソースやジャム，またはシャーベット状にしたもの	生野菜（レタス，キュウリ，トマト，たけのこ，大根，ごぼうなど） いも類（じゃがいも，さつまいもなど）
水分が少ないもの，加工したもの	卵	水分や脂肪が混ざっているもの
薄切り肉，魚，肉や魚の加工品，納豆，煮豆，ゆでた野菜，すりおろした野菜など	卵白と卵黄を分けたもの，厚焼卵・錦糸卵などの加工してあるもの	生卵（そのまま），ゆで卵，プリン，マヨネーズ，牛乳，豆腐，ちくわ，ゼリーなど
スープやソース類	生クリーム	
だし汁，ホワイトソースなど	泡立てたもの	
	一部の野菜・いも類	
	すりつぶしたもの（マッシュ）	

資料：鴨下重彦総監修「たまひよ離乳食大百科」2002

③1回分ずつ袋に小分けし，厚みを平らにしたのち完全に密封し，冷凍します．
④冷凍年月日や中身がわかるように明記し，なるべく冷凍してから1週間から10日くらいで使いきります．

● 解凍の方法
①自然解凍：冷蔵庫内の低温，あるいは室温で自然に解凍します．
②加熱解凍：そのままか，あるいは，すりおろしてから調理（加熱）します．
③電子レンジ解凍：短時間の加熱で解凍することができます．
なお，上記のいずれの方法であっても，一度解凍したものは再冷凍してはいけません．

電子レンジの活用法

● 電子レンジ調理のメリット
①調理時間が短縮できる：下ごしらえ，解凍，乾物をもどすなどの場合に，時間を短縮することができます．
②栄養を損なわずに調理することができます．
③少量の調理がしやすい：余分な器具を使わずにすみ，少量をつくるときの無駄がなくなります．
④いろいろな調理法で手軽につくれる：火を使わずに安全で，余分な油も使わずに調理できます．

● 電子レンジを上手に使うには
①ラップを上手に使う：調理法によってはラップをかけたほうがよいもの，かけないほうがよいものがあるので，使い分けをします．

②不向きな容器は使わない：アルミ，ステンレス，金属製品，竹，プラスチック，金銀の絵柄の入っている陶磁器・漆器などは，電子レンジで使用すると火花が出たり，容器が傷ついたり，容器から成分が溶け出たりすることがあるので，電子レンジでの使用に適した容器を使うようにします．

③不向きな食材は使わない：薄い膜や皮，殻で覆われている卵，ウインナーソーセージ，レバーなどは，電子レンジで加熱すると破裂します．

④加熱むらを防ぐコツ：素材の大きさをそろえ，途中でかき混ぜたり，裏返したりすると，加熱むらを防ぐことができます．

⑤加熱時間は控えめに：水溶性で熱に弱いビタミンCや鉄分，リン，カルシウムなどのミネラルなどの残存率が高くなります．

●電子レンジ調理の基本

①調　理：おかゆ，ゆで野菜，煮物（野菜，肉，魚など），蒸しもの（茶碗蒸し，蒸し魚など），炒めもの（野菜など），揚げ物（コロッケ[*1]，揚げ魚など）など

②下ごしらえ：豆腐の水きり[*2]，トマトの湯むき，しらす干しの塩抜き，挽き肉・魚・野菜などの下ゆで，ひじき・干ししいたけ・ゼラチンなどをもどす，マカロニ・スパゲティなどをゆでる，玉ねぎなどに熱を加えるなど

③解　凍：冷凍した調理ずみの食品など

（永松久美子）

[*1] 電子レンジでコロッケをつくる：パン粉に油を混ぜた衣を具にまぶし，ペーパータオルを敷いた耐熱皿にのせて，ラップはかけずに加熱する．

[*2] 電子レンジで豆腐の水切り：耐熱皿に割り箸を置き，その上にキッチンペーパーで包んだ豆腐のせて加熱する．

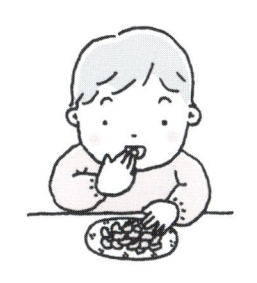

7 ベビーフードの活用方法

ベビーフードとは

　ベビーフードは，母乳または育児用ミルクなどの乳汁栄養から幼児食に移行する過程で，乳幼児の発育に伴って栄養補給を行うとともに，「飲む」「かむ」といった動作を身につけ，「味」や「舌ざわり」の感覚を覚えるなど，乳児から幼児への発達の段階に合わせた離乳のステップアップをサポートする役割をもった食品です．

　離乳食とベビーフードを混同している人がいますが，日本ベビーフード協議会では自主規格の中で，『「ベビーフード」とは，乳児および幼児の発育に伴い，栄養補給を行うとともに，順次一般食品に適応させることを目的として製造された食品をいう』と定義しています[1]．すなわち，離乳食は離乳のための食事すべてをさしているのに対して，ベビーフードは，乳幼児の離乳を手助けする目的で市販されている加工食品のことをいいます．

ベビーフードの特徴

　ベビーフードは，乳幼児の月齢に応じた適切な味や固さでつくられ，多くの種類の商品が販売されており，離乳食の進行に合わせて，それらのベビーフードを利用することができます．

　ベビーフードを利用するにあたっては，その特徴を正しく理解し，適切に使用することが必要です．市販のベビーフードは，①塩分や糖分を控え，素材そのものの味を活かした薄味に仕上げている，②咀嚼力の発達に合わせた固形物の大きさや固さ，粘度にしている，③多くの素材を使い，栄養のバランスがとれるように仕上げている，④さまざまな味が体験できるように，多くのメニューが取りそろえられている，⑤合成の保存料，着色料，香料，甘味料を使用していない，⑥使用する目安として対象月齢が表示されている，ということに配慮してつくられています．

●ベビーフードの種類

　ベビーフードには，大きく分けて2つのタイプがあります．水あるいは湯を加えて用いる「ドライタイプ」と，そのまま食することができる「ウエットタイプ」です（表1）．

　さらに，ドライタイプには粉末状，顆粒状，フレーク状，固形状といった形状の異なるタイプがあり，発達の過程に合わせた固形物の大きさや固さ，粘度の違いを実現しています．野菜スープや果汁，クリームソースやだしなどの調味料類のように，離乳食の補助的役割をもつものの多くはこのタイプです．ウエットタイプにはレトルトパウチタイプとびん詰めタイプがあり，そのまま与えられる利便性があります．

●原材料・添加物

　今日では，食の安全性に対して，非常に重要な要素として消費者の関心が高くなってきています．一般に出回っている食品類は，残留農薬や抗生物質，細菌類，食品添加物などの面で，成人に比べて消化器官などが未発達な乳幼児に

表1 ベビーフードの種類

種類	形状・形態	内容
ドライタイプ	粉末	茶,果汁,野菜スープなど
	顆粒	だし,クリームソースなど
	フレーク	米がゆ,パンがゆ,野菜フレークなど
	固形(フリーズドライ)	米飯,野菜類,混合品など
ウエットタイプ	レトルトパウチ	米飯,穀類,混合品など
	びん詰め	茶,果汁,米飯,混合品など

表2 ベビーフードの容器包装製造形態別賞味期間

容器包装製造形態		賞味期間(上限)
ウエットタイプベビーフード	びん詰め	2年6カ月
	合成樹脂製ラミネート容器	1年6カ月
ドライタイプベビーフード		1年6カ月

資料:日本ベビーフード協議会「ベビーフード自主規格」第Ⅳ版(改訂版),平成20年11月

とって安全とはいいがたいものが多く,成人にとっては安全な範囲でも,乳幼児にとってはダメージを与える場合も考えられます.したがって,ベビーフードにはそうした面での安心・安全が求められます.

そこで,ベビーフードを製造・販売する企業各社でつくるベビーフード協議会は,食品衛生法やJAS法,健康増進法などに基づき,非常に厳しい安全基準を設定しています[1]).

ベビーフード自主規格において,原材料については発育時期に合わせた栄養補給,アレルゲン性などを考慮した種類の選択,危害微生物などに関する衛生基準,遺伝子組み換え食品の使用制限などに関して規定があります.

食品衛生法で使用が認められている食品添加物は,2008(平成20)年5月現在795種類ありますが,ベビーフードでは必要不可欠な場合に限り最小限の使用とし,極力使わないようにしています.こうした観点から,ベビーフード自主規格では,使用できる食品添加物の種類を食品衛生法よりも少なく絞り込んでリスト化しています.そのなかでも実際に使用されているのは,栄養強化のためのビタミン・ミネラルなど,きわめて少数です.

そのほかにも,外因性内分泌攪乱化学物質(いわゆる環境ホルモン),使用する容器に対する安全基準なども規定しています.

●賞味期間

ベビーフード協議会では,ベビーフードに用いる容器包装の品質規格についても厳しい基準を設けており,容器包装と製造形態に応じた賞味期間の上限値を定めています(表2).

●薄味・固さ

ベビーフードの品質については,医学・栄養学的見地からみて,物性面・栄養面で乳幼児が食するに適したものであることが要求されます.そのため,ベビーフードでは塩分や糖分もかなり控えており,ベビーフード自主規格では,摂食時におけるナトリウム含有量にも規定値を設けています(乳児用の食品で100gあたり200mg以下,幼児用の食品で100gあたり300mg以下).

固さについては,摂食時の物性として「均一の液状」から「歯ぐきでかめる適度な固さ」まで,5段階の状態のいずれかであることを規定しています(表3).

表3　ベビーフードの摂食時の物性

	物性状態
1	均一の液状
2	なめらかにすりつぶした状態
3	舌でつぶせる固さ
4	歯ぐきでつぶせる固さ
5	歯ぐきでかめる固さ

資料：日本ベビーフード協議会「ベビーフード自主規格」第Ⅳ版（改訂版），平成20年11月

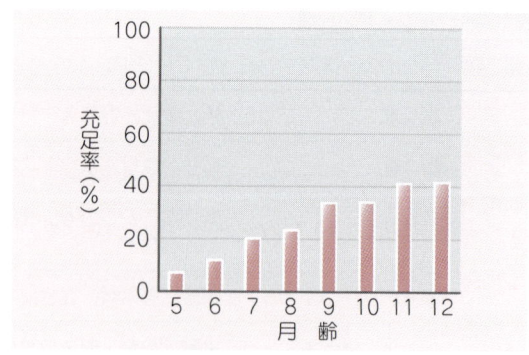

図1　カルシウム所要量に対する充足率（中埜 拓ほか，1995[2]）

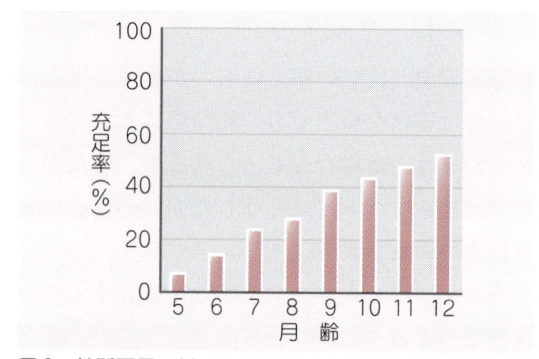

図2　鉄所要量に対する充足率（中埜 拓ほか，1995[2]）

●カルシウム・鉄分を補う

離乳食由来の栄養成分の摂取量は月齢の進行に伴って徐々に増加しますが，離乳食だけでは不足しがちな成分としてカルシウム（図1）と鉄（図2）があげられます．これらの成分の不足を補うものとして育児用ミルクやフォローアップミルクがありますが，ベビーフードにも鉄やカルシウムをとりやすくした商品が販売されています．そうした商品を利用することで，カルシウムや鉄不足を補う工夫も可能です．また，多くのベビーフードでは，そうした摂取成分の過不足がないように，栄養バランスを重視した商品設計が考えられています．

ベビーフードを上手に利用しよう

●用途や好みに合わせた選択

ベビーフードには，そのまま主食やおかずとして手軽に与えられるもの，手づくり離乳食を補助できるように，ひじきやレバーなどの調理しにくい素材を下ごしらえしたようなもの，家庭で用意した食材を味つけするための調味料類などがあります．用途や好みに合わせていろいろなベビーフードを使い分けることで，さまざまな味を乳幼児に体験させることができます．

離乳の開始時期のように1回の食事の量は少量でよい場合，あるいは少しでいいからもう1品追加したいというようなときには，必要な量だけ湯でもどして使うことができるドライタイプが便利です．

忙しくて離乳食をつくっている時間がないときや，外出するときなどは，そのまますぐ食べられるウエットタイプが便利です．

●手づくり離乳食の手助け

ベビーフードは品数も多く，乳幼児の成長に合わせて固さや薄味への配慮がされているので，離乳食をつくるときの味つけや固さの参考にするとよいでしょう．また，ベビーフードのパッケージには献立例も表示されており，そのまま与えるだけでなく，上手に利用することで手づくり離乳食の献立をバラエティに富んだも

のにすることができます．

このように，ベビーフードは加工品だからと不必要に警戒することなく，上手に利用したいものです．

使用上の留意点

●残ったときは

ベビーフードは加工品だからと，過信してはいけません．保存料などを添加していないため，いったん開封すると雑菌が繁殖しやすいので，商品パッケージの指示に従って早めに使いきるなどの注意が必要です．また，乳幼児は消化管が未熟なため，細菌や毒素に対する抵抗力が成人に比べて小さく，衛生面での注意をおこたってはいけません．

特にウエットタイプは使いきりが原則で，開封後はすぐに与えるようにします．食べ残しの冷蔵保存や冷凍保存は勧められません．量が多すぎる場合は，与える前に別の容器に小分けして冷凍保存します．その場合も，食器や容器の衛生には十分注意する必要があります．

ドライタイプも，吸湿しやすいものは使いきりの小袋になっており，つくりおきはしないようにします．大袋のものは比較的吸湿しにくいのですが，開封した後は袋の口をしっかりと閉じ，吸湿しにくい場所に置くようにして，数日から1週間以内で使いきるようにします．

●ベビーフードの表示

加工食品の表示方法については食品衛生法，JAS法により規定されており，JAS法の加工食品品質表示基準においては，容器包装に所定の様式に従って一括して表示することが定められています．ベビーフードの容器包装に表示すべき事項は，**図3**[1)]の「一括表示」事項と**表4**[1)]の

○品名または名称
○原材料名
○殺菌方法（法令等により表示が義務づけられているものに限る）
○内容量
○賞味期限
○保存方法
○原産国名（輸入品に限る）
○製造業者等（輸入品は輸入者）の氏名または名称および住所

図3　一括表示
枠内に必要事項を一括表示するように定められている．
資料：日本ベビーフード協議会「ベビーフード自主規格」第Ⅳ版（改訂版），平成20年11月

表4　その他の表示

1) 商品名
2) 乳幼児用食品を意味する文字（社名等を冠した「○○ベビーフード」等と表示）
3) 製品特徴
4) 栄養成分（健康増進法の規定に基づく栄養表示基準に準拠して表示）
5) 使用方法および使用上の注意（調理方法，開封後の取り扱い，食べさせ方など）
6) 1回分の目安量
7) 対象時期（対象発育時期/適用月齢）
8) 物性（固さについて表3の表現で表示）
9) 消費者の質問の照会先
10) 容器包装識別表示
11) 警告表示
12) 母乳促進に関する文言

資料：日本ベビーフード協議会「ベビーフード自主規格」第Ⅳ版（改訂版），平成20年11月

「その他の表示」事項であり，ベビーフード自主規格に表示に関する自主基準として定めています．

ベビーフードの利用にあたっては，これらの表示を正しく理解し，上手に利用したいものです．また，栄養バランスのためには原材料名や栄養成分を確認し，適切な固さを選択するには対象時期や物性の表示を参考にします．アレルギー物質に関する表示も注意が必要です．

（川合信行）

8 離乳期の口と歯のケア，口の心配事への支援

口腔の成長に合わせて上手に口と歯のケアを始めよう

●口と歯のケアの準備―歯が生える前

　離乳を開始する5, 6カ月ごろは，多くの子どもでは乳歯はまだ生え始めていません．歯が生えていないうちは口のケアは必要ないと思いがちですが，実はこのころからケアの準備を始めることが望ましいのです．子ども自身も指しゃぶりをしたり，おもちゃをなめたりしながら，口が乳首以外のものを受け入れるための準備をしています．そのため，スキンシップの一環として子どもの頬や口の周りに触れることが，口や歯のケアの第一歩となります（図1）．

　口唇に触れても嫌がらないようであれば，清潔な指で口の中を軽く触れることに慣らしていきます．指で触られるのに慣れてくれば，歯が生えてからのガーゼみがき[*1]や歯ブラシの導入がスムーズに行えるようになります．

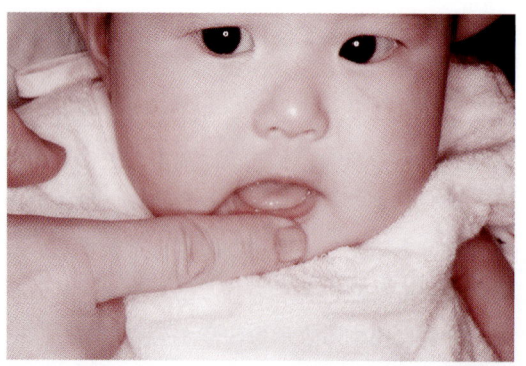

図1　スキンシップの一環として頬や口の周りに触れる

●口と歯のケアの開始

❶下顎乳中切歯の萌出―歯ブラシを使う前に

　最初に生えてくる乳歯は下顎の前歯（乳中切歯）が多く，この歯が生え始めたらまず歯みがきを始める前準備をします．下顎乳中切歯は唾液による自浄性が高く，むし歯（齲蝕）になりにくいところなので，この歯が生えたからといってすぐに歯ブラシでしっかりみがく必要はありません．いきなり歯ブラシでゴシゴシみがくと，歯みがきが嫌いになるおそれもあります．離乳食の後に麦茶や湯冷ましを飲ませるだけでも食べかすはとれるので，まずはガーゼみがきなどで口のケアに慣れてから歯ブラシを使い始めるとよいでしょう．

　親が座って膝の上に子どもを寝かせ，話しかけたり頬や口の周りをやさしく触ってスキンシップをはかり，リラックスした気分になったところで歯のケアを行います．ガーゼや綿棒で歯を拭うことから始め，機嫌がよいときに少しずつ歯ブラシを使ってみます．最初は，みがくことより歯ブラシの感触に慣れさせることが大切です．

❷上顎乳中切歯の萌出―歯ブラシに慣れる

　次に生える上顎の前歯（乳中切歯）は唾液が届きにくいところなので，下顎の前歯（乳中切歯）より歯みがきの必要性が高くなります．

　離乳食のころはまだ歯の表面の汚れは落ちや

[*1] ガーゼみがき：清潔なガーゼを人差し指（示指）または人差し指と親指に巻きつけて，軽く歯を拭うこと．

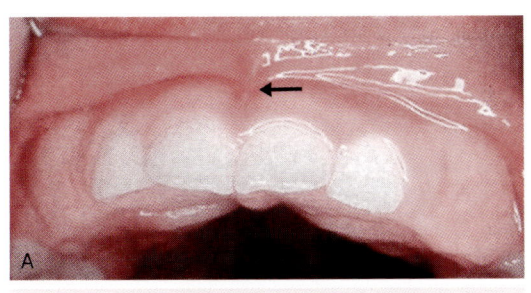

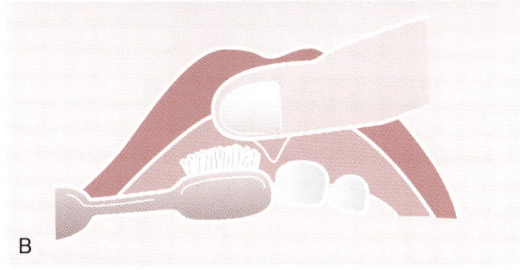

図2　上唇小帯のよけ方（井上美津子，2000[1]）を改変）
A：上唇小帯（矢印）
B：上唇小帯をよけてみがく．

すいので，ガーゼみがきか歯ブラシを使って短時間でササッと歯みがきをする練習をします．上顎の前歯4本（乳中切歯，乳側切歯）が生えそろうころまでに，歯ブラシでの歯のケアに慣れておくとよいでしょう．

　上顎乳中切歯を歯ブラシでみがくときは，上唇の裏側にあるスジ（上唇小帯）を避けてみがきます．これは，低年齢児では上唇小帯が前歯の間の歯肉（歯ぐき）のところまで長くつながっていることが多く，ここを歯ブラシで強くみがくと痛いので，歯みがきを嫌がるきっかけになりやすいからです．左手の人差し指（示指）で上唇小帯をよけて，歯ブラシが当たらないようにします（図2）．歯ブラシを軽く歯に当て，弱い力で細かく動かしてみがくと効果的です．

　また，周りの人たちの行動にも興味が出てくる時期なので，親やきょうだいが楽しそうに歯みがきをしているところを見せるとよいでしょ

う．家族みんなで楽しくやっていることとして感じることで，みがかれることにも抵抗が少なくなります．さらに自分から手を出して歯ブラシを持ちたがるようにもなり，歯ブラシを持たせると口の中に入れようとします．これは，歯ブラシの習慣化や感触に慣れるために有効な方法です．

❸第一乳臼歯の萌出―歯みがきの習慣化

　1歳を過ぎて離乳も完了に近づくころには，食べられるものの幅が広がるとともに，甘味食品や甘味飲料を口にする機会も出てきます．さらにこのころは，乳歯の最初の奥歯（第一乳臼歯）が生えてくる時期でもあります．乳臼歯はかむ面（咬合面）に汚れが残りやすく，また甘味物（砂糖）の摂取によってミュータンス菌が口の中に定着しやすくなるためにむし歯発生の危険性も出てくるので，歯ブラシによるケアの必要性が高まります．夕食後から寝るまでの間に1回，歯ブラシでみがく習慣をつけましょう．

　まず親がみがくところを見せて，子どもにも歯ブラシを渡して一緒にみがく雰囲気づくりをしてから，次に子どもを膝の上に寝かせて歯みがき（仕上げみがき）をすると，抵抗なくスムーズに行えます．

　食生活習慣に気をつけながら，子どもの口腔の成長や歯ブラシの受け入れ状況に合わせてゆっくり歯みがきを導入していき，歯のケアを親子の楽しい触れ合いの場にしたいものです．

歯についての心配事

●歯が生え始める時期（歯の萌出時期）

　乳歯は生後6～8カ月ごろに下顎の前歯（乳中切歯）から生え始めることが多いのですが，これには個体差があり，早い子どもでは3，4カ月から，遅い子どもでは12カ月ごろとさま

ざまです[2]（p.85表3参照）．

しかし，1歳の誕生日を迎えても生歯がみられず，前歯あたりの歯ぐき（歯槽堤）の膨らみもみられない場合は，乳歯の先天性欠如や何らかの原因による萌出遅延が疑われるため，歯科医師による精査が必要になります．

●歯の生える順序

生える順序にも個体差があります．

まず下顎の真ん中の2本（下顎乳中切歯），次に上顎の真ん中の2本（上顎乳中切歯），上顎乳中切歯の両隣の2本（上顎乳側切歯），下顎乳中切歯の両隣の2本（下顎乳側切歯）という順序で生える子どもが多いのですが，上顎の歯から生え始める子や，なかには脇の歯（乳側切歯）から生え始める子などさまざまです．これらはすべて正常範囲なので，心配することはありません．

●歯ならび

生えたての乳歯がちょっとねじれていたり（捻転），歯と歯が重なっていたり（叢生）すると，成長後の歯ならびを心配する保護者がいます．しかし，このころは顎の骨や歯を支える骨（歯槽骨）の成長が著しい時期であり，顎の骨の成長とともに歯ならびが整ってくることが期待できるので，3歳ぐらいまではそのまま様子をみます（p.138〜139 COLUMN-17参照）．

●歯の生え方で気をつける点

❶早期に歯が生える（先天性歯）

乳歯があまり早期に生えてしまうと，問題を生じることがあります．出生時または生後4週以内に生える歯を先天性歯といい，多くは下顎の前歯（乳中切歯）にみられます．この時期に

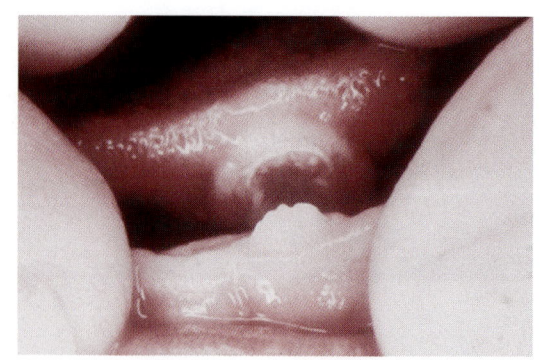

図3　先天性歯とそれによる舌下部の潰瘍

歯があると，哺乳時に舌を前方に動かす際に舌の裏側が歯とこすれて傷つき，潰瘍が生じることがあります（図3）．このような場合は先天性歯の先を丸めるなどの対処が必要になるので，歯科受診が勧められます．

なお，生後1カ月以降でも，乳歯の早期萌出により授乳時に乳首が傷ついたり，子どもの舌に潰瘍ができることがあります．

❷歯の生える時期の遅れ（萌出遅延）

乳歯の生える時期が遅れている場合，歯科的には特別な対処法はないのですが，離乳食の段階を進めていく際には，月齢を目安にするのではなく，歯の萌出に沿って行うような配慮が必要になります．

歯ぐき（歯槽堤）でつぶす食形態に進む時期は，乳臼歯の萌出が近づいて歯ぐきの膨らみが出てきてからのほうがよいこと，さらに固さのある食べ物を処理するためには上下顎の奥歯（乳臼歯）がかみ合う必要があることなどを特に考慮すべきです．

なお，"歯の生え方が遅い子どもには，硬いものを与えたほうが歯の萌出が促進される"という話を耳にすることがありますが，科学的根拠はありません．

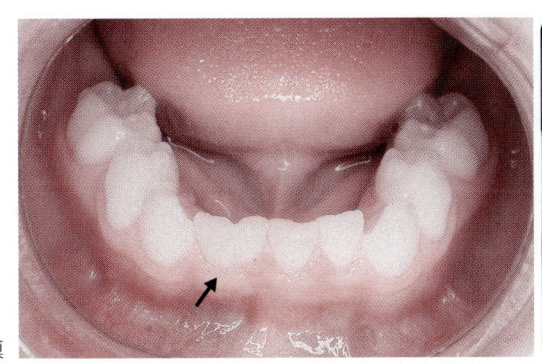

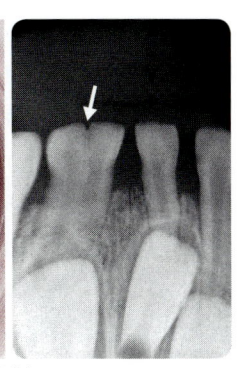

口腔内写真　　　　　　　　　　　　　　　　　　　　　　　　　　　　　　　　　　　　　　X線写真

図4　乳歯の癒合歯（下顎右側の乳中切歯と乳側切歯の癒合）

●歯の数の異常

❶先天性欠如[3]

　乳歯の前歯（乳中切歯）がなかなか生えてこない場合，また真ん中の歯（乳中切歯）は生えてもその両隣の歯（乳側切歯）が生えない場合には，歯の数の異常が疑われます．乳歯での先天性欠如は1％前後の発現頻度であり，上下顎乳側切歯，下顎乳中切歯にみられることが多いようです．

　1～2歯の欠如では咀嚼機能に大きく影響することもないので，そのまま経過観察することが多いようです．多数歯の欠如は全身的な疾病や障害に伴っている場合があり，咀嚼機能にも影響するため，時期をみて歯科を受診して義歯を作製します．

❷癒合歯[3]

　癒合歯は2本の歯が癒合しているもので，乳歯では1～5％程度の発現率です．完全に癒合して大きめの1本の歯になっている場合と，癒合部分に凸凹がみられる場合があります．凹んでいる部分はむし歯になりやすいので，歯ブラシによるケアが必要になります（図4）．

●早発齲蝕（むし歯）

　下顎の前歯（乳切歯）は唾液による自浄作用

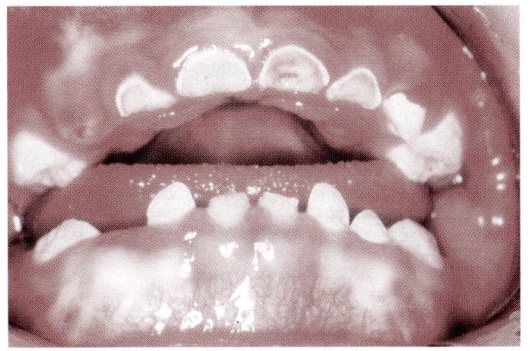

図5　1歳6カ月児の重症齲蝕（甘味飲料の哺乳ビン飲用）

が働くため，最もむし歯になりにくいところですが，上顎の前歯（乳切歯）は唾液が届きにくいためむし歯の発生しやすい部位です．特に哺乳の後には上顎前歯の周囲（上唇や舌との間）に乳汁が残りやすく，授乳したまま寝かせてしまうと一晩中母乳やミルクが上顎前歯の周囲に残っていることになります．この状態では，口の中にミュータンス菌などの齲蝕原性菌が定着してきた子どもでは，むし歯のリスクが高くなります．そのため，上顎前歯が生えてきたら歯のケアをしっかり行うとともに，なるべく就寝時の授乳を習慣化しないようにします．

　また，哺乳ビンの中に甘味飲料や酸性飲料を入れて与えた場合は，さらにむし歯発生のリスクは高まります（図5）．乳酸飲料，炭酸飲料，

市販ジュース，スポーツ・イオン飲料はそのほとんどがpH5.0以下の酸性飲料であり，pH5.4以下では歯の表面のエナメル質の脱灰（歯質からカルシウムなどのミネラル成分が溶け出す現象）が生じます．また甘味飲料の多くは糖を含んでいるため，ミュータンス菌が糖を分解すれば酸が産生され，この場合も歯の脱灰が起こります．甘酸っぱい味は子どもの味覚には合うので，このような飲料を一度飲み始めると積極的に求めるようになりがちですが，水代わりに頻繁に与えたり，哺乳ビンで寝るときや夜中に与えることは，むし歯予防の面からも避けたいものです．

なお，歯の表面の白濁や着色などの初期齲蝕であれば，歯みがきやフッ化物の応用などで進行を抑制できるので，歯科医院で相談しながら対処を考えるとよいでしょう．

口の中についての心配事

●口腔カンジダ症（鵞口瘡）

乳児の口の中に白いかすのようなものがついていることがあります．綿棒で拭えない場合は口腔カンジダ症の可能性があります．通常は自然に治りますが，授乳や離乳食を嫌がったり，かすがはがれた後が赤くただれている場合は，歯科医院や小児科を受診したほうがよいでしょう．

●ヘルペス性歯肉口内炎

38℃以上の熱が出て歯肉が赤く腫れてきた場合は，ヘルペス性歯肉口内炎の可能性が高く，これは単純ヘルペスウイルスの初感染の症状です．歯肉に触ると痛みがあり，出血しやすい状態になっています．必要ならば歯科医院や小児科を受診して抗ウイルス薬の投薬を受けて，水分と栄養を十分補給しながら全身状態の回復を待ちます．

（井上美津子）

COLUMN-12　口内炎・咽頭炎を発症しているときの食事の考え方

おなかが空いているのに食べると口の中がしみて泣いたり吐き出したりして，機嫌が悪くなります．このようなときは，軟らかい喉越しのよいものや刺激のないものが適しています．そのほかに，酸味のあるもの，熱いもの，辛いもの，硬いもの，パサパサしたものは避けます．

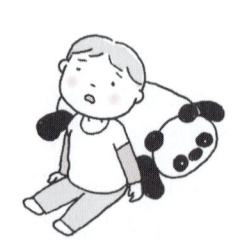

治るまでに1週間くらいかかりますが，最も痛みが強いのは3日間くらいなので，アイスクリーム，プリン，ゼリー，ババロア，ポタージュスープ，マッシュポテトなどが刺激も少なく，食べやすい食品をあたえます．

（太田百合子）

COLUMN-13　イオン飲料・スポーツ飲料の摂取についての心配事

　下痢や脱水時に経口補水療法として与えられたり，テレビのコマーシャルを見たりして，多くの保護者はスポーツ飲料やイオン飲料を身体によいものと考えがちです．そのため，入浴後や汗をかいたときなどに積極的に与える傾向があります．たしかに小児科では，軽度から中等度までの脱水には経口補水が勧められており，点滴より手軽で，さらに内臓への負担も少ないということで普及してきています．市販のスポーツ飲料やイオン飲料は，経口補水液よりナトリウムイオン濃度は低く，糖分濃度は高いものですが，軽度な下痢や嘔吐の場合は，イオン飲料やスポーツ飲料を勧められることもあります．やや甘酸っぱい味は子どもの嗜好に合うため，一度飲ませると水や麦茶よりこれらの飲料をほしがったり，親も身体によいと思って水代わりに与えてしまいがちです．水代わりということになると，1日に何回も頻繁に飲み，1日で1Lくらい飲んでしまう子どもも出てきます．これでは，歯の健康にも全身の健康にも問題を生じてしまいます．

　歯科医師の立場では，市販のイオン飲料・スポーツ飲料のpHが低いことがまず問題になります．最近，むし歯（齲蝕）予防を意識してpH 5.5のイオン飲料も開発されましたが，それでもほとんどのイオン飲料・スポーツ飲料のpHは3.6〜4.6と低く，歯の表面のエナメル質が脱灰を起こす（カルシウムなどのミネラル成分が溶け出す）臨界pHの5.4より低いものです．そのため，長時間口の中に残存するとエナメル質を溶かしやすい状態になり，頻繁に水代わりに飲んだり，哺乳ビンで与えたりすると，むし歯のリスクが高まります．特に，夜寝る前や夜中に目覚めたときにこれらの飲料を与えると，睡眠中は唾液の分泌が少なくなるため，飲料が口の中に長時間残り，ますますリスクが高くなります．もう1つの問題は糖分が多いことです．100mL中に5g前後の糖分を含んでいるため，飲むたびに歯面に付着したプラークに飲料中の糖分が浸透すると，プラーク中の細菌による糖の分解（酸の産生）が起こり，脱灰が生じやすくなります．イオン飲料・スポーツ飲料の頻繁な摂取は，乳幼児においても学童においてもむし歯のリスクを高めます．

　また，健康で普通の食事をしている子どもが多量に摂取すると，糖分の取りすぎで肥満の原因となり，イオンの取りすぎで腎臓などに負担がかかり，全身的な影響も出てきます．水代わりに飲んだり，だらだら飲む習慣をつけないことが大切です．

　のどが渇いたときは水や麦茶を与え，イオン飲料やスポーツ飲料を水代わりに使用しないようにしましょう．下痢や嘔吐などの場合に水分を補給するときは，症状が軽快したら中止します．過激な運動や極端に汗をかいたとき以外は，水や麦茶で十分です．

　寝る前や寝ながらイオン飲料・スポーツ飲料を与えることは避けましょう．やむをえず与える場合は，口や歯のケアに気をつけて，むし歯にならないようにしましょう．

〈井上美津子〉

CHAPTER-3
幼児期の食べる機能・栄養と食支援

食べる機能，特に咀嚼機能に関しては，歯の生え方とも密接な関係があります．
また，このころからは徐々に自分で食べることが増え，
「食の自立」が進む時期でもあります．
ここでは，口の中の変化と食べ方の関係とともに，
自分で食べる（自食）機能の発達と食具の使い方の変化について述べていきます．

1 幼児期の子どもの食べる機能 ―手づかみ食べから食具食べへ

幼児期前半（1，2歳）の子どもの口と食べ方

●口の変化，歯の変化

幼児期の前半は，口の中の様子が大きく変わる時期です．1歳6カ月ごろに第一乳臼歯が生え，2歳6カ月ごろから3歳くらいの間に第二乳臼歯が生えます（図1，2）．これによって上下20本の乳歯がそろうことになり，子どもの歯ならびが完成します．また，歯だけでなく下顎骨の成長がみられるため，口の中の容積も増加します．

●かむ・すりつぶす機能の発達

乳臼歯が生えそろうことにより，かみ合わせの位置が安定するとともに，咀嚼の効率の向上にもつながります．それまでは歯肉（歯ぐき）でつぶす動きが主だったのが，乳臼歯が生えてきたことにより，より硬いもの，細かいものも処理できるようになります．

しかし，歯が生えそろったとしても，食べ物を連続してすりつぶすには，顎・舌・頬・口唇を協調させて動かさなくてはできません．そのため，すぐに食べられるものの種類が大きく変わることは少なく，最初は乳臼歯を使ってすりつぶし・咀嚼を練習する段階が必要になります．

●かみやすい・飲みやすい量は？

このころは，乳臼歯でのすりつぶし・咀嚼機能が大きく発達し，さらに「一口で食べられる」量（一口量）を覚えていくという点で大切な時

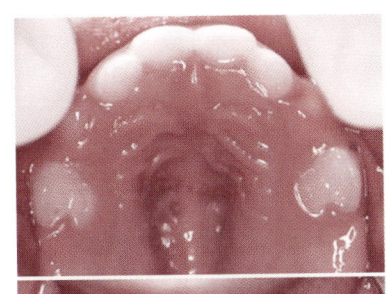

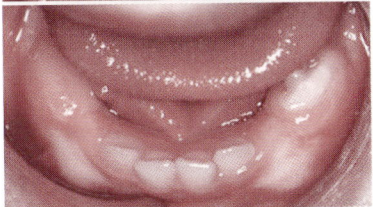

図1　1歳6カ月児の歯ならび

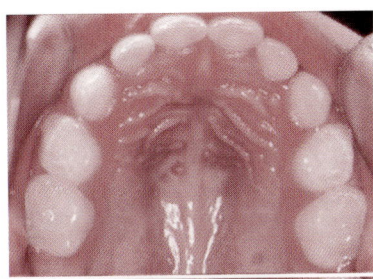

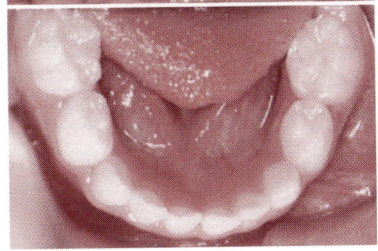

図2　3歳児の歯ならび

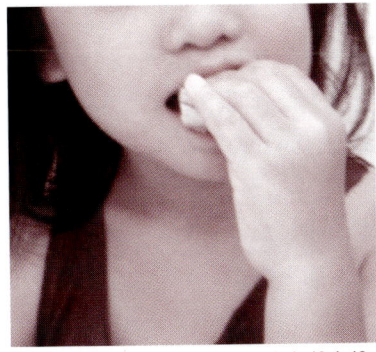

図3　自食の際の前歯によるかじりとり

期です（**図3**）．すなわち，1歳前後で生えそろう前歯を使って，大きな食べ物から自分の口に合った「一口量」をかじりとることで，処理しやすく，飲み込める量を学習することが，咀嚼の発達にも大きな影響を及ぼすのです．

また，歯の根（歯根）には歯にかかった圧力を感じる膜（歯根膜）があり，食べ物をかじりとることは食べ物の性状（物性）を認識することにも役立ちます．このことが，その後，食べ物をどのように口の中で処理するかを自分で選択するために，大きな役割を果たします．

咀嚼と並行して一口量を学習していくことが，1歳すぎから始まる自分で食べる動き（自食）の基礎となっていきます．

● **自分で食べる（自食）機能の発達**

離乳期に学習した「嚥下」「捕食」「咀嚼」の動きを基礎として，食べさせてもらうこと（介助食べ）よりも，自分で食べる動き（自食）が徐々に増えてくる時期でもあります．

自分で食べる最初の段階として，手で食べ物を持って食べる「手づかみ食べ」がみられます．これにより，手を口元に正確にもっていき，食べ物を口に入れる，あるいはかじりとるという「口と手の協調運動」の練習を行います．

また，上肢の動きや手指機能の発達により，正確に食べ物をとらえ，口に運べるようになるとともに，"適切な一口量を口に入れる"，"次の一口を食べるまでの間隔を自分で調節する"といった，自分で考えて食べる力も大きく発達します．

この期間，こぼしたりうまく食べられずに機嫌が悪くなったり，食べ物で遊んだりする様子も多くみられます．しかし，この手づかみ食べの習熟が，次の「食具を使って食べる（食具食

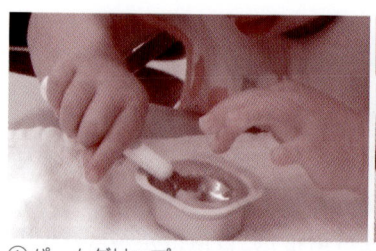

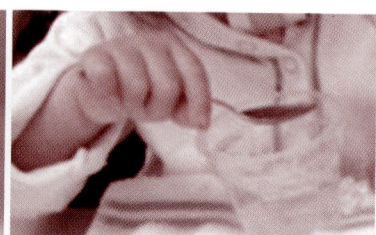

①パームグリップ　②フィンガーグリップ　③ペングリップ

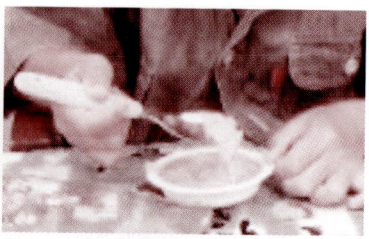

図4　スプーンの持ち方の変化

べ)」への大切な土台となるため，焦らずに，少しずつ上達していくよう働きかけることが大切です．

● 「手づかみ食べ」から「食具食べ」へ

　手づかみ食べが上手になってきたら，食具を使って食べる段階に入っていきます．最初に使う食具としては，口唇による捕食がしやすいスプーンが適切と考えられます．

　フォークは，食べ物を刺してそのまま口に運べるため，食べこぼしも少なく，便利な食具です．一方で，刺す動きでは上肢の直線的な動きが多くなり，スプーンですくう動きのように曲線的な動きの練習の機会が少なくなってしまいます．また，フォークに刺した食べ物を口唇ではなく前歯や乳臼歯で取り込んでしまう動き（捕食）になりやすく，口唇で取り込む動きが減ってしまうこともあります．そのため，幼児期にフォークを使う際は，手や腕の使い方，食べ方に注意する必要があります．

❶スプーンを使って食べる

　スプーンの持ち方は，手のひら全体で握るパームグリップ（図4-①）から，しだいに指先で握るフィンガーグリップ（図4-②）に移行し，最後に拇指（親指），示指（人差し指），中指の3指で握るペングリップ（図4-③）へと変化します．1〜2歳児ではパームグリップやフィン

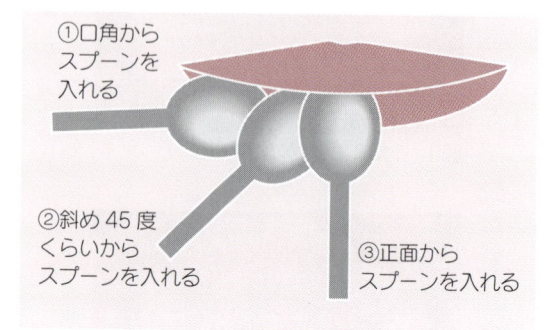

①口角からスプーンを入れる
②斜め45度くらいからスプーンを入れる
③正面からスプーンを入れる

図5　捕食時のスプーンの方向の発達変化

ガーグリップが多く，ペングリップがしっかりできるようになるのは4歳以降が多いようです．

　食べ物をすくう動きについては，最初は直線的に上肢を動かしてすくおうとするため，上手にすくえないことも多くみられます．しかし，上肢や手指の微細運動，あるいは体幹の安定性が徐々に向上することにより，曲線的にすくえるようになっていきます．

　また，食べ物を口に運び，捕食する際にも，口唇と食具の位置関係に発達がみられます．自食を始めたばかりのころは，上肢が体幹から離れず，下腕（ひじから下）の動きで食べ物を口に運ぶことが多いため，スプーンが口角から入ってしまい，顔をスプーンのほうに向ける動きが多くみられます．その後，少しずつ上肢がスムーズに動かせるようになるに従って，ひじが

体の前に出るようになるとともに食べ物を顔の正面にもっていくことができるようになり，正中（正面）からの捕食がしやすくなってきます（図5）．

このように，幼児期の前半は，口の中の形態変化や離乳の完了を経て，「自分で食べる」動き，すなわち自食機能の発達が得られる時期です．そのため，この自立して食べる機能を中心に，歯でかむ機能，食事の内容などを周囲から支援していくことが大切となります．

幼児期後半（3〜5歳）の子どもの口と食べ方

●口腔機能の成熟と自分で食べる機能の発達

3歳ころまでには乳歯が生えそろうので，この時期は安定した歯ならびによって，効率よく食べることができるようになります．

咀嚼機能の面では，乳歯のなかで最も大きい第二乳臼歯が生えるだけでなく，上下の歯がしっかりかみ合うことによって，咀嚼効率が向上します．さらに，咀嚼の際の顎や頬，舌などの協調運動が成熟してくることも，咀嚼機能の発達に大きく関連します．また，しっかりした咀嚼がしやすい一口の量，食べるペースといった自食機能が成熟することで，早食い，丸飲みなどを予防することも重要な点となります．

一方で，3歳以降は乳歯の齲蝕（むし歯）が急増する年齢でもあります．また，歯ならびやかみ合わせの状態によっては捕食や飲み込み（嚥下）がしにくい場合もあります．これまで獲得してきた口腔の機能をしっかり活かすためにも，保護者が定期的に口の中をチェックすることも大切です．

●食事の楽しさ・マナーも大切

幼児期では，1日の活動リズム（睡眠，食事，遊びなど）がつくられていきます．このなかで空腹感や食べ物への興味や関心も生まれ，いろいろな食の体験が広がりやすくなります．一方で，食べ慣れないものや苦手な味のものを食べないといった好き嫌いも出てきます．このことは，徐々に「自分で食べる量や内容を選ぶ」という，単に空腹感や食欲を満たすだけではない，食事への意識が高まっているということでもあります．

また，3歳以降は身体的な発育だけでなく，語彙数の増加や言語理解の急速な発達がみられるため，周囲にいろいろな関心を示すようになります．さらに，幼児期の後半では保育園や幼稚園など，家族だけでなく集団で食事をする場面も多くなります．このように，他人への興味や働きかけが増加する時期に家族や友達と一緒に食べる楽しさを味わうことは，周囲の人との信頼感を確認していくとともに，周囲の様子や場面に合わせた食べ方を覚えていくことにもつながります（図6）（p.44〜60参照）．

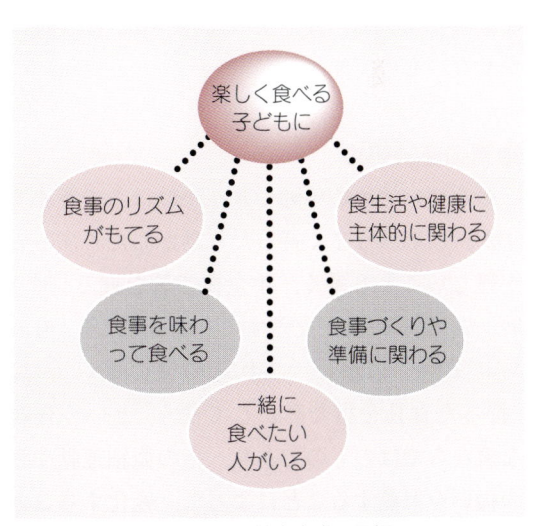

図6 食を通じた子どもの健全育成の目標

資料：厚生労働省「食を通じた子どもの健全育成（−いわゆる「食育」の視点から−）のあり方に関する検討会」報告書．2004．

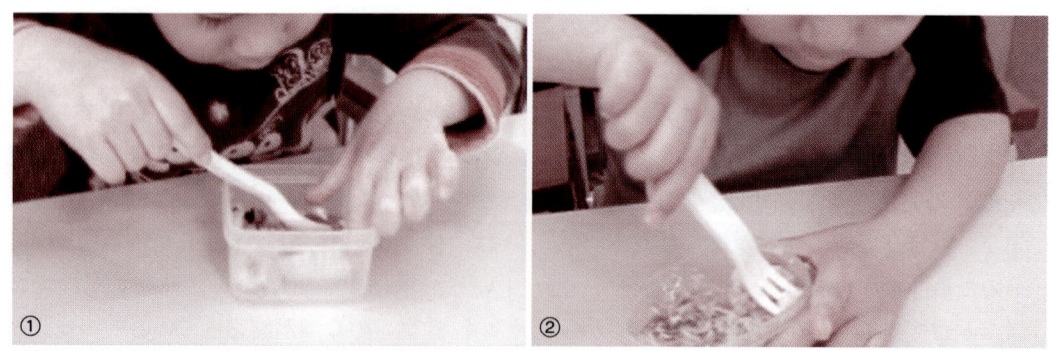

図7　食具を持たない手の使い方と姿勢の変化
①前かがみになりながら，食具ですくえない食べ物を手でつかんでいる．
②しっかりと食器に手を添えながら，顔を食器に近づけずに食べ物をすくっている．

●上手に使える食具の広がり

4歳以降では，スプーンあるいはフォークを上手に使えるようになり，口に食べ物を運ぶペースや一口量の調節を含めた自食機能も成熟してきます．また，食具の扱いだけでなく，食器を持ったり手を添えたりして，両手を協調させて食べることもできるようになってくるため，顔を食器に近づけずに，よい姿勢で食べられるようになります（図7）．この動きは，片手に食器を持ちながら食べ物をとらえて口まで運ぶ動作が必要な"箸を使って食べる"ことに欠かせないものです．

●箸の使い初め

箸を使い始める年齢やきっかけはさまざまですが，初めはうまく持ったり動かしたりするのが難しいことも多く，手全体で箸を握る「握り箸」や，2本の箸が交差する「ばってん箸」もみられます．しかし，これらの箸の使い方は，"持った食具を指で動かして使う"という複雑な箸ならではのものであり，指の微細運動や箸の扱いを習熟することによって，変化することが多いようです．

さらに，幼児の場合，使用する食具の大きさが適切でないと，なかなか上手に使えないことがあります．長すぎる箸は動かすのが難しく，箸の先を開閉させずに握り箸などの持ち方になりやすいため，幼児の手の大きさに合わせた長さのものを選択する必要があります．成人では手のひらの長さから約4cm長い箸が適切とされており，幼児では手のひらの長さより2〜4cm長い箸が扱いやすいと考えられています（図8）．箸を使い始めるときも，スプーンやフォークと同様に，幼児の手や口の大きさに合った食具の選択を心がけることが大切です．

箸の長さ＝手のひらの長さ＋2〜4cm

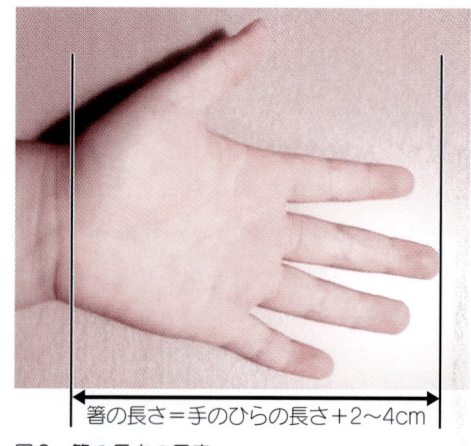

図8　箸の長さの目安

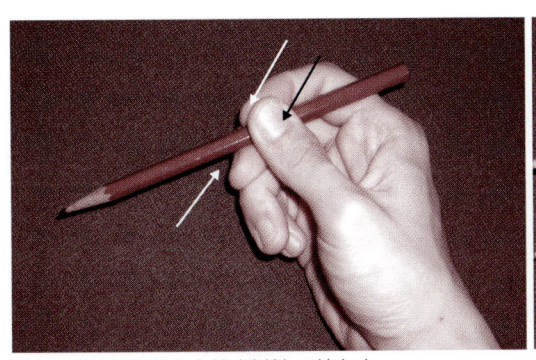

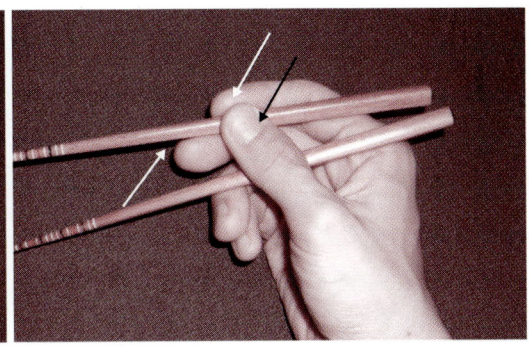

CHAPTER-3 幼児期の食べる機能・栄養と食支援

図9　鉛筆の持ち方と箸（遠箸）の持ち方
いずれも拇指，示指，中指を使った同じ持ち方をしている．

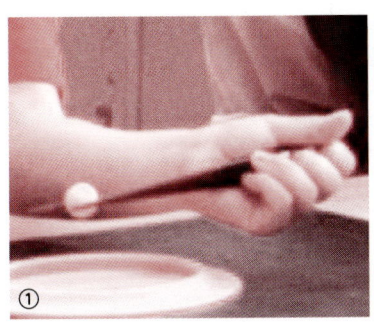

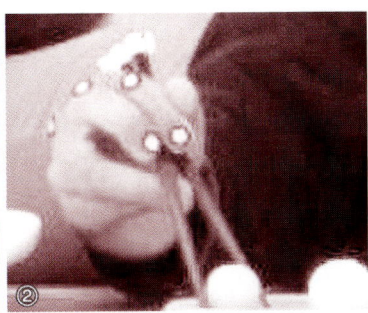

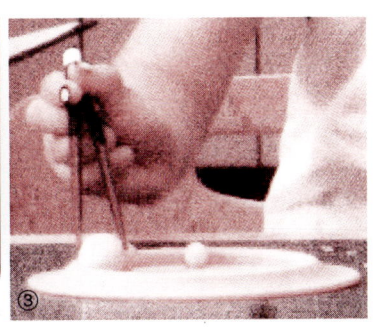

図10　箸の扱い方の変化
①箸を手全体で握るように持っている．
②拇指，示指，中指，環指で箸を持つようになっているが，箸は交差している．
③交差せずに箸を開ける．

● 箸の使い方の発達

　箸の使い方は，4〜5歳すぎから徐々に上達がみられます．まず，手のひら全体から拇指，示指，中指の3指で持つことが多くなり，その後，環指（薬指）を含めた4指で持つようになっていきます．このとき，2本のうち手首から遠いほう（遠箸）の持ち方は，ペングリップと同じ形になることが多くなります．そのため，どのような箸の持ち方ができるようになっているかを見定めるには，食事のときに箸を使う一方で，遊びのなかで鉛筆などの持ち方を確認するのも1つの材料となります（図9）．

　持ち方が安定してくると，しだいに箸の動かし方も上達するようになります．4歳前後では多くの子どもが箸を交差させて箸の先を開閉していますが，徐々に箸の交差が少なくなり，あまり失敗せずに食べ物を挟むことができるようになります．これにより，食器に顔を近づけてかきこむ，箸先を開かずに食べ物を刺すといった使い方から，いろいろな食べ物を挟んでとらえられるようになってきます．5〜6歳ごろでは，箸がほとんど交差せずに食べ物を挟むことも増えてきて，箸で食べる機能は成人に近づいていきます（図10）．

　このように，箸は高度な指の巧緻性，視覚，口と手の協調運動が必要となるため，スプーンやフォークを使いながら，持ち方，動かし方，口への入れ方などをゆっくりと覚えていくよう

にします.

幼児期後半では，口の中の形態や食べる機能が成熟していくとともに，集団のなかでの食事やマナーといった社会性，食べるペースや量といった自分の食べ方を身につける時期でもあります．同時に，味覚だけでなく食事の盛りつけや香りなど，五感を使って食事の楽しさを感じることも必要です．そのため，子どもが獲得している機能や心理面などを配慮しながら，発達段階に応じて1つずつステップを体験，習慣化していくことが大切となります．

（大岡貴史）

COLUMN-14 おいしさと音

硬いせんべいを食べると，バリバリと大きな音がして友達の話し声が聞こえにくかった経験がありませんか．このバリバリ聞こえる音は，一緒にせんべいのおいしさも感じさせてくれます．

音の多くは空気を伝わり聞こえてきますが，空気以外の媒体によって耳に届く音もあります．バリバリ聞こえた音の大部分は咀嚼音といい，咀嚼の際に発生する振動が歯，頭部の骨，耳小骨，そして内耳へ伝わって聞こえます．

このような，頭蓋骨を伝わる音は「骨導音」とよばれ，音源の振動が空気を介さずにヒトの骨を伝わって，直接聴覚器官に伝達されて音として認識されます．サクサクと聞こえるレタスをかんだときの音，カリカリときゅうりを食べたときの音，これらの歯でかんだときの音は食物の素材の味をいっそう豊かにしてくれます．サクサクなどの音は，通常，咀嚼した本人しか聞こえない音です．歯ごたえなどとも通じる骨導音は，食品の特徴ばかりでなく，新鮮さや素材の構成などまでも気づかせてくれます．

咀嚼中には周りの人に聞こえる音もあります．これは通常の音の伝達と同じで，空気で伝わる「気導音」とよばれる音です．気導音音源が周りの空気を振動させ，それが空気を伝わり耳に入って鼓膜を振動させます．この振動が蝸牛(かぎゅう)などの聴覚器官を通り，聴覚神経を伝達して音として認識されます．

子どもと一緒に，よい歯でしっかりかんで，おいしい音を聞いてみませんか．ちょっと楽しい食育です．

（向井美惠）

COLUMN-15　乳幼児の食に関する事故 ―窒息

　乳幼児は，いろいろなものを手にして口にもっていき，なめたり口に入れたりする様子が多くみられます．しかし，鼻呼吸が十分にできず口呼吸を行っている子どもでは，口に入れたものを吸い込んでしまう可能性があります．このころは咳（せき）反射が十分ではないため，誤って吸い込んだものを口の外に排出する力が弱く，また，咽頭や気管の断面積も成人と比べて非常に狭いため，食べ物や異物が入り込むと簡単に空気の通り道を遮断してしまいます．近年，乳児の窒息件数は減少傾向にあるものの，満10歳未満の不慮の窒息による死亡例のうち，0歳児が半数以上を占めており，依然として乳幼児期にみられる注意すべき事故となっています．

　食べ物による窒息は窒息死全体の約20％で，ぶどう，ミニトマト，こんにゃく入りゼリー，ナッツ，キャンデーなどを食べているときに生じた事故が多く，これらの食べ物は乳幼児が一口で口に入れられる大きさであり，表面が滑らかなためすりつぶしにくく，口から咽頭部に移動しやすい特徴があります．特に，口に入れる大きさ（一口量）をしっかりと身につけていない乳児では，飲み込むには大きすぎる量を口に入れてしまい，押しつぶしやすりつぶしができないまま飲み込んでしまうおそれがあります．乳臼歯が生えてきた幼児であっても，滑りやすく丸い形のものを上手にすりつぶし，しっかりと飲み込める大きさまでかみ砕いて細かくするのは難しいものです．また，弾力のある食べ物は変形しやすいため，飲み込みやすいものの乳幼児の狭い咽頭部で詰まってしまうこともあり，窒息につながることもあります．

　このような食べ物を与える場合には，子どもの食べる機能や全身の発育を考慮したうえで，保護者が食べ物を切り分ける大きさや食べさせるペースに注意する必要があります．2007（平成19）年には，こんにゃく入りゼリーを一口サイズの容器から直接吸い出すように食べた際に窒息事故が生じており，食べ物を選ぶだけでなく，与え方を改善することで事故を未然に防ぐ可能性もあります．

　また，乳幼児自身についても，離乳期を通して自分の一口量を覚えること，食べ物を口に放り込まずに口唇で捕食，あるいは前歯でのかじりとりをしっかりと行える機能を獲得することが，安全な食事には大切であると考えられます．

（大岡貴史）

2 幼児期の食事
―幼児食と食べ方への支援

　幼児食（幼児期の食事）は，離乳が完了する1歳6カ月ごろから就学前の6歳ごろまでの子どもを対象とした食事のことをいいます．

　幼児食を考えるときに乳児期と違うのは，必要栄養量のほかに，子どもの心理（社会性）および食行動に応じていかなければならないことです．幼児の発育や心理，食行動，家庭の食習慣，地域社会の食風習など，いろいろな環境が関係して食事の基礎がつくられていきます．さらに，この時期に獲得した咀嚼機能はその後にも影響を及ぼすということを考えれば，幼児期の食生活を整理して知っておきたいものです．

　本書では，幼児期を大きく前半（1，2歳）と後半（3～5歳）に区分していますが，栄養だけの観点からは，幼児期は1～2歳までと，3歳以降に分けられます．しかし，咀嚼機能や社会性（心理）などの観点を含めれば，1歳児と2歳児を分けて考えると，より対応がわかりやすくなります．

成長発達に合わせた食生活の基本づくり
●1日に必要な食品の目安を知る

　幼児期は身体発育がさかんな時期です．この時期の必要栄養量の目安は，厚生労働省により策定された「日本人の食事摂取基準（2005年版）」をもとに体重1kgあたりに換算すると**表1**[1)]のようになり，成人と比較すると2～3倍もの量が必要であることがわかります．

　幼児期の1日の推定エネルギー必要量は，1～2歳では男子1,050kcal，女子950kcal，3～5歳では男子1,400kcal，女子1,250kcalで，これを3回の食事と間食で配分します．身体が小さいわりに多くのエネルギーや栄養素を必要としているので，3回の食事とおやつの内容には十分な配慮を要します．

●咀嚼機能に合った調理形態の工夫

　また，咀嚼を考えると1歳児と2歳児にはその能力には違いがあります．

表1　体重1kgあたりのエネルギーおよび栄養素の量 (高野　陽ほか，2007[1)])

栄養素など 年　齢	エネルギー(kcal)		タンパク質(g)		カルシウム(mg)		鉄(mg)	
	男	女	男	女	男	女	男	女
1～2歳	88	86	1.7	1.8	38	36	0.5	0.5
3～5歳	84	78	1.5	1.6	33	34	0.3	0.3
18～29歳	42	41	0.9	1.0	14	14	0.1	0.2
30～39歳	39	38	0.9	0.9	10	11	0.1	0.2

表2 具体的な食事の基本(幼児食懇話会,2000[2])を改変)

食品分類	1日の目安量(g)	1歳児〔回数:3食+おやつ0〜2回〕食べ方の例	注意するポイント	2歳児〔回数:3食+おやつ2回〕食べ方の例	注意するポイント	1日の目安量(g)	3〜5歳児〔回数:3食+おやつ1回〕食べ方の例	注意するポイント
穀類	200〜300	軟らかめのごはん サンドイッチ うどん	大人の食事より水分を含ませて軟らかく仕上げる	焼きそば 焼きビーフン 白玉だんご	餅はまだ早すぎる	300〜400	スパゲッティ ラーメン そば 餅	大人の食事より薄味に心がける
いも類	50	肉じゃが シチュー ポテトサラダ	いもだけで煮るとパサパサしているので,野菜やタンパク質の食品と一緒に調理する	いも天ぷら コロッケ	衣の香ばしさで,パサパサしているものでも食べられる	70	スイートポテト 大学いも 里いも煮 とろろいも	いろいろないも料理を利用する
牛乳・乳製品	200〜300	クリームシチュー グラタン ヨーグルトあえ	料理やおやつに使用するととりやすい	チーズはさみ揚げ ピザトースト	料理やおやつに使用するととりやすい	200	チーズキャッチ あさりのチャウダー	料理やおやつに使用するととりやすい
卵類	30〜40	茶碗蒸し スクランブルエッグ 卵サラダ 卵サンドイッチ 卵焼き	卵に具を入れるときは,できるだけ卵に近い軟らかさに統一する	かに玉あんかけ 野菜の卵とじ	硬い食品と一緒に調理するときは,軟らかめに下ごしらえする	50	親子どん ゆで卵 スコッチエッグ	卵と一緒の具は硬いものが入ってもよい.固さの強弱をつける
魚類	30〜40	あじ,ひらめ,たらなどの白身魚 生鮭,金目鯛などの煮魚 フライ ムニエル	身がほぐれやすく軟らかい魚を調理する.小さな骨がない魚を使う	しじみ,あさりをみそ汁にしてうま味を味わう.ツナサンド	いか,たこ,かまぼこはまだ十分にかめないので,食べやすいようにかくし包丁を入れる	50	かきフライ わかさぎフライ 焼き魚 干物 さつま揚げ	焼き魚も食べられる.塩分に気をつける
肉類	30〜40	ハンバーグ 鶏レバー揚げ ひき肉と野菜煮	硬くならないように,ひき肉料理は卵やパン粉のつなぎを多めに使う	薄切り肉と野菜煮 細切り肉いため	薄切り肉は,およそ1cm程度のこま切れにして調理する	40〜50	ロールキャベツ 焼き肉 豚カツ ウインナー	薄切り肉が軟らかくなるように調理する
大豆・豆製品	30〜35	みそ汁 納豆汁 マーボー豆腐 いんげん豆煮	納豆はさらに包丁でたたいて抵抗なく食べられるようにする.豆は皮まで軟らかくなるまで煮込む	ポークビーンズ そら豆甘煮 大豆の五目煮	大豆は,缶詰を使うと軟らかく手間が省ける.納豆は包丁で荒みじんにすると食べやすい	40〜50	厚揚げ煮物 いなり寿司 いり豆腐 うの花いり	おからやがんもどきなどは,適度な固さでかみごたえがあるので,上手に利用する
野菜類	200	切り干し大根煮つけ 青菜ごまあえ 煮込もの	レタスやキャベツなどの葉物は食べにくいから少しひかえる.熱を加えて軟らかくする工夫を	油いため かき揚げ	ピーマンなどにおいの強いものは,下ゆでしてから使うと食べやすい	240	生野菜ドレッシングあえ きのこご飯 お好み焼き 筑前煮 ポトフ	においのきついものやあくの強いものは食べにくいこともあるが,ほとんどの野菜やきのこ類は食べられる
海藻類	2〜5	ひじきの煮物 わかめスープ	軟らかくトロトロに調理する	ひじきごはん わかめごはん のり巻き	ごはんに混ぜると食べやすい	2〜5	切り昆布の煮物 海藻サラダ もずく酢	大人より少し軟らかく調理する
果物類	100〜150	りんごの重ね煮 フルーツ入り蒸しパン	りんごなど口の中でゴロゴロするものは,すりおろしてもかまわない	フルーツサラダ フルーツポンチ	リンゴは薄切りにすれば食べられる	150〜200	パイナップル はっさく さくらんぼ	りんごなどは食べられる.基本的には何でも食べられる
油脂類	10	揚げもの いためものは植物性オイルで	新鮮な油で調理する	ピーナッツバター ごま油 オリーブオイル	いろいろな油を使える	20	ごまペースト カシューナッツなど種実類	いろいろな油を使える
調味料		みりん,料理酒,ワインなどは火をよく通して使う.マヨネーズ・カレー粉は少量	用途に合わせて少量利用する	マヨネーズ,カレー粉,ウスターソースは少量	少しずつ慣らしていく		レモン煮きんとん ドレッシング ポンスしょうゆ	酢は慣れにくいので,レモンやポンスしょうゆなど,少量ずつ慣らしていく

※これらの表は「基準」ではなく,参考となる「目安」を示している.

表3 幼児期と幼児食 (幼児食懇話会，1998[3]) を改変)

区分 食の要点		離乳食 9〜11カ月ころ	幼児食 1〜1歳半 1歳ごろ	2歳ごろ	3・4・5歳
発達		はいはい	2本足歩行・手指を使う		自我の発達
生歯			前歯，第一乳臼歯	乳歯が生えそろう，第二乳臼歯	安定した時期
口腔機能発達段階			咬断期・一口量学習期	乳臼歯咀嚼学習期	咀嚼機能成熟期
食具使用機能発達段階			食具使用学習開始期	食具使用学習期	食具使用成熟期
食べ方	手づかみ	遊び食べ，こぼす			
	スプーン			すくう，口などで食べる	
	フォーク				
	箸				
食品	形		手づかみしやすい形	スプーンやフォークで扱いやすいもの	
	大きさ	1cm角ぐらいの大きさ	前歯でかみきれる大きさ 平らで大きい	小さいもの，大きいものなどいろいろな大きさ	
	固さ	歯ぐきでつぶせる	前歯でかみきれる，奥歯でつぶせる煮物程度のもの	奥歯ですりつぶせるしんなりいためもの程度	大人より少し軟らかめ
	香辛料・酸味	できるだけひかえる	できるだけひかえる	みりん，料理酒，ワインは火をよく通す	にんにく，しょうが，マスタードなども少量使って慣らす
	生もの	果物以外はひかえる	冷奴など 夏は衛生に気をつける	新鮮な刺身など	ローストビーフ，とろろいも，生野菜サラダなど
	油もの	お菓子などの油ものはひかえる	お菓子などの油ものはできるだけひかえる	お菓子・動物性油脂・油はひかえる	お菓子・動物性油脂・油はできるだけひかえる
	冷たいもの	アイスクリーム			アイスキャンディ
	味	甘み，塩分はごくうす味	マヨネーズ，ケチャップ，粉チーズ，はちみつ，カレー粉など	ウスターソース，しょうがなど	酢豚風，ポンス，みつ葉など香り野菜なども少しずつ
回数	主食 おやつ 母乳・ミルク(mL)	3 0 300〜400	3 0〜2 フォローアップミルク，牛乳200〜300	3 2 フォローアップミルク，牛乳200〜300	3 1 フォローアップミルク，牛乳200〜300
食生活		乳汁以外の食事	食への意欲・興味	食を楽しむ 味わう 比較する	残す，分ける，ためておく，ゆずる 食事のマナー 社会食べ
集団保育		保育者と一対一の介助・援助	一人ひとりの意欲中心に食事に取り組む	友達とともに楽しく食べる	健康教育，調理保育などを取り入れ食生活を豊かに

表2[2)]は，1日にどの食品群からどのくらい摂取すれば各栄養素が整うかの目安を示し，さらに，1997（平成9）年に行った「幼児食を中心とする実態」のアンケートによる全国調査をもとに，食品分類ごとに「食べ方の例」と「注意するポイント」を加えて解説したものです．

たとえば，卵類では，1歳児は，卵に入れる具が同じ軟らかさでないと，具だけを上手に口から出してしまうか丸飲みをしてしまい，2歳児は，カニ玉あんかけのように少し硬いタケノコやきくらげが入っていても上手に咀嚼できるようになります．同じように，1歳児は，サンドイッチのように，パンと具のレタスやキュウリの固さが違うと重ねたまま食べることは難しいし，同様に，いなり寿司のように，油揚げとごはんをはがさずに食べることはできません．

このように，幼児期の食事には調理の工夫などが必要であることがわかります．なお，この時期の咀嚼機能については他稿（p.114～120参照）で述べているのでここでは省略しますが，歯の本数（萌出歯数）と関係があることを知っておいてください．

さらに，幼児食に欠かせないのは，みずから食べたいという気持ちの発現です．手づかみ食べからスプーンやフォーク，箸を使うようになるので，食具で扱いやすい食材の大きさ，さらに味覚の発達とともに味つけの仕方も大きく関わってきます．

また，幼児期前半の1～2歳児では自分で食べたい気持ちは長続きせず，精神面の発達とともに大人にとっては食べ方で悩まされる時期です．

このように，幼児期では全体をみながら関わる必要があります．表3[3)]は，それらをわかりやすくしたものです．

●子どもの食事で困っていること

図1[4)]の気になる食行動は，母親が「子どもの食事について困っていること」を示したものです．「遊び食い」が最も多く，「偏食」「むら食い」と続き，いずれも年々増加しています．

❶遊び食い

1歳近くなるころには，「自分で食べる」「手づかみで食べたがる」様子がみられます．しかし，伝い歩きや一人歩きができるようになると行動範囲が広がり，食事以外のことに興味をもつようになります．おなかが満たされると，食器を重ねたり打ち鳴らしたり，ヨーグルトなどをわざと落としたりします．食事中は落ち着かずに椅子から降りて歩きまわることもあり，どのようにしつけていけばよいのか悩むころです．しかし，3歳以降になると自分で上手に食べることができるようになり，周りの人を意識して家族と食事を楽しむようになると，落ち着いてきます．

食事時間には空腹であることが条件です．生活リズムを整えてダラダラ食いにならないようにすること，テレビやビデオは消して，おもちゃなどは片づけること，たとえ食具などで遊び始めても食べ物に集中できるような言葉かけをし，それでも続けているようであれば，無理強いせずに片づけるようにしましょう．

❷偏　食

好き嫌いは，2005（平成17）年度の乳幼児栄養調査[4)]によると，1歳25.0％，2歳36.5％，3歳以上39.0％でした．これは，味覚の発達だけでなく自己主張が強くなり，言葉で「嫌い」と表現するようになることも考えられます．1～2歳は，食べにくさから食べられないこともあるので，調理形態の工夫が必要な時期です．3歳以降も料理方法によっては食べることがある

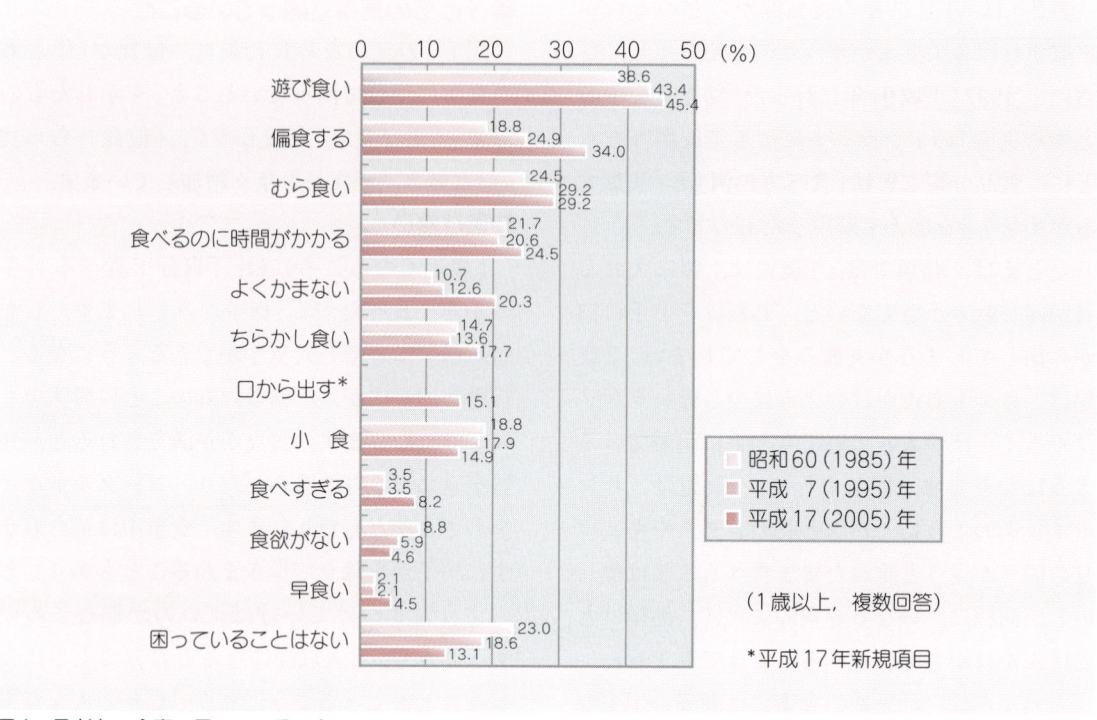

図1　子どもの食事で困っていること
資料：厚生労働省「平成17年度乳幼児栄養調査」

項目	昭和60(1985)年	平成7(1995)年	平成17(2005)年
遊び食い	38.6	43.4	45.4
偏食する	18.8	24.9	34.0
むら食い	24.5	29.2	29.2
食べるのに時間がかかる	21.7	20.6	24.5
よくかまない	10.7	12.6	20.3
ちらかし食い	14.7	13.6	17.7
口から出す*			15.1
小食	18.8	17.9	14.9
食べすぎる	3.5	3.5	8.2
食欲がない	8.8	5.9	4.6
早食い	2.1	2.1	4.5
困っていることはない	23.0	18.6	13.1

（1歳以上，複数回答）
*平成17年新規項目

ので，子どもと確認しながら味つけの工夫をするとよいでしょう．

偏食は，さまざまな生活体験によって食べられるように変わることもあります．生活面でいえば，初めて行く公園や初対面の子どもに対しては様子をうかがっているだけだったのが，何度か行くうちに溶け込んでいきます．新しい食品を受け入れることもそれと同じで，いつまでも餃子やカレーなどに嫌いな食品をわからないように混ぜるのではなく，まず見せることや味つけを工夫することで食べられるようになった経験を増やすことが，嫌いなものを少なくすることでもあります．

嫌いなものは強制せず，その間は代替になる食品にします．そして，調理などの手伝いをさせる，外食など楽しい雰囲気のなかで食事をして環境を変えてみる，家族の食べている様子を見せる，たまには「おいしいよ」と誘うなどの工夫をすると，思いがけずに食べることがあります．

成人してからでも偏食は直ることを考えれば，無理に特定の食品を食べさせることはないと考えます．

❸むら食い

乳児期ほど急速な発育を示さないので，自己調節が食欲の「むら」という現象に表れやすいようです．幼児の食欲は感情に左右されることもあり，1日のうちでも食べるときと食べないときの差が激しかったり，2～3日単位でも食べる日と食べない日が出てきますが，機嫌がよ

ければ生活面では問題ありません．

　また，食事前に怒られたときや喧嘩をした直後などは，空腹でも気分が沈んで食べないことがあるので，少し時間をおいて気持ちを安定させると食べることもあります．気分のむらを立て直すことは子どもにはできないので，大人が気分転換をさせるとよいでしょう．

　食欲のないときは強制しないで，食事に集中できるように環境を整えて生活リズムを見直し，空腹の状態で食卓につけるようにします．

❹食べるのに時間がかかる

　幼児が集中できるのは30分くらいです．しかし，2歳以上になると会話をするようになり，楽しくて会話が弾みながらも食事をすることができます．この場合は，1時間くらいかけて食べることもあります．

　しかし，家族と一緒に食べているのに会話もせず，またほかの人の食べるペースに合わせようともしないで，一人だけで黙々と時間をかけて食べていることがあります．周囲の干渉のしすぎや無理強いなどによっても起こりやすいので，他人との関わり方を確認し，次の行動に移せるように声をかけて社会性を身につけさせるとよいでしょう．

　「遊び食い」のときと同じように，食事に集中できるようにテレビなどは消して，食事の環境を整えます．食事量を確認して，場合によっては食べきれる量に盛りつけることも必要です．

❺よくかまない

　軟らかい食事に偏らないことが重要です．子どもの歯の本数，咀嚼できる段階に合わせて食事の献立を工夫します．

　食事の間は麦茶などの水分補給は控えます．これは，水分で流し込むことを覚えてしまうのを避けるためです．そのかわり，味噌汁などの汁ものを用意します．

　調理の内容も工夫が必要です．どんぶりもの（カツどん，親子どん，マーボどん），ごはんにかけるもの（卵かけ，納豆，とろろ，お茶漬け），とろみのあるもの（カレーライス，シチュー，あんかけ），めん類などは早食いになりやすいので，1品だけにしない工夫が必要です．

　また，野菜やきのこ類，海藻類を利用するように献立の工夫をします．さらに，食材は大きめに切って，圧力なべで煮たときほど軟らかくしないことがポイントです．これは，前歯を使ってかじりとることで満足感が得られやすくなるからです．

●食べにくい食品

　かみにくい食品は奥歯（乳臼歯）が生えそろわないと食べられないので，特に1～2歳児には与えないようにします．与える場合は，小さく切る，煮る，しんなりさせるなどの工夫が必要です．

＜食べにくい食品の例＞

- ペラペラしたもの：レタス，わかめ
- 皮が口に残るもの：豆，トマト
- 硬すぎるもの：固まりの肉，えび，いか
- 弾力のあるもの：こんにゃく，かまぼこ，きのこ
- 口の中でまとまらないもの：ブロッコリー，ひき肉
- 唾液を吸うもの：パン，ゆでたまご，さつまいも
- においの強いもの：にら，しいたけ
- 誤嚥しやすいもの：こんにゃくゼリー，餅

● **間食の適量と与え方**

　幼児期の消化能力は未熟であり，1回に食べる量も限られ，特に昼食から夕食にかけては栄養補給が必要です．さらに，幼児期特有のむら食いや小食，あるいは食事時に寝てしまうこともあるため，1日3回の食事では必要なエネルギーや栄養素を満たすことが難しく，間食で栄養素を整える必要があります．

　大人にとってのおやつはリラックスできる楽しい時間ですが，幼児では楽しみのほかに1日の栄養素を補う「補食」として大きな意味があります．また，新陳代謝が活発なため，水分を補給すること，簡単なおやつづくりに参加させることで食育がしやすいこともあります．

　幼児期において1日3回の食事と1～2回の間食は，時間を決めることで生活リズムを整えること，きちんと空腹と満腹の感覚を覚えることができるようになり，健全な生活習慣の基礎ともいえます．

　間食の適量は運動量や体格の個人差もありますが，1日に必要なエネルギー量の10～15％が適当で，1～2歳児は約100～150 kcal，3歳児以上は約200 kcalです．おやつの与えすぎから夕食がとれなかったり，ほしがるままに与えているとむし歯（齲蝕）や肥満の原因になることがあるので，エネルギー量と与える時間を決めることがきわめて重要になります．

　内容は水分とおやつの組み合わせが適当で，1～2歳は単なるお菓子ではなく乳製品，いも類，ごはん類，果物類などを組み合わせるとよいでしょう．3歳以降は，それらにお菓子を組み合わせてバリエーションを加えます．

　市販の菓子類を与えるときは，品質保持期限，成分表示（添加物，塩分，脂肪分など）に気を配る必要があります．

　最近の問題点は，間食が夜食化していることです．1歳児では40％，2～3歳児では30％が夜食をとっています[5]．これでは，朝食時に空腹にならず「朝ごはんを食べよう」といっても難しいのが現実です．また，「子どもの欲しがる時に与える」のは20％ですが，年齢が低いほどこの傾向は強いようです．子どものほしがるときにおやつを与えれば食欲にも影響し，生活リズムを乱す原因にもなります．

〔太田百合子〕

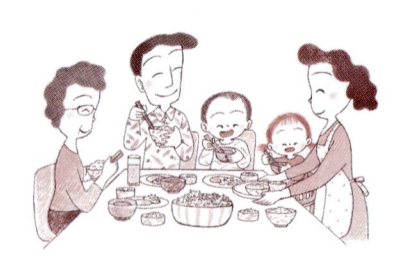

3 幼児期の栄養・調理
─幼児食の上手な献立・食事づくりのアドバイス

幼児食を簡単に上手につくろう
●幼児食の調理で重要なこと
❶食事のバランス

2005（平成17）年に農林水産省と厚生労働省により作成された「食事バランスガイド」（図1[1)]）では，食事を主食，副菜，主菜，牛乳・乳製品，果物の5つに区分して，1日に「何を」「どれだけ」たべたらよいのか，望ましい食事の取り方やおおよその量を，料理例をあげて示しています．また，6～69歳について性別・活動量別の必要エネルギーを示しています．

そこで，成人の基本形をもとにエネルギーおよび主要な栄養素の試算から子ども（1歳児）の1日の食事量の目安を検討すると，主食，副菜，主菜はそれぞれ大人の1/2弱程度，果物は1/2程度[2)]と考えられています．すなわち，家族（大人）一人の1日の食事量を1としたとき，1歳児ではその1/2程度を目安とすることができます．

なお，1日にどの食品群からどのくらい摂取すれば必要な栄養素が整うかについては，p.123表2に示されているので参照してください．

❷おやつ（間食）

幼児は胃の容量が小さいので，1日3回の食事で必要な栄養を十分にとることができないため，おやつで上手に補います．

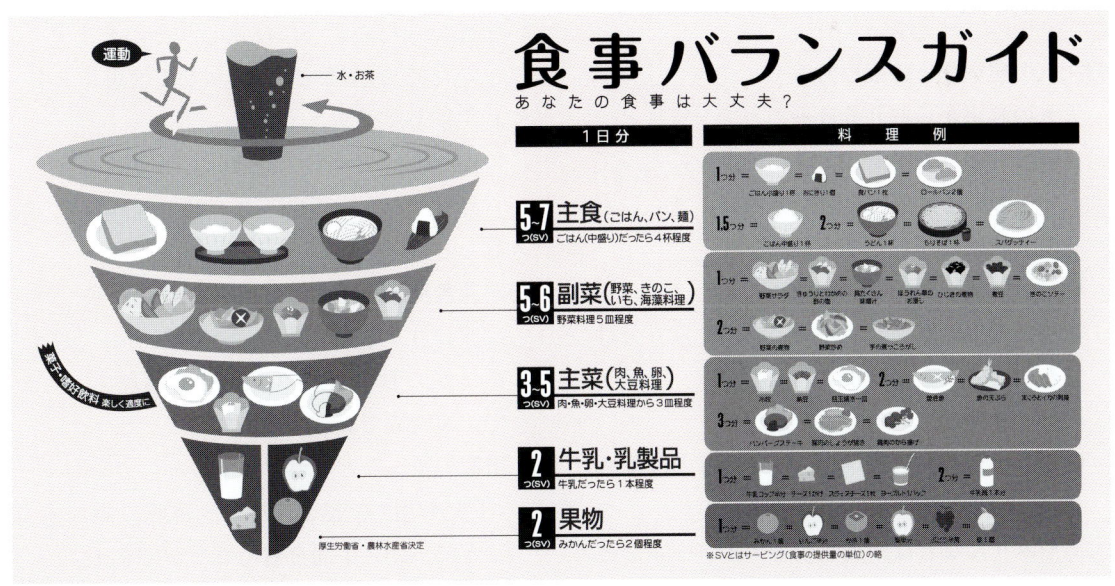

図1　食事バランスガイド（厚生労働省・農林水産省，2005[1)]）

❸調理方法

　幼児期前半では大人と同じような大きさ，固さのものを食べるのは難しく，些細なことで食欲などの変化や好き嫌いが出やすい時期なので，無理強いせずに，子どもの歯の生え方（萌出状況），食べる機能の発達に合わせた調理方法（多種類の食品，切り方，味つけなど）を工夫します．幼児期後半でも，大人のものより少し軟らかくします．

❹味に変化

　乳幼児期につちかわれた味覚や食事の嗜好は，その後の食習慣にも影響を与えます[2]．濃い味つけや香辛料などに慣れると，薄味のものを食べたがらないことにつながるので，味つけは薄めにします．味に変化をつけるためには，淡白な素材と濃厚な素材を組み合わせたり，食物本来の風味を活かして調理します．酸味，苦み，甘み，塩味を覚える時期でもあります．幼児期後半には好みがはっきりしてきますが，偏食や肥満にならないように気をつけます[3]．

●合理的なつくり方

❶大人の食事からの取り分け

　大人の食事から取り分けることで，家族と一緒に同じものを食べることは，子どもにとって楽しいものです．取り分けたあとに，さらに食べやすい状態に調理します．

＜取り分けする際の留意事項＞

①家族の食事の献立を決めるときに，取り分けしやすいものを選びます．
②素材は新鮮で，旬のものを選びます．
③味つけは薄味にします（濃い味のものは薄めます）．
④酒やみりんなどは，加熱してアルコールをとばしてから使用します．
⑤刺激の強い香辛料の使用は避けます．
⑥煮物，煮魚などは，味のしみていない身の部分を取り分けます．

＜取り分けた後の仕上げ＞

　取り分け後の調理例は下記の通りです．

・煮込んだ具を調味料などを入れる前に取り分け，薄く味をつけるもの：カレーライス，豚汁，肉じゃが，温野菜など
・できあがったものを食べやすい大きさや長さに切り，味を薄める：うどん，スパゲティ，ラーメン，スープ，シチューなど

❷総菜（中食）などの上手な利用

　市販の総菜は香辛料や揚げ油などを多量に使用していることが多いので，表示や味つけに注意します．

＜調理例＞

・食べやすい大きさに切り，薄いたれやソースで煮る：天ぷら，フライ，ハンバーグ，肉団子など

❸練り製品，加工食品などの利用

　すでに塩分や脂分などを含んでいるので，濃い味にならないように注意し，そのままより，ほかの食材（野菜など）と合わせて使用します．

＜利用する食品例＞

　はんぺん，ちくわ，かまぼこ，がんもどき，ハム，ウインナー，ソーセージ，ベーコン，焼き豚など

❹冷凍食品，市販の幼児食などの上手な利用

・冷凍食材：冷凍の野菜，いも類，肉，魚などをほかの食材と組み合わせて調理することで，短時間で調理できます．
・市販のルーなど：ホワイトルー，カレールー（子ども用）などを使用し，薄味で調理することで，ひと手間を省くことができます．
・缶詰やレトルト食品など：コーン，トマト

ホール（ジュース），ツナ，カニ，さけなどの素材缶詰，ミートソース，スープなどの調理缶詰，幼児用のレトルト食品やインスタント食品（後述）などを利用して，薄味に調理します．

なお，大人用のレトルト食品やインスタント食品などは，子どもにとっては濃い味つけであり，香辛料や添加物などが含まれているので，使用は避けます．

調理形態の目安
●食べやすくすることが調理のコツ
❶野　菜

それぞれの野菜独特の風味が苦手な子どもが多いので，うま味を加えて食べやすくします．

- 軟らかめに火を通し，小さめに切る：ピーマン，さやいんげん，さやえんどうなどは軟らかくゆでて，細かく切ります．
- 煮込み料理に入れる：セロリ，ピーマンなどはカレー，シチュー，スープに入れます．
- うま味のある食材と合わせる：ハム，ベーコン，しらす干し，ごまなどと一緒に調理します．
- 舌触りをよくする：豆腐，納豆などとあえたり，あんかけにしたりして，飲み込みやすくします．
- 好みの味つけをする：ケチャップ，マヨネーズ，ごま油などの味や香りをつけます．

❷いも類

ボソボソした食感をなくすようにします（汁気を残す）．

❸豆　類

皮まで軟らかく調理し，つぶすか刻みます．特にピーナツなどは，そのまま与えないように気をつけます．

❹魚介類

骨をとり，生臭くならないように下処理と調理に気をつけます．

- 少量の生姜や梅干しを入れて調理します．
- 煮魚は比較的食べやすいのですが，食べにくい焼き魚・蒸し魚などはあんかけにします．また，フライなどの揚げ物は薄いたれを加えてひと煮します．

❺肉　類

奥歯（乳臼歯）が生えそろう2歳6カ月ごろから3歳ごろまでは，食べ（かみ）やすい状態にします．

- 初めから食べやすい食材を選び，切り方も工夫する：ひき肉，鶏ささみ肉の斜め薄切り（削ぎ切り），鶏レバーの1cm角切り，豚肉や牛肉の薄切りなど
- 火を通すと硬くなる性質があるので，卵やパン粉，じゃがいものすりおろしなどをつなぎに使う：肉団子，ミートローフ，ハンバーグなど

❻乾　物

ひじき，切り干し大根，凍り豆腐，干しわかめなどを，水やぬるま湯でもどしてから，ほかの食材（にんじん，きのこ類，油揚げなど）と煮たり，あえたりします．

手づかみ食べがしやすい食事

1歳から1歳6カ月ごろでは，1食のうちで2品くらいは，前歯（乳中切歯）でかみ切ることができて，歯ぐき（歯槽堤）でつぶせるくらいの固さのものを用意します．

表1[4)]に，手づかみ食べをしやすい食品とその形状を示しました．

なお，手づかみ食べの重要性についてはp.81に詳述されているので参照してください．

表1　手づかみ食べをしやすい食品と形状（北　郁子ほか，1993[4]）

食　品	食品名・形状
ごはん	おにぎり
	薄いおにぎり ➡ 俵型 ➡ 三角
パン	食パン
	みみをとり，一口大（1〜2cm角）➡ スティック状 ➡ ロール状
魚, 練り製品	はんぺん，さけのムニエル，つみれ団子，白身魚の天ぷら，かき揚げ，エビフライなど
	一口大
肉, 肉の加工食品, 卵	肉団子，焼きハンバーグ，鶏ささみのフリッター，ソーセージ，ハム，ウインナーソーセージ，卵焼きなど
	一口大 ➡ スティック状
乳製品	プロセスチーズ
	そのままを短冊切り ➡ 三角 ➡ 四角
いも類, 野菜	煮・ゆで・蒸し・揚げ・焼き野菜（にんじん，ジャガイモ，かぼちゃ，アスパラガスなど）
	一口大 ➡ スティック状
	生野菜（にんじん，きゅうり，大根など）
	一口大 ➡ 薄切りスティック ➡ 角切り（1cm角ぐらい）スティック
果　物	りんご，梨，柿など
	厚さ0.3〜0.5cmの薄切り ➡ 0.5〜1.0〜1.5cmの薄切り
	いちご
	へたをとり，1/2に切ってそのまま ➡ 1個丸のまま
	みかん，いよかん，はっさくなど
	1房ずつに分け，薄皮をむいて果肉だけ ➡ 皮をむいて横に1/2に切る ➡ 1房ずつに分け，背に切れ目を入れて開く ➡ 1房ずつに分け，口に切れ目を入れて開く
	メロン
	果肉の軟らかいところだけを一口大 ➡ 果肉全体を厚さ1〜1.5cmのくし型
おやつ類	お好み焼き，ホットケーキ，蒸パンなど
	一口大 ➡ スティック状

スプーン，フォークが使いたくなる料理・食品

●スプーンが使いたくなる料理・食品

・軟らかく，汁気の多いものやつかみにくいもの（刺しにくいもの）：おかゆ，リゾット，カレーライス，シチュー，茶碗蒸し，スクランブルエッグ，鶏のそぼろ煮，豆腐，ゼリー，プリン，ミニトマト，うずら卵の水煮など

・小さいサイコロ状に切った具（玉ねぎ，にんじん，きゅうり，ハム，チーズなど）を入れたもの：炒飯，ピラフ，サラダなど

- めんなどをスプーンにのる長さに切り，具やルーを全体にからめたもの：スパゲティミートソース，ナポリタン，マカロニグタンなど
- くずれやすいもの：かぼちゃの煮物，肉団子，煮魚など

● フォークが使いたくなる料理・食品

- スプーンにはのらないがフォークにはかかる長さのもの：うどん，そうめん，そば，スパゲティ，焼きそば，ラーメン，春雨サラダ，ところてん，葛きりなど
- 刺してもくずれないもの：鶏の唐揚げ，コロッケ，ハンバーグ，シュウマイ，マカロニグラタン，卵焼き，ウィンナーソーセージ，フライドポテト，大学いも，フレンチトースト，ケーキ（ホットケーキ，ショートケーキなど）など
- スプーンで食べにくいもの：サラダ（ブロッコリー，レタス，アスパラガス，カリフラワーなど），にんじんのグラッセ，きのこソテー，ほうれん草のバターソテーなど

箸が使いたくなる料理

● スプーンやフォークでは食べにくい料理・食品

- 長いものや太いものをつかむ必要があるもの：うどん，そば，きしめん，ラーメン，焼きそば，ところてんなど
- ほぐしたり，骨や殻をとる必要のあるもの：焼き魚，魚のムニエル，煮魚，貝の味噌汁，貝のバターソテーなど
- 軟らかくて崩れやすいもの：豚の角煮，うなぎ，おでん（はんぺん，卵，大根など），ギョウザ，マーボー茄子，お好み焼きなど
- フォークで刺しにくいもの：揚げ物（コロッケ，揚げギョウザ，春巻き，揚げ魚，エビフライなど），おでん（こんにゃく，昆布など），しゃぶしゃぶ，焼き肉，豚肉のしょうが焼きなど
- ベタベタ・ネバネバしているもの：餅（汁粉，雑煮など），とろろいもかけ（まぐろ，オクラ，そばなど），納豆，もずく酢など
- 典型的な和食：ごはん，寿司，刺身，煮物（切り干し大根，きんぴら，さといも，厚揚げなど），おでん（ちくわ，つみれなど），あえもの（さやいんげん，ほうれん草など），野菜炒め，鍋物，卵焼き，豚カツ，天ぷら，すき焼きなど
- コロコロしているもの：煮豆（大豆，黒豆，いんげん豆など）

市販の幼児食の活用方法

市販の幼児食は，味つけや具の大きさ・固さなどが配慮されており（表2），これらを活用することで調理が短時間で行え，さらに献立のレパートリーが広がります．

- 幼児用のかぼちゃ・りんごなどの裏ごし，だし，カレールー，ホワイトソースなど：大人の食事から取り分けたものに加えることで，手間をかけずに子ども用にすることができます．
- 幼児用のレトルト食品（カレー，スパゲティ，チキンピラフ，肉じゃがなど）：そのままで

表2　市販幼児食の特徴

1. 塩分や糖分は控えめで，薄味に仕上げてある
2. 添加物（合成の保存料，甘味料，着色料，香料など）を使用していない
3. 対象月齢が表示されていて，具の大きさ・固さ・量・形・色どりなど，発達を考慮してあり，メニューが豊富である

も使用できますが，大人用の食事のなかから食材を取り分け，たすことで，味や食感などの変化を得られます．また，旬の食材などを入れると，よりよい食事内容になります．
- 幼児用のヌードル（めん類），おやつ（菓子類）：そのまま利用できます．

なお，幼児向けでない市販食品を使用する際には，具の大きさなどは子どもの食べる機能に合わせる必要があり，また，味つけは確認してから調整する必要があります（表3）．

（永松久美子）

表3 幼児向けでない市販食品を使用するときの注意点

1. 味が濃いものは薄くなるように手を加える
2. 添加物の多いもの，香辛料が強いもの，脂分・糖分・塩分が多いものは避ける
3. 具などの大きさ，固さ，量などは，子どもに合うように調節する

COLUMN-16 貧血や便秘を予防する食事の考え方

貧血や便秘は日ごろの食生活が影響していることが多く，発育のさかんな幼児期から食事を見直すことで予防につとめます．

●貧血の予防

発育期の貧血は鉄欠乏性のものが多いので，日ごろから鉄分が補える献立を考えます．まずタンパク質，特に動物性タンパク質を十分にとります．鉄分の吸収率を高めるには，ビタミンC，B_6，B_{12}，葉酸，銅を含む食品を同時にとります．鉄分の多い食品はなんといってもレバーですから，独特のにおいを消す下処理をしたのち，から揚げにしたり焼いたりして積極的に使いたいものです．また，かきやあさりなどの貝類，いわし，かつおなどの血合いの多い魚類，大豆やがんもどきなどの豆類にも多く含まれています．野菜類では，小松菜，ほうれん草，ブロッコリーなどの緑黄色野菜，海藻類ではひじき，青のりに多く含まれ，また，果物類やいも類に多く含まれるビタミンCを同時に摂取すると吸収率が高まるといわれています．

●便秘の予防

幼児期の便秘は食事内容が原因のことが多く，野菜や炭水化物，海藻，豆類を多く取り入れ，十分な運動を習慣づけると改善する場合が多いようです．最近は生活リズムが夜型で朝食をとらなかったり，野菜料理が極端に少ない場合に便秘がみられます．洋食の高脂肪食に偏らないように和食も十分に取り入れ，さらに食物繊維の多い食品をたくさんとるよう心がけます．さつまいも，こんにゃく，干し柿，煮豆，枝豆，ひじき，おから，ごぼう，モロヘイヤ，納豆，干ししいたけ，きなこ，寒天，玄米，りんごなどに多く含まれています．

また，ヨーグルトや乳酸菌飲料，プラムなどの果物も便を軟らかくする効果があります．何日も出ないと先のほうが硬くなり，出すのに苦痛を伴うので，便が硬くならないように排便の習慣をつける必要があります．

（太田百合子）

4 幼児期の口と歯のケア，口の心配事への支援

歯みがきタイムを親子のコミュニケーションの場に

　幼児期は，精神発達がめざましいとともに手指の運動機能の発達も著しい時期です．このころ，歯みがきは，"親にやってもらうもの"から"自分で行うもの"に変わっていきます．

　まず，歯をみがくことが"口がきれいになって気持ちがいい"と子どもが感じられるようにします．やさしくみがいて（介助みがき），「きれいになったね」などの声かけや，子どもに歯ブラシを持たせて一緒に歯みがきをしながら，「歯みがきをすると気持ちがいいね」などと話かけることが大切です．家族みんなが行っていることなら，子どもも歯みがきを行う習慣が身につきやすいものです．一緒にみがいているうちに，みがき方をまねしてみたり，きょうだいなどに教わったりして覚えていきます．

●1～2歳

　1歳ごろには，乳歯の最初の奥歯である第一乳臼歯が生え始めます．乳臼歯のかむ面は歯ブラシを使わないと清掃が困難であり，離乳も完了期を迎えることから食べられるものの幅が広がり，ミュータンス菌が定着しやすく，むし歯（齲蝕）になりやすい時期です．そのため，1日1回は歯ブラシを用いて歯をみがく習慣をつけたいものです．

　まず，むし歯予防のためにみがくというより，口のケアを親子の触れ合いの場としながら，ゆっくり習慣づけていきましょう．

　夕食後から就寝前までの家族でくつろげる時間帯に，親が歯みがきをしながら子どもにも歯ブラシを持たせて一緒にみがいた後，子どもを膝の上に寝かせてみがく仕上げみがきをするのがよいでしょう．

　2歳ごろまでは，子ども自身による歯みがきで十分な清掃効果は期待できませんが，自分でみがこうという意欲を育てることが大切です．また，親にやさしくみがいてもらうことで，子どもに「自分や自分の歯が大切にされている」という気持ちが生まれてくれば，歯みがきを受け入れ，自立（セルフケア）にもつながりやすいでしょう．

　2歳を過ぎたら，うがいも少しずつ練習して，ブクブクうがいを覚えさせていきます．うがいだけでも食べかすはとれるので，歯みがきができないときにはブクブクうがいをします．

●3歳ごろ

　第二乳臼歯がかみ合って乳歯が生えそろう3歳ごろからは，歯垢（プラーク）や食べかすが歯に付着しやすくなるため，歯みがきの必要性がさらに高まります．

　子どもの手指の運動能力も高まるため，自分である程度はみがけるようになります．親も一緒にみがきながら，まず子ども自身にみがかせ，それから親が仕上げみがきを行います．

　また，前歯は外側（唇側）・内側（舌側），奥歯はかむ面（咬合面）・外側（頰側）・内側（舌

側）とみがく順番を声に出しながら，歯ブラシの当て方や動かし方を教えていきます．親がみがいて見せたり，手を添えて教えることで，子どもは徐々に自分でもうまくみがけるようになります．

● 4〜5歳

4, 5歳になると，それなりに一人で歯みがきができるようになりますが，早い子ではそろそろ永久歯も生えてくるため，親の仕上げみがきは続けましょう．毎食後の歯みがきが理想的ですが，朝は子ども一人でも，昼は状況に合わせて仕上げみがきを行うようにして，少なくとも寝る前には歯みがきタイムを設けて，親子でスキンシップをはかりながら歯みがきを行うことが望まれます．

"きれいな口でおいしく食べられるように"という親の気持ちが伝われば，子ども自身の歯みがきも，自分の健康を守るためのセルフケアとして生活に定着していくと考えられます．

乳歯のむし歯（齲蝕）

離乳が完了し，食べられるものの幅が広がってくると，家族と一緒の食事で味つけも濃くなり，間食で市販の菓子・飲料類をとる機会も増えてきます．また，このころは，糖分を多く含んだ飲食物の取り方次第で，乳歯のむし歯が発生しやすくなる時期です．甘味は嗜好性のつきやすい味覚であり，子どものほしがるままに甘味飲料や甘味菓子類を与えていると，甘味嗜好が高まりやすい傾向があります．

むし歯はミュータンス菌などの口腔細菌が引き起こす一種の感染症ですが，感染しただけで発症するものではなく，糖分（特に砂糖）の摂取がむし歯の発生に大きく関わります．これは，糖分を多く含んだ甘味飲食物をとると，そのたびに歯の表面で菌が酸をつくって歯を溶かしやすくするからです．また，食べた後2時間以上たつと，唾液の働きで酸の影響も解消しますが，頻繁に糖分をとっていると歯が溶けやすい状態が持続して，むし歯が発生しやすくなります．

最近，わが国の子どもたちのむし歯は減少してきており，3歳児での齲蝕有病者率は30%以下[1]と30年前の約1/3となりました．これは，むし歯予防のための知識（歯みがきや甘味物の制限など）が普及してきたためと思われますが，しかし4歳になると半数近くの子どもにむし歯の発生がみられることや，一部には低年齢からの重症齲蝕がみられることから，食生活とむし歯の関係についてはさらなる理解が必要です．

● 乳歯のむし歯（齲蝕）予防には

食生活の面から幼児期のむし歯を予防するためには，**表1**のようなことが勧められます．

表1 食生活で取り組むむし歯予防の6つのポイント

①睡眠，運動（遊び），食事などの生活リズムを整え，3回の食事をしっかりとる
②間食も含め，食事（食べること）の間隔を2〜3時間はあけ，ダラダラ食べを避ける
③のどが乾いたときは水や麦茶を与え，甘味飲料を水代わりに与えない（スポーツ飲料，イオン飲料，野菜ジュースなどにも糖分は含まれているので要注意）
④歯みがきの後，寝る前の飲食を避ける（寝てしまうと唾液の自浄性が働かない）
⑤家族と一緒の食卓で，よくかんでおいしく味わって食べる（唾液の分泌が高まり，食べかすが残りにくくなる）
⑥アメ，砂糖入りガム，キャラメルなどの口の中に長時間糖分が供給されるものは，なるべく与えない

日ごろから親が仕上げみがきをしていれば，むし歯の初期の徴候（歯の表面が白濁したり，溝が着色したりなど）にも気づきやすいものです．早めに歯科医院を受診することで，痛みの少ない処置を選ぶことができ，治療の負担も軽減します．できれば，かかりつけの歯科医を決めて，定期健診を受けましょう．

指しゃぶり・おしゃぶり

乳児期にはほほえましく見守っていた指しゃぶりや，ぐずったときに便利なおしゃぶりの使用も，幼児期になると「このまま続けていてよいのか」「歯ならびやかみ合わせに影響が出るのでは」と心配する保護者が増えてきます．

乳歯の奥歯（乳臼歯）がかみ合った後も長時間のしゃぶり癖が続くと，歯ならびやかみ合わせの問題が生じやすくなるのは事実です．おしゃぶりの長時間使用が2歳すぎまで続くと，開咬（前歯がかみ合わない状態）を生じやすく，また，乳歯が生えそろった後も指しゃぶりが続くと，上顎の前歯（乳切歯）が突出したり，開咬が生じやすくなります（図1）．

このような歯ならび，かみ合わせの異常は，摂食（食べること）や構音（発音）などの口の機能的問題にもつながりやすいので，歯科的には，おしゃぶりは2歳ごろ，指しゃぶりは3歳ごろまでにやめることが望ましいのです．

しかし，指しゃぶりやおしゃぶりには，哺乳の代償行為として，また退屈をまぎらわす一人遊びのような行為として，不安や緊張を鎮めるための行為としてなど，子どもにとってさまざまな意味合いが考えられます．幼児期には，行為そのものに注目してやめさせるより，子どもがなぜしゃぶっているのかを考えて，その子の発達状況や生活環境に合わせた対応を選ぶことが大切です．

●おしゃぶりへの対応

おしゃぶりは，有意語（意味のある言葉）が出てくる1歳すぎになったらホルダーをはずして使う頻度を減らし，おしゃべりやスキンシップを楽しむことで子どもの気持ちを満たしていきます．2歳を過ぎたら，少しずつ子どもに言いきかせて，親子で"おしゃぶりにさよならする時期"をみはからいます．

●指しゃぶりへの対応

指しゃぶりは，3歳ごろまでは生理的なものとして見守りながらも，頻度を減らしていく対応が望まれます．親子の触れ合いの機会を増やしたり，声かけやおしゃべりをしたり，手や口を使う遊びを増やすことなどで，指しゃぶりの頻度は減りやすいものです．

しかし，4～5歳になっても続いている子どもには，積極的なアプローチも必要となります．生活環境や親の対応などを見直し，調整しながら，子ども本人の自覚を促してやめようとする気持ちをサポートしていくことが望まれます．

（井上美津子）

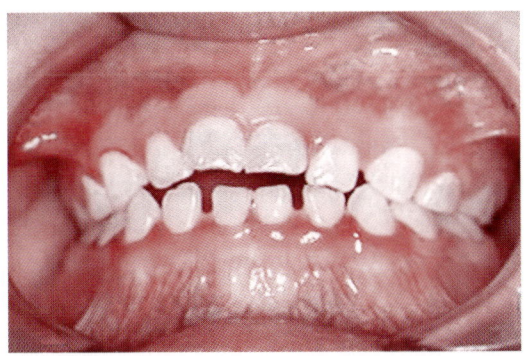

図1　指しゃぶりによる上顎中切歯の前突と開咬（4歳児）

COLUMN-17　幼児期の歯ならび・かみ合わせ

　一般的に，乳歯は生後6〜8カ月ごろに生え始め，2歳半〜3歳ごろに生えそろいます．前歯（乳中切歯）から奥歯（乳臼歯）へと萌出が進むに従って，歯ならびやかみ合わせができあがってきます．乳歯の生える時期には個体差があり，生え始めについては生後4カ月から12カ月くらいまでは正常範囲です．

● 歯の萌出とかみ合わせの変化

　乳前歯の萌出：1歳の誕生日ごろには上下の前歯が4本ずつ生え，前歯でのかみ合わせができてきますが，奥歯はまだ生えずに歯ぐき（歯槽堤）の膨らみが出てくる程度のため，上下の顎は自由に動き，いろいろなかみ方ができます．この時期には「歯ぎしり」や「おもちゃがみ」をみることがありますが，これらは前歯でのかみ具合を確かめるための行為とも考えられます．食べ物を前歯でかみとり，一口量の調節を覚えていく時期でもあります．

　第一乳臼歯の萌出：最初の奥歯（第一乳臼歯）は1歳すぎに生え始め，1歳6カ月ごろには上下でかみ合うようになります（図1）．奥歯がかみ合うことで，上下の顎のかみ合わせができてきます．食べ物を奥歯でかみつぶすことを覚える時期であり，日常的にも上下の歯をかみ合わせて安定する位置を覚えていきます．

　第二乳臼歯の萌出：2歳すぎには第二乳臼歯が生え始め，3歳ごろにはしっかりかみ合うようになります（図2）．乳歯の歯ならびが完成するとともに，奥歯でのかみ合わせが安定して，咀嚼力も増します．臼磨（こすり合わせてつぶす）が可能になるため，大人の食事に近い食べ物がとれるようになります．

● 注意したい歯ならびとかみ合わせ

　叢生：3〜5歳代は乳歯の歯ならび・かみ合わせが安定している時期ですが，永久歯への生え変わりが近づくと歯槽骨が成長し，前歯の隙間が広がってきます．乳歯の歯ならびでは，歯と歯の間にもともと隙間（歯間空隙）のある子どもが多く，これは乳歯より大きい永久歯の前歯が生えてくるためには有利となります（図3）．

　逆に，乳歯で全くすき間のない場合や重なっている（叢生）場合には，永久歯の生え方もねじれ（捻転）や重なりが生じやすくなります（図4）．

　反対咬合，開咬：乳歯でも，さまざまな不正咬合がみられます．反対咬合（下顎前突）（図5）や上顎前突は，上下の顎の大きさや成長方向の違いによるもので，遺伝的要因の関連が高いものです．上下の前歯がかみ合わない開咬（図6）は，指しゃぶりやおしゃぶりの常用などの口腔習癖と深く関連しています．

　歯ならび，かみ合わせは乳歯が生えそろうまでは変化しやすいものなので，様子をみていき，咬合完成後も不正がみられる場合は，状況に応じて歯科医院を受診するなど，咬合改善へのアプローチを行っていきます．

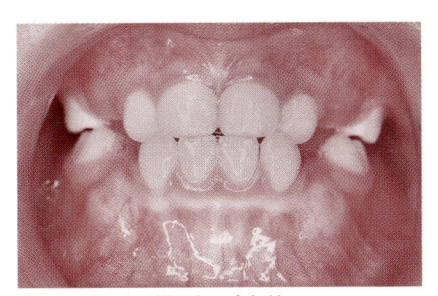

図1　1歳6カ月児のかみ合わせ

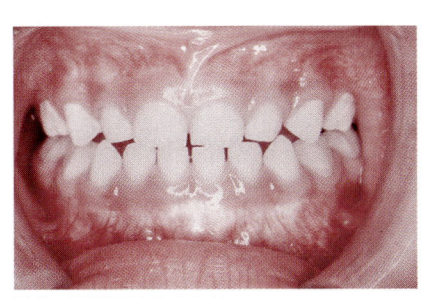

図2　3歳児のかみ合わせ

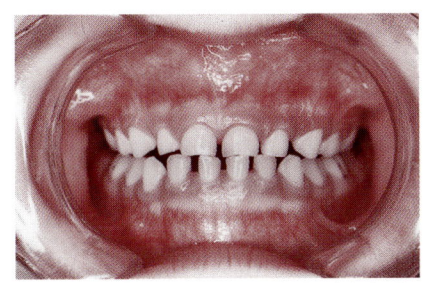

図3　隙間（空隙）のみられる乳歯列の歯ならび

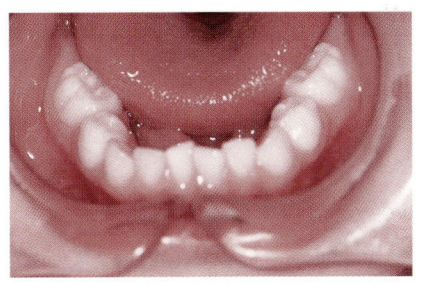

図4　重なり（叢生）のみられる乳歯列の歯ならび

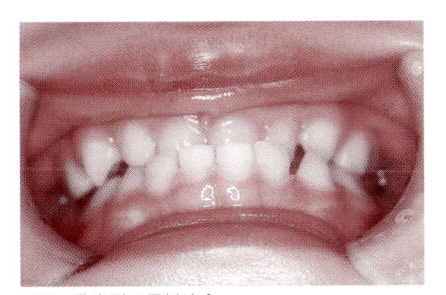

図5　乳歯列の反対咬合

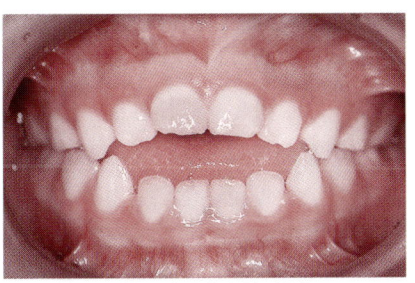

図6　指しゃぶりによる乳歯列の開咬

（井上美津子）

CHAPTER-4
特別な支援が必要な子どもへの食の支援

ここでは，食物や食べ方に関して特別な支援を必要とする子ども—食物アレルギーのある子ども，食べる機能や食べ方に問題のある子どもへの支援方法について示します．
これらの子どもは，成長発達の変化や食生活全体を考慮した個々の子どもに合わせた支援を特に必要とします．

1 食物アレルギーがある子どもへの母乳・離乳食・幼児食の支援

食物アレルギーとは

最近，食物アレルギーの子どもが増えているとされています．正確な疫学調査で増加が確認されているわけではありませんが，1歳以下では10人に1人，3歳では20人に1人，学童では50人に1人ぐらいの割合で，食物に対してアレルギーを起こす子どもがいると考えられます．

食物アレルギーは症状も多彩であり，分類も多いのですが，わが国では2004（平成16）年に初めて，日本小児アレルギー学会より『食物アレルギーとは，原因食物を摂取した後に免疫学的機序を介して生体にとって不利益な症状（皮膚，粘膜，消化器，呼吸器，アナフィラキシー反応など）が惹起される現象をいう』という定義が示されました[1]．

食物により引き起こされる生体に不利益な反応の分類

食物アレルギーの定義にある"生体に不利益な反応"は，機序によって分類されています（図1[1]）．

細菌毒や自然毒によるすべての人に起こりうる毒性物質による反応と，特定の人に起こる非毒性物質による反応とに大別されています．非毒性物質による反応は，さらに，免疫学的機序を介する現象の「食物エネルギー」と，免疫学的機序を介さない現象の「食物不耐性」に分けられます．すなわち，食物アレルギーの機序として知られているIgE（免疫グロブリンE）という生体内の微量なタンパク質などが介在して起こる免疫学的機序を介する現象を，食物アレルギーと定義しています．

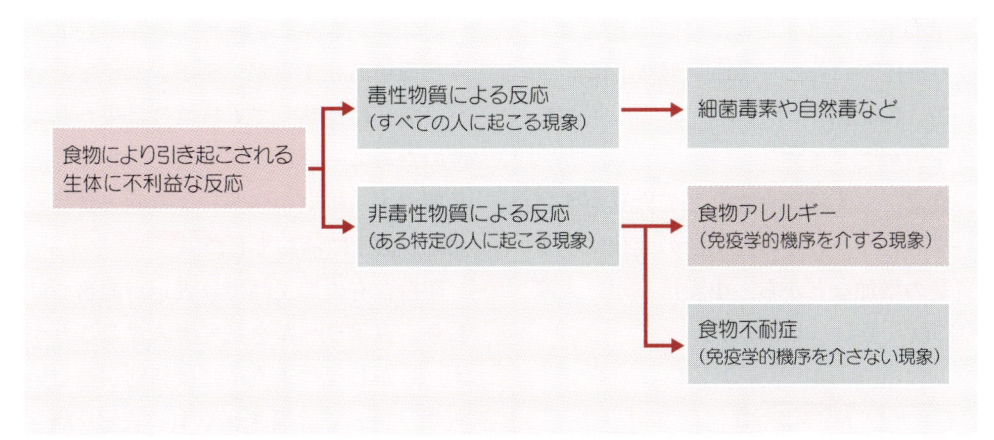

図1 食物アレルギーの概念（日本小児アレルギー学会食物アレルギー委員会，2005[1]を改変）

なお，特定な人に起こる現象の1つである食物不耐性，たとえば，食物に含まれる物質そのものによる作用（たとえばヒスタミンを多く含む食品など）や乳糖を体質的に分解できずに下痢を起こす乳糖不耐性などは，食物アレルギーと誤解されてしまうことが多いのですが，異なるものです．

食物アレルギーの機序と予後

食物アレルギーの原因の主要な機序として，消化管における免疫寛容[*1]の不成立または破綻が考えられます．

消化管内腔の粘膜表面を覆う表面組織には，外部（非自己）である食物と直接触れ合い，内部（自己）に有益なものを取り入れ，有害なものを排除する免疫機能（腸管免疫）が存在します．つまり，食べた食物は非自己ですが，基本的には自己に取り入れなければならないのです．したがって，消化機能の未発達などの理由によってタンパク質が高分子のまま吸収され，免疫系が認識したとしても排除しないような免疫寛容が成立します．これらの免疫寛容の不成立または破綻が，食物アレルギーの原因の1つと考えられます．

消化管は成長に伴って消化酵素の分泌が増加し，粘膜防御機能が発達し，さらに分泌型IgAの産生が増加します．腸内細菌叢も加齢により確立し，腸管免疫機能が発達し，3歳ごろには免疫寛容が成立してきます．これによって，食物アレルギーも寛解[*2]してくるとされています．

食物アレルギーの原因となる食品

食物アレルギーの原因物質（アレルゲン）は，主として免疫反応を起こすタンパク質です．

1998〜1999（平成10〜11年）度食物アレルギー全国調査[1]の結果，0歳，1歳，2〜3歳，4〜6歳群における三大原因食物は，鶏卵，乳製品，小麦でした．これらの原因食物に占める割合は，0歳87.8％，1歳66.6％，2〜3歳67.1％，4〜6歳57.9％と，年齢が上がっていくにつれ徐々に減っています．つまり，鶏卵や

[*1]免疫寛容：特定の抗原に対して，免疫応答（免疫の働き）が失われている状態をいう．

[*2]寛解（かんかい）：症状が軽快してくること．

牛乳は幼児期早期には非常に多い原因食物ですが，耐性の獲得*3に伴って急激に減少していきます．一方，7歳以降ではソバ，エビ，魚類などが上位を占めてきます．

なお，従来，三大原因食物として大豆があげられていましたが，近年の食生活の変化による小麦消費量の増加などから，小麦抗原が三大原因の1つに取り変わっています．

食事療法

●除去食療法

食事アレルギーの治療において発症を予防する方法としては，原因となる食品を摂取しないようにする除去食療法が基本となります．栄養面を考慮して代替食品を積極的に取り入れ，成長期に見合う献立づくりが必要であり，また，「アレルギー症状を起こさずに食べること」を念頭において必要最小限度の食品除去を行わなければなりません．

実際には，完全除去食を徹底して行うか，加工品などを摂取可能とする簡便除去食を行うかを，重症度，負荷試験などの検査や年齢なども考慮して医師が決めます．なお，除去解除の際には，専門医の指導のもと，含有量の低い加熱加工品から試していくことも行われています．

●主な原因食物ごとの除去食品と代替食品

以下に，主なアレルギーを引き起こす原因食物のアレルギーに関する特徴，および除去食品・代替食品を示しました．

❶鶏　卵

鶏卵は，乳幼児で最も頻度が高い食物抗原の1つです．加熱するほど抗原性が低下するという特徴がありますが，オボムコイドというタンパク成分は加熱しても抗原性は失われず，水溶性のためスープなどにも溶出しやすく，注意が必要です．抗原の強弱による除去食品と代替食品を，**表1**に示しました．

卵白含有の加工品では表示が義務づけられており，表示ラベルを見て購入することが必要です．しかしラベル表示には判別が難しいものがあり，誤って認識されやすい表示を**表2**に示しました．

❷牛　乳

牛乳は，乳児期早期に血便，嘔吐，体重増加不良などを主訴に，ミルクアレルギーとして認められることが多くあります．乳児期の主たる栄養源である粉ミルクが抗原と考えられる場合には，代替乳が必要となります．一般的には，カゼイン加水分解乳（ニュー MA-1®：森永乳業），乳清タンパク質加水分解乳（ミルフィー®：明治乳業）が用いられています．いずれも風味や味のうえで問題がありますが，味噌などのにおいの強い食品物に混ぜて調理すると摂取可能となる場合があります．代替乳はカルシウム供給源として重要なため，献立に取り入れて活用していくことが望ましいでしょう．

抗原の強弱による除去食品と代替食品を，**表3**に示しました．

なお，加工品表示については，牛乳の主成分であるカゼインがアイスクリームやソーセージに繁用されており，また，ホエイは乳清タンパクの薄い膜であることから，表示の確認には十分な注意が必要です．

❸小　麦

小麦は米に次ぐ主要な食べものです．しかしながら，小麦特異的IgE抗体検査の結果と症状

---

*3 耐性の獲得：適切な診断と治療（自然治癒も含む）で，種々の機序により食物アレルギー症状を呈さなくなること[2]．

表1　卵アレルギーの除去食品と代替食品

抗原の強さ	除去食品	代替食品
最も強い：一次製品	生卵 卵料理（ゆで卵，卵焼きなど）	豆腐，魚，肉など
やや強い：半生加工品	マヨネーズ，ミルクセーキ 卵使用ドレッシング アイスクリーム，茶碗蒸しなど	マヨドレE® 卵無使用ドレッシング ようかん，せんべい
強い：加熱加工品	練り製品（ちくわ，はんぺんなど） つなぎ類（ハム，ソーセージなど） カステラ，ケーキ，卵ボーロ	卵使用せず手作りなど アピライト® 手作りケーキ
弱い：少量含有加熱加工品	焼き菓子（クッキーなど） パン・麺類のつなぎ	ゼリー，雑穀クッキー 卵除去のパンなど

アピライト®：ソーセージやハンバーグなど，鶏卵，牛乳を使用しないアレルゲン除去食として市販されている．

表2　鶏卵製品の食品表示

卵が含まれる可能性のあるもの	粉末状タンパク レシチン 乳化剤	動物性タンパクか卵タンパクを使用 大豆または卵黄レシチンを使用 卵黄や大豆，牛脂などでつくる
卵が明らかに含有されているもの		鶏卵，卵白，全卵粉，液状全卵，乾燥卵黄粉，リゾチーム（薬剤），加糖卵黄，マヨネーズ

表3　牛乳アレルギーの除去食品と代替食品

抗原の強さ	除去食品	代替食品
最も強い：一次製品	牛乳，生クリーム 粉ミルク	豆腐，魚，肉など アレルギー用ミルク
やや強い：半生加工品	バター ヨーグルト，チーズ アイスクリーム，ミルクセーキ	サラダ油，オリーブ油など アレルギー用食品 ようかん，せんべい
強い：加熱加工品	つなぎにカゼイン含有食品（ハム，ソーセージなど） シチュー，グラタン，ケーキ	牛乳使用せず手作りなど アピライト® アレルギー用ルー，手作りケーキ
弱い：少量含有加熱加工品	焼き菓子（クッキーなど） 食パン	寒天ゼリー，雑穀クッキー 牛乳除去の菓子，パンなど

の関係は，ほかの抗原食品に比べて一致しないことも多いようです．また，10歳以上の年長児に多い食物依存性運動誘発アナフィラキシー[*4]を引き起こす食品でもあり，十分な観

[*4] **食物依存性運動誘発アナフィラキシー**：原因食物を摂取した後，激しい運動を行ったときにアナフィラキシーを起こす疾患．予防は原因食物摂取から2時間（可能なら4時間）運動を控えることであるが，原因食物をとらなければ運動は可能である[2]．

表4　小麦アレルギーの除去食品と代替食品

抗原の強さ	除去食品	代替食品
最も強い：一次製品	小麦粉	タピオカ粉，アマランス粉 ホワイトソルガム，あわ，ひえ
やや強い：強力粉・中力粉加工品	パン めん，麩 パスタ	雑穀パン，米パン 雑穀めん・ビーフン
強い：薄力粉加工品	焼き菓子（クッキーなど） 天ぷら・フライの衣 ケーキ 練り製品のつなぎ	牛乳使用せず手作りなど 素揚げ，竜田揚げなど 手作りケーキ
弱い：少量含有加熱加工品	小麦含有の調味料（醬油・味噌・穀物酢）	小麦不使用アレルギー食品 果実酢，米酢，雑穀味噌，雑穀醬油，魚醬油など

表5　大豆アレルギーの除去食品と代替食品

抗原の強さ	除去食品	代替食品
最も強い：一次製品	大豆，おから，湯葉 サラダ油，大豆油 油揚げ，生揚げ，がんもどき	魚，肉など 菜種油，紅花油，オリーブ油，シソ油 魚・肉の加工品
やや強い：半生加工品	マーガリン スナック菓子 きなこ	なたねマーガリン® せんべい
強い：加熱加工品	小豆，いんげん豆 豆乳，納豆，豆腐，グリーンピース，もやし	いもようかん 雑穀
弱い：少量含有加熱加工品	味噌，醬油	大豆ノン味噌・醬油，雑穀味噌・醬油

察と専門医による指導が必要です．

　小麦粉中に含まれるタンパク質の多くを占めるグルテンの含有量の相違から，強力粉，中力粉，薄力粉に分類されています．

　抗原の強弱による除去食品と代替食品を**表4**に示しますが，代替食品の米や雑穀は植物分類上小麦と同じイネ科に属し，共通アレルゲン性も存在すると考えられ，初回は少量ずつ摂取して，慎重に選択する必要があります．

❹ 大　豆

　大豆は良質な食物性タンパク源であり，大豆製品は日本食には欠かせない食材です．したがって，不必要な大豆除去は避けるよう配慮することが必要です．また，小麦と同様に，耐性獲得と血液検査結果の関係が認められないとされています[4]．

　抗原の強弱による除去食品と代替食品を，**表5**に示しました．なお，発酵食品は低アレルゲン化されているため，醬油や味噌などは使用できる場合もあります．

表6 表示義務または奨励すべき特定原材料および特定原材料に準ずるもの

規　定	特定原材料等の名称	理　由
省令で表示を義務づけているもの（特定原材料）	卵, 乳, 小麦, えび, かに	症例数が多いもの
	そば, 落花生	症例が重篤であり生命に関わるため, 特に留意が必要なもの
通知で表示を奨励するもの（特定原材料に準ずるもの）	あわび, いか, イクラ, オレンジ, キウイフルーツ, 牛肉, くるみ, さけ, さば, 大豆, 鶏肉, バナナ, 豚肉, まつたけ, もも, やまいも, りんご	症例数が少なく, 省令で定めるには今後の調査を必要とするもの
	ゼラチン	牛肉・豚肉由来であることが多く, これらは特定原材料に準ずるものであるため, すでに牛肉, 豚肉としての表示が必要であるが, パブリックコメントにおいて「ゼラチン」として単独の表示を行うことへの要望が多く, 専門家からの指摘も多いため, 独立の項目を立てることとする

資料：平成20年6月3日　食安企発第0603001号, 食安監発第0603001号厚生労働省医薬局食品保健部企画課長・監視安全課長通知（平成20年6月最終改正）

食品表示の見方

2002（平成14）年4月より，食物アレルギーの頻度の多いものと，重篤な症状を誘発する食品や発生数の多い特定原材料の卵，乳，小麦，そば，ピーナッツ，えび，かにの7品目（2008年6月改正）は，微量（数μg/g以上）でも含有している場合も含め，最終製品までのすべての流通段階で表示が義務づけられています．そのほかに，表示が推奨されている特定原材料に準ずるもの18品目（**表6**[5]）があります．

アレルギー表示の対象は容器包装された加工食品のみで，店頭販売品や外食は対象外です．これらの表示は誤食予防に役立っていますが，表示の認識がない患児や保護者もおり，表示法の情報提供を充実させる必要があります．

妊娠中と授乳期の母親の食事

●発症の予防[1]

食物アレルギー発症の予防については，妊娠中および授乳期の母親の食物抗原除去には，乳児期以降を含めた長期的なアレルギー疾患予防効果はないとされています．したがって，妊娠中や授乳期に必要以上の食物制限を行うことにより栄養素不足が生じ，胎児や出生児の成長障害を起こす可能性もあり，欧米の小児アレルギー学会でも食物除去は勧めていないのが現状です．

また，アレルギー疾患の発症予防には母乳栄養と人工栄養のどちらを選ぶかについても一定の見解は出ていませんが，生後4～6カ月までは母乳栄養が望ましいとされています．

●食物アレルギー児が母乳栄養中の場合

食物アレルギーが強い場合は，母親が摂取した抗原食品が母乳に入り，患児に症状が出現することもあります（経母乳感作）．抗原食品が明らかであれば，母親の食事制限をすることによって患児の症状が改善することもよく経験することです．しかしながら，複数抗原になる場合は母親のQOLを悪化させ，栄養学的にも問題を呈することになるので，母乳栄養中の母親

食品除去の指示書(診断書)

名前 ＿＿＿＿＿＿＿＿＿＿＿＿＿＿＿ (男・女)

生年月日　昭和・平成　　年　　月　　日 生

診断名　#1　食物アレルギー＿＿＿＿＿＿＿＿＿
　　　　#2　＿＿＿＿＿＿＿＿＿＿＿＿＿＿＿
　　　　#3　＿＿＿＿＿＿＿＿＿＿＿＿＿＿＿

1. 以下の食品の完全除去をお願いします。(該当する食品に○)
   - ①卵
   - ②牛乳
   - ③小麦
   - ④そば
   - ⑤ピーナッツ
   - ⑥その他(＿＿＿＿＿＿＿＿＿)

   (備考:醤油の使用　可・不可,　　　　　　　　)

2. アナフィラキシー症状の既往 (該当する項目に○)

   あり　　なし

   「あり」の場合:原因食品＿＿＿＿＿＿＿＿＿＿＿＿

   発生年月　平成　　年　　月

3. 原因食品摂取時に症状が出現した場合の対応方法 (該当する項目に○)
   - ①内服薬 (＿＿＿＿＿＿＿＿＿＿＿＿＿＿)
   - ②自己注射 (エピペン® 0.3mg・0.15mg)
   - ③医療機関受診

   医療機関名＿＿＿＿＿＿＿＿＿＿＿＿＿＿＿
   電話番号　　　－　　　　－

4. 本指示書の内容に関して 6 ヵ月後・12 ヵ月後 に再評価が必要です。

平成　　年　　月　　日　　医療機関名
　　　　　　　　　　　　　電話番号　　　－　　　－
　　　　　　　　　　　　　医師名　　　　　　　　　印

厚生労働科学研究班　食物アレルギーの診療の手引き2005　　※この用紙をコピーしてご使用下さい。

図2　食品除去の指示書(診断書)(厚生労働科学研究班, 2005[2])

の除去食に関しての基準には多くの難しい問題があります.

　抗原性の強い一次食品や半生加工品を除去することとし,患児に影響が出ない程度に摂取してもよいとしていくべきでしょう.

日常生活や保育園・幼稚園での注意点

●日常生活での注意点

　食生活の変化に伴い,抗原食品も多種多様になっているのが現状です.

　加工品については前述した表示義務による法

CHAPTER-4　特別な支援が必要な子どもへの食の支援

○アレルゲンを含む食品を口に入れたとき　→　口から出し，口をすすぐ
　　口内違和感は重要な症状　　　　　　　　大量に摂取したときには誤嚥に注意して吐かせる

○皮膚についたとき　→　洗い流す
　　触った手で眼をこすらないようにする

○眼症状（かゆみ，充血，球結膜浮腫など）が出現したとき　→　洗眼後，抗アレルギー薬，点眼ステロイド薬

↓

緊急常備薬（抗ヒスタミン薬，抗アレルギー薬，ステロイド薬など）を内服し，症状観察

↓　　　　　　　　　　　　　　　　　　　　　　↓

①皮膚・粘膜症状が拡大傾向のあるとき　　　　　30分以内に症状の改善
②咳嗽・声が出にくい，呼吸困難，喘鳴，傾眠，意識障害，　　傾向がみられるとき
　嘔吐・腹痛などの皮膚・粘膜以外の症状が出現したとき

↓　エピネフリン自己注射を考慮　　　　　　　↓

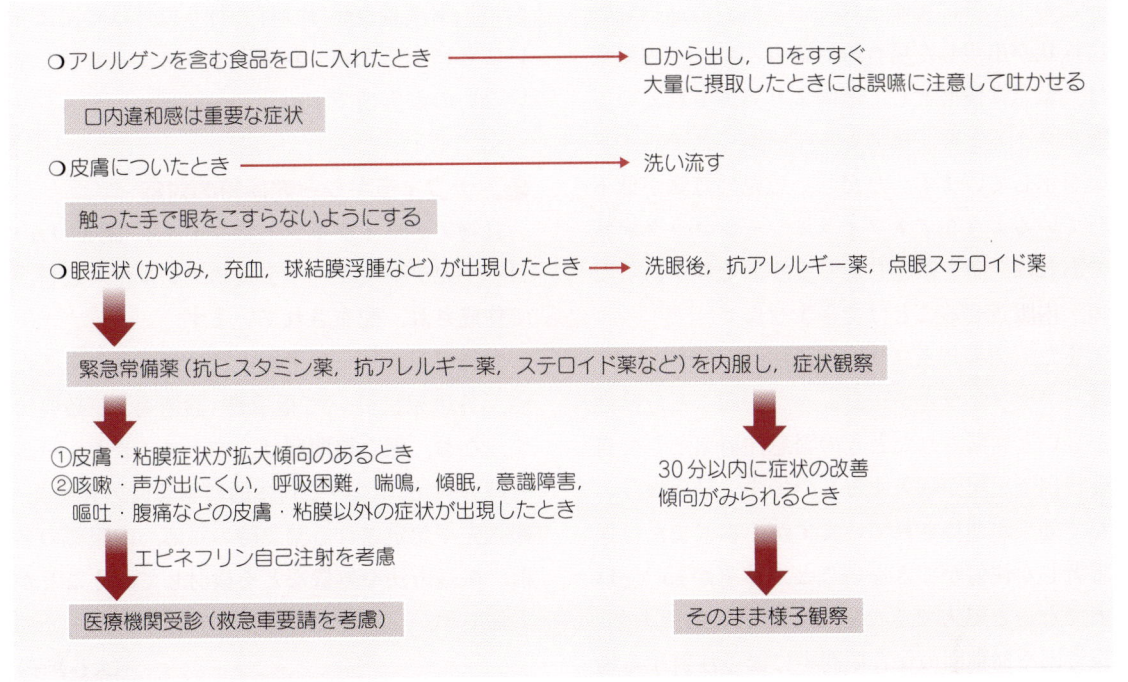

医療機関受診（救急車要請を考慮）　　　　　　そのまま様子観察

図3　食物アレルギーによる症状への対応 (日本小児アレルギー学会監修, 2005[6])を改変)

的規制が始まり，食物アレルギー児にとって摂取可能な食品の幅を広げることができました．しかし，外食や店頭販売品への規制はなく，アナフィラキシー発症児の多くはこれらの食品を摂取して発症しています．食物アレルギーに関する社会的認識不足による誤食事故から患児を守るためにも，保護者および集団生活における関係者に対して専門医や管理栄養士が指導していくことが必要です．

また，経口摂取以外に，抗原食品への接触による症状誘発も認められます．乳製品の飛散，豆まきのナッツ類，お菓子などの調理実習における卵などの抗原食品の接触，小麦粘土なども考慮する必要があります．

● 除去食指示書・診断書

保育園や幼稚園では，昼の食事は1日の生活で重要な時間です．入園を希望している園へ提出する除去食指示書（医師意見書）は，アナフィラキシーの回避や不適切な除去食回避のために重要な診断書です．個々の患児の抗原食品と誘発症状，対応を指示書で園に連絡し，安全な給食提供ができるように情報提供をする必要があります．多種抗原除去によって対応が困難な場合は，家族手製の弁当が適当な場合もあります．多くの家族はコピー弁当[*5]で，内容に差がないように工夫してつくっています．

なお，指示書の具体的な例として，図2に厚生労働科学研究班が2005年に報告した『食物アレルギーの診療の手引き2005』[2)]に掲載された食品除去の指示書（診断書）を示します．

[*5] コピー弁当：あらかじめ給食や行事食などの献立表を確認して，見た目が同じになるように代替食品を使ってつくったお弁当．

この指示書に記載されている原因食品摂取時に症状が出現した場合の対応方法は，①内服薬は，緊急常備薬として医師より処方されている抗ヒスタミン薬，抗アレルギー薬，ステロイド薬を示しています．ただし，患児の意識が低下しているようなアナフィラキシーショック症状であれば，薬を誤嚥してしまうおそれがあるため，内服させることはできません．

また，②エピネフリン自己注射（エピペン®）は，アナフィラキシーショックが起こる危険性が高いと判断されたときの緊急注射薬として自費負担で患児が購入するものです．早期投与として効果が期待されていますが，本人または保護者しか注射ができないこと，体重が15 kg以上でないと処方できないことと限定的であり，保育園や幼稚園の保育期間中に緊急注射する場合は，保護者が駆けつけて行う以外は考えにくいことになるため，年少児ではあまり普及していないのが実情です．

● アナフィラキシー発症時の対応

食物アナフィラキシーマニュアル（図3[6]）が，日本小児アレルギー学会食物アレルギー委員会で作成され，配布されています．

食物アレルギーの過敏性には個人差があるため，各患児について指示書（診断書）が必要です．なお，保育機関側は，アナフィラキシー誘発時の対応について具体的に緊急時の連絡先，搬送先や想定される緊急時の対応，内服薬の名前，搬送方法や処置などを検討しておくことが大切です．

（大谷智子）

COLUMN-18 口腔アレルギー症候群（OAS）とは[1]

OAS（oral allergy syndrome）は，1987年Amlot（英），1988年Ortolani（伊）らが提唱した食物アレルギーで，花粉症患者に合併することが多く，2001年Sampsonら（米）が米国のガイドラインにてOASを定義しました．

Sampsonらの定義：OASは咽喉頭にほぼ限局した接触アレルギーの一形態であり，典型的には新鮮な果物や野菜を食べている最中に引き起こされる即時型反応です．この反応は一般的に，特定の果物や野菜に交差反応性[*1]を示す花粉に対するアレルギー症状として成人に起こります．通常これら原因タンパク質の抗原性は不安定なため，調理された果物や野菜では症状を起こしません．

症　状：原因食物を摂取した後（多くは5分以内）に，口腔違和感（口や喉のかゆみやヒリヒリ感），口唇浮腫，咽頭違和感（喉のつまった感じ）が主症状で始まる食物アレルギーの特殊型で，表1に比較を示しました．口腔症状のみの症例が80%以上ですが，重篤なアナフィラキシー症状も呈する症例も存在し，注意が必要です．

抗　原：花粉と交差抗原性[*2]を示すとされており，表2に代表的な抗原名を示しました．特に花粉との関連性が強く，花粉抗原が陽性の場合は将来的にOASになることも考えられ，注意が必要です．

特　徴：成人女性に多いとされていますが，最近では学童などにも多く，花粉症との関連から低年齢化しているのが現状です．

診　断：症状の現れ方などから問診が重要ですが，血液検査や皮膚テストを行う場合もあります．皮膚テストでは，抗原食品を直接刺入して行う prick by prick 法が診断に役立ちます．

治　療：原因食物の除去が一般的に行われます．セロリやモモ以外は，抗原が熱や消化酵素に不安定であり，加熱により食べられることもあります．

表1　OASと食物アレルギー即時型反応の臨床病態学的比較（向山徳子ほか，2006[1]）

	口腔アレルギー症候群	食物アレルギー即時型反応
感作経路	経気道感作：気道粘膜で花粉抗原による感作が起こり，その後に果物・野菜抗原に交叉反応を起こす	経腸管感作：食物抗原が腸管粘膜に達して感作が成立
発症者の特徴	花粉症に罹患している成人または年長児	アレルギー素因があり，消化機能の未熟な乳幼児
抗原の安定性	熱や消化酵素に対し不安定	熱や消化酵素に対し安定
症　状	口腔粘膜に限局する症状が主	口腔粘膜症状以外にも症状あり
診断法	皮膚試験（prick by prick 法）	二重盲検による食物負荷試験
治　療	原因食物除去療法：加熱すれば食べられる場合もある（セロリ，モモなど以外）	原因食物除去療法

表2　花粉と関連があるとされる食べ物（向山徳子ほか，2006[1]を改変）

1. ブナ目： 　　ブナ科 　　カバノキ科　シラカンバ属　シラカンバ 　　　　　　　ハンノキ属　オオバヤシャブシ	バラ科の果実（りんご，もも，さくらんぼ，あんず，なし，洋なし，すもも，いちご，びわ，アーモンド） カバノキ科（ヘーゼルナッツ），セリ科（セロリ），豆科（ピーナッツ），マタタビ科（キウイ），ナス科（じゃがいも）
2. スギ科スギ，ヒノキ科ヒノキ	ナス科（トマト）
3. イネ科カモガヤなど	ナス科（トマト，じゃがいも），ウリ科（メロン，すいか），豆科（ピーナッツ），マタタビ科（キウイ），ミカン科（オレンジ）
4. キク科ブタクサ属ブタクサ	ウリ科（メロン，すいか，キュウリ），バショウ科（バナナ）
5. キク科ヨモギ属ヨモギ	セリ科（にんじん，セロリ），ウルシ科（マンゴ）

*[1] 交差反応性：交差抗原性により，IgE 抗体が特定の抗原のみではなく複数の抗原と反応すること．多くの食品や環境物質（花粉など）が知られている．

*[2] 交差抗原性：植物の同種や近縁種内ではエピトープ部分と類似しているアミノ酸配列や立体構造を有するタンパク質を含有しており，同一の IgE 抗体と結合する可能性もある．このように同様な抗原性を示す場合を交差抗原性といい，花粉や植物性の食品間に多い．

（大谷智子）

2 食べる機能や食べ方に問題のある子どもへの支援

　身体面，知的面，精神面の障害により食べる機能の発達に遅れがあったり食べ方に問題のある子どもに対する支援は，個々の子どもに合った方法で食べる機能や食べ方の発達をうながすことであり，口から食べることによっておいしさ，味わいなどを感じ，食べる意欲を引き出し，さらに，くつろぎや満足感などが得られるように介助などを行うことが大切です．

食べる機能の発達に遅れのある子どもの食べ方の評価と支援

　食べる機能の発達に遅れがある子どもに対しては，発達の程度を評価し，個々に応じた支援を保護者や養育関係者などと連携して行う必要があります．以下に，食べる行為の過程ごとに評価のポイント，および，その対応（支援方法）を示します．

●食べ物を食具で口に運ぶ動き

　食事は，手指の巧緻性や口を使った食べ方の発達，および，それらの機能発達の程度に合った食器や食具を用いることで営むことができます．その際に，食卓，椅子，食べ物と食器・食具などとの適応の遅れ，感覚運動体験の不足，手指の運動機能発達の遅れなどがあることによって，次のような動作が生じます．

＜評価のポイント＞
　食べ物をこぼす，一口量が多すぎる，口に運ぶペースが遅い（速い），口と手の動きの非協調など

＜支援方法＞
① 姿　勢：食事に適した姿勢になっているかどうかを確認します．
・椅子の使用：足を床などにしっかりとつけ，上体をやや前傾して体幹が安定するよ

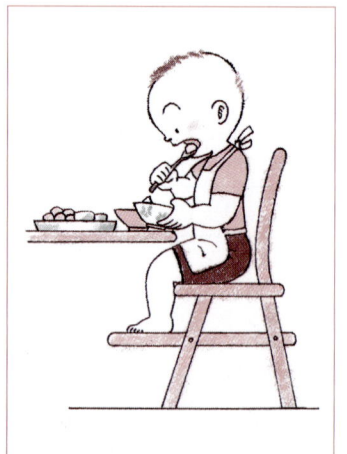

図1　食べるときに口を上手に動かせる姿勢（田中英一ほか，2007[1]を改変）

図2　抱っこによる介助（縦抱き）（田角　勝ほか，2006[2]）

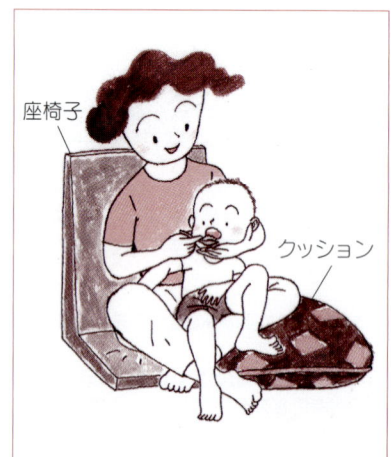

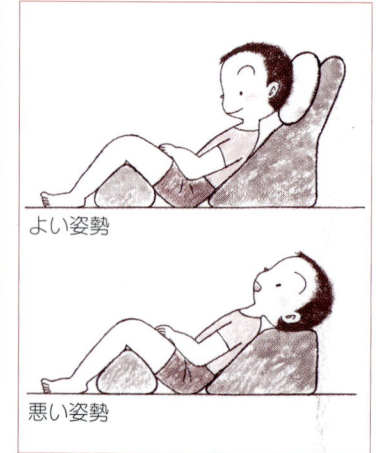

図3　食事に適した姿勢（体幹と床面の角度）（田角　勝ほか，2006[2]）

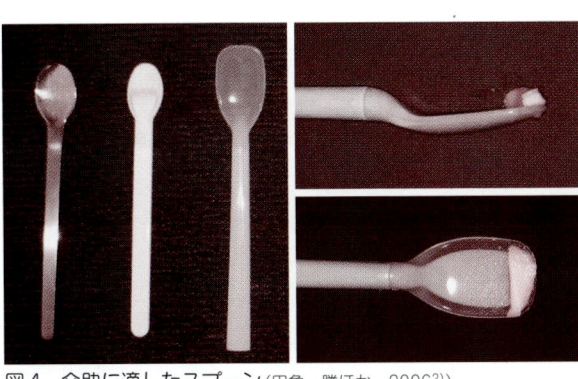

図4 介助に適したスプーン（田角　勝ほか, 2006[2]）
ボール部が小さく，薄いものが適している．
（写真提供：落合　聡先生）

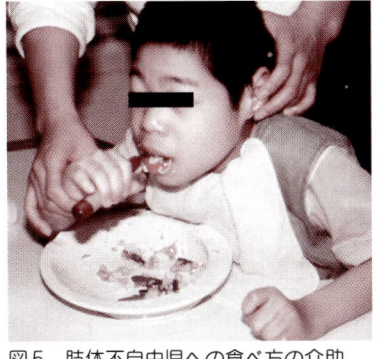

図5 肢体不自由児への食べ方の介助

うにします（図1）．
・抱っこによる介助（図2）：子どもが単独で座っているのが難しく，さらに，養育者が食事の介助を行う場合にとる姿勢の一例です．
・ベッド上など：背もたれの傾斜は45度程度で，足を安定させ，頭部が後傾しないようにします（図3）．
② 食　具：口からこぼす量が多いときは，捕食の容易な口唇（口角間幅）の2/3程度の幅で，ボール部の浅いスプーンを使用します（図4）．
③ 一口量：自分に適した一口量を，前歯でかみ切る練習をします．
④ 目，手，口の動きの協調：食べ物を目で確認し，食具で捉えた後は，口の正中部（正面）から食具を入れることができるように，上肢・手指の動きを介助します（図5）．

● 咀嚼の動き
❶ 捕　食（口への取り込み）
　口唇を使って食具から食べ物を口に取り込む動きで，口唇，顎の動きの協調発達が遅れた場合に以下の動作がみられます．

＜評価のポイント＞
　食物をこぼす，口腔の奥に入れすぎる（物性が感じられない）など
＜支援方法＞
・食べ物を上下唇でしっかり挟んでこすり取る動きを練習・介助します．
・牛乳，お茶，水などの液体をコップから摂取するときには，上唇がしっかり液体に触れてから口に取り込んで飲めるように介助します．

❷ か　む（つぶして唾液と混和する）
　口に取り込んだ食べ物をつぶして唾液と混和する動きです．食べ物の形態によって舌と口蓋での押しつぶしや，臼歯（奥歯）を使ったすりつぶしの動きが必要となるため，その発達に遅れがある場合に次の動作がみられます．
＜評価のポイント＞
　丸飲み，頰の内側（口腔前庭）への残留，唾液との混和不足（つぶされて泥状になっていない）など
＜支援方法＞
・なるべく左右側で均等に咀嚼する動きができるように，指で頰を突きながら声かけをするなどの介助をします．

・咀嚼の途中で飲み物などの液体を摂取して流し込むことがないように見守ります．
・口唇を閉じたまま咀嚼の動きができるように，介助者が手指で下顎と口唇を介助します．

● 食塊形成と咽頭へ送り込む動き

唾液と食べ物を混和して食塊にしながら口腔から咽頭へ送る動きの発達に遅れがある場合に，次の動作がみられます．

＜評価のポイント＞

むせや咳き込み（奥舌部などに残留した食物残渣(ざんさ)が吸気で気道に引き込まれる），舌の突出（舌を口から突き出す）など

＜支援方法＞

・口角に力を入れて，頬を臼歯にしっかり押しつけながら嚥下する動きができるように介助します．
・舌の先端を，口蓋皺襞(こうがいすうへき)[*1]にしっかり押しつけながら飲み込む（嚥下する）動きができるような練習をします．

食べる意欲を引き出し，くつろぎや満足感の得られる食べ方の支援

重度の脳性まひや先天性食道閉鎖症などにより生後長期の間，口から食物を摂取していない子ども（経管栄養児など）では，口から食べることができるような状態に回復した後も，口に食べ物を入れることに拒否反応が出たり，食べる意欲が示されないなど，食べる機能の発達に遅れがみられることがあります．

また，自閉症などの広汎性発達障害の子ども

[*1] 口蓋皺襞（こうがいすうへき）：横口蓋ヒダともいい，上顎(おうこうがい)前歯の後方（口蓋粘膜の前方部）にある一連のヒダ状の隆起をいう．

表1 支援のポイント

○ 機能の発達程度に応じた食べ方の指導
 ・誤嚥・窒息の予防を意識した食べさせ方の指導
 ・咀嚼・嚥下の機能程度に合わせて選択できる食形態の提示（栄養士と連携）
○ 食べ方の学習から口腔機能の発達をうながす
○ 食べ方を通して心と身体の健康な生活をおくることができるような支援
○ 食事で五感が満たされることを，食べ方を通して学ぶことができるような支援

には，偏食や拒食などがみられることもしばしばです．このような子どもの偏食や食事の拒否行動に対して強制的な対応が継続的に行われると，食事恐怖症などにもなりかねません．

このような配慮を要する子どもに対しては，安全に食べることの確保，身体機能を維持するための栄養の確保，さらに，子どもの食べる意欲を引き出し，食べることで満足感を得ること，他者とのコミュニケーションのツールの支援などが必要になります．なかでも，安全に食べて栄養を確保するためには，食べ方の心身の発達程度に合わせた調理形態は特に重要であり，保護者を含めた養育関係者の連携した支援が不可欠です．

すなわち，食に関わる経験や心理状態，食環境を加味した食べ方の育成を意識して，主体的な取り組みを支援するという視点に立ち，一人ひとりの発達程度に合った食べ方を支援することが必要です（表1）．

摂食は，呼吸とともに生きるための基本機能です．特別な支援が必要な子どもたちが生涯にわたって食べる機能の営まれる場である口の健康を維持し，よりよい機能を営むことができるための食べ方の指導・支援が望まれます．

（向井美惠）

Ⅲ編

お母さん・保育者の疑問にこたえる
気になる食行動と食生活 Q&A

お母さん・保育者の疑問にこたえる
気になる食行動と食生活 Q&A

実際に現場でお母さんや保育者から寄せられることの多い悩みや心配事を，
「食べ方・食行動」，「口や歯」，「心」，「食生活習慣」，「栄養」に分け，
Q&A形式で解説します．

食べ方・食行動

Q1 離乳食を食べるのを嫌がります

A 離乳食を開始したころ，まだ原始反射が残っていると，スプーンが下唇に触れるのを嫌がることがあります．その場合は，2～3日間をおくなどしてから再び始めてみましょう．

また，離乳食に慣れた生後7～8カ月ごろに急に嫌がることもあります．その原因としては，よく食べるからと固さや量の程度を進めすぎてしまった場合，あるいは中だるみの時期によることも考えられます．それまで順調に食べていたので，食べられないはずがないと焦って無理強いすると，口を開けなくなります．このような場合は，何日か母乳や育児用ミルクだけにしておなかがすくのを待ちます．さらに何日か後に離乳食を再開すると，食べることがあります．

3回食になって食べるのを嫌がるのは，ほとんどが母乳や育児用ミルクを日中に頻繁に与えていることが関係しています．昼間は外遊びなどに出かけて生活にめりはりをつけると，母乳の摂取回数が減り，離乳食を食べるようになります．

（太田百合子／管理栄養士）

Q2 食べながら眠ってしまいます

A 生活のリズムは成長・発達に伴って整っていきます．ある月齢から突然昼寝が1回ですむようになったり，食事が3回になるわけではありません．その過程では当然，食事をする寸前に眠ってしまったり，途中で眠ってしまったりすることがあります．たまにそうなるのであれば気にすることはなく，次の食事をきちんととればすむことです．

頻繁に眠ってしまうのならば，食事の時間を前後にずらして様子をみましょう．体力がついて安定してくれば，眠いながらも最後まで食べて，その後に昼寝をするという具合にリズムが整ってきます．

（佐々木聰子／保育士）

Q3 泣きやまらせるために添い寝で母乳を与えていますが，やめないといけないのでしょうか

A 寝つきの悪い赤ちゃんや夜中に急に泣き出す赤ちゃんへの対応は，お母さんにとってなかなか大変なものです．眠る前に不安定な気分になった赤ちゃんを静めるのに最も効果的なのが"しゃぶる"行為です．乳首でも指でもおしゃぶりでも，何かをしゃぶることで気分が静まり，寝つきがスムーズになるため，就寝時のしゃぶる行為は幼児期になっても継続しやすく，親にとってもむし歯や歯ならびが心配になるまでは好都合なものです．

ただ，離乳期を過ぎると，子どもが求めるのは栄養としての母乳より，母親の存在を象徴した"おっぱい"と思われます．泣きやまらせるための手段として母乳を与えることは，子どもの求めに応じて授乳することと意味合いが異なります．早寝早起きを心がけ，生活リズムを整えて，昼間しっかり遊ばせることで寝つきをよくする工夫や，添い寝をしながら身体を抱いたり手を握ることで子どもを安心させて眠りに誘う対応を考えていきたいものです．

（井上美津子／歯科医師）

Q4 口に入れたものをブーッと吹いてしまいます

A 歯が生えるころに，むずがゆくてかんだりすることと同じように，口に入れたものを「ブーッ」と吹いて楽しむことがみられます．大人にしてみれば，食べ物を口に入れたときに吹くので周りに飛び散ってしまい，困りものです．生後5，6カ月の時期では唇をしっかり閉じることができなかったことを考えると成長している証しともいえます．

また，「遊び食い」の始まりでもあり，満腹になると食べ物で遊び始めることがあります．そのようなときは，「ゴックンしようね」「ブーッは嫌だな」「ダメ」などと言葉かけをして，大人が困っていることを伝えるとよいでしょう．

（太田百合子／管理栄養士）

Q5 食事中，落ち着きがありません

A 年齢にもよりますが，1歳代であれば食事と遊びの区別がつきません．これは何だろうと思えば，一度口に入れたものを出して手でつぶしたりします．周囲に気になるものがあれば，椅子から立って触りにいきます．食器を裏返してみたり落としてみたり，探索活動に移ってしまいます．まずは，おなかがすいて食べたいという気持ちになっていること，落ち着いて食べられる環境を心がけます．

もし，遊び始めたら，食事に気持ちが集中するように「これはおいもよ，おいしいね」などと上手に声がけをします．それでも歩き回るようなら，そろそろおなかも満足しているのだろうと判断して，いったん「ごちそうさま」をします．再び食べるようなら1〜2回は誘ってみて，それでも歩き回るときは「おいしかったね，ごちそうさま」ときっぱり終わりにしてかたづけます．そして遊びに誘います．

（佐々木聰子／保育士）

Q6 むら食いに困っています

A 「むら食い」は，幼児にはよくみられることです．それは，そのときの気分やほかの子どもが食べている，あるいは遊んでいるなど，外側の刺激の影響を受けて食べる量が変動しやすいためです．内側の感覚，すなわち空腹感や満腹感を認識して，それを手がかりとして食べる量を調節できるようになると，比較的食べる量は一定になってきます．そのような時期がくるまでは，大人が，子どもが自分の空腹感や満腹感を認識することができるように，相手をするとよいでしょう．

もちろん，テレビは消し，おもちゃは片づけておくなど，食事場面を整えておくことも，むら食いを防ぐうえで大切です．そうはいっても，学童でも，あるいは大人でも，楽しかったりおいしいと食べる量が増えます．このように，気持ちの影響を受けて食べる量が変わるのも自然なことかもしれません．

(吉田弘道／臨床心理士)

Q7 同じものばかりを食べたがります

A 生後9カ月ごろまでは，食べ物の舌触りなどが口腔機能の発達と合っていれば何でも食べますが，それ以後には，自我の芽生えとともに自己主張を始めます．「ばっかり食い」といって，1～2週間あるいは1カ月以上も繰り返し同じものを食べたがるのが特徴で，また，急にその対象（食べたがるもの）が変わることがあります．たとえば，にんじんばかり好んで食べていたのが急に納豆ばかりに，次はチーズばかりというように変わるのです．

初めて食べる食品は，「怖い」という感覚で受け入れにくいのが普通です．しかし，家族がおいしそうに食べていると，子どもも食べることができるようになることがあります．

食事の場では，最初から子どもの好きなものを出すとそればかりを食べてしまうので，違うものを先に出してもよいでしょう．家族の誰かと一緒に，多くの種類の食べ物を楽しく食べることが大切です．

(太田百合子／管理栄養士)

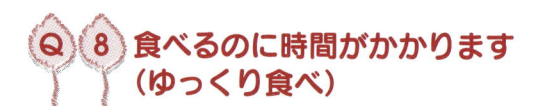

Q8 食べるのに時間がかかります（ゆっくり食べ）

A どの程度までが普通で，どの程度以上を時間がかかるというのかについて基準があるわけではありません．食事は少なくとも30～40分はかけて，楽しみ味わいながら食べたいものです．食べ方は一人ひとり異なり，少量ずつ口に入れてゆっくりと食べる子もいます．様子をみて，その子なりに食べていると感じられたら，せかさず，ペースを認めてあげましょう．

いつまでも口の中に食べ物が残っているときは，うまく咀嚼できないでいる場合と，飲み込む気持ちになれないでいる場合があります．前者は食べ物の固さが合わないのかもしれません．後者は食べる意欲の問題だと思われます．まずは様子を観察することです．

なお，早食いの場合は少し気持ちがせいてしまうタイプかもしれないので，「これはにんじんよ，赤くてきれいね」など声をかけながら雰囲気づくりをしましょう．

(佐々木聰子／保育士)

Q9 口の中にためて飲み込みません

A　「ためて飲み込まない」という食べ方の問題は，幼児期前半には比較的よくみられ，咀嚼機能がほぼ完成する3歳以降でも一部にみられるものです．

離乳が完了しても，乳歯の奥歯が生えそろうまでは"すりつぶし"は上手にできません．食材や調理形態によっては，かんでも飲み込みやすい形にまとめられないと，そのまま口から出すか，ためて飲み込まないか，無理して丸飲みするかになります．また，口から出して「汚ない」と言われると，口の中にためたり，丸飲みをしがちです．1〜2歳代では，かみつぶす程度で飲み込みやすくなる食形態のものを選びましょう．

奥歯が生えそろってからも，食欲がなかったり，かむ力が育っていない子どもでは，食べ物をいつまでも口の中にためてしまうことがあります．また，好き嫌いの多い子どもでは，嫌いな食べ物を口の中にためて，飲み込むのをやめている様子がみられことがあります．

食生活のリズムを整えて，みんなで楽しく食べることで食欲を高めながら，よくかんで味わう食べ方を覚えさせていきましょう．

（井上美津子/歯科医師）

口や歯

Q10 歯ならびが心配です

A　乳歯の時期の歯ならびやかみ合わせは，永久歯ほどのバリエーションはありませんが，そ れでも個体差はみられます．特に生え始めの前歯は不ぞろいなことが多く，歯と歯の間の隙間が大きかったり，歯がねじれていることも多くみられます．前歯の隣の歯が生えて，唇や舌の力が加わることで歯ならびも変わってきますので，様子をみましょう．

3歳ごろに乳歯が生えそろった後でも，歯と歯の間に隙間の多い子もいれば，隙間なく歯が並んでいる子，歯と歯が重なっている子などさまざまです．歯ならびは，歯の大きさと顎の大きさのバランスや，歯列に加わる力の方向で決まってきます．歯や顎の大きさは両親からの遺伝の要素も大きいものです．

乳歯の時期に歯ならびだけを治療することは少ないのですが，心配な場合は早目に相談できる歯科医院を見つけておいて，永久歯への生え変わりからみてもらいましょう（p.138 COLUMN-17参照）．

（井上美津子/歯科医師）

Q11 歯みがきを嫌がり，むし歯にならないか心配です

A　低年齢の子どもの場合は，一人では十分に歯みがきをすることはできません．

歯が生えて間もない時期では，"歯をみがく"というよりも，口の中を触られることやガーゼや歯ブラシが口の中に入る"感覚に慣れる"ことが重要です．また，最初に生える下の前歯は，唾液が出る場所の近くなのでむし歯になりにくく，感覚に慣れる時期としては最適です．

その後，前歯が生えそろうころから歯みがきをしていきますが，前歯は口の中で最も敏感な部分です．いきなり前歯からみがきだすと子どももびっくりしてしまうので，奥の歯ぐきに歯

ブラシを軽く当てることなどから始めます．歯ブラシの感覚に慣れてきたら，前歯のほうに移動してみがいていきましょう．

1～3歳ごろは「自分でみがきたい」という気持ちも強いので，子どもに歯ブラシを渡して，鏡を見ながら自分でみがく動作をさせます．その後「上手ね」などとほめながら，仕上げみがきをしてください．

このようにして，口の中に歯ブラシを入れることに慣れて，「食べたらみがく」「寝る前にみがく」といった習慣が定着していくことが，むし歯予防の第一歩です．

（大岡貴史／歯科医師）

Q12 よだれが多いのですが

A よだれは，口の中にたまった唾液が外へ流れ出てしまうものです．ちょうど離乳が開始される生後半年ごろによだれが増えてくるのには理由があります．それまでは身体を横にしていることが多いため，唾液が出ても自然にのどのほうに送られ飲み込まれていましたが，首がすわり，お座りができるようになると身体を起こしていることが多くなり，唾液が口の中にたまり，それがうまく飲み込めないうちは外に流れ出て"よだれ"になるわけです．

哺乳時の口の動きでは，たまった唾液を唇を閉じて飲み込むのは難しいのですが，離乳が始まって食べ物を唇で取り込んで口を閉じて飲み込むことを覚えてくると，たまった唾液を飲み込むのもだんだん上手になってきます．唇の閉じ方がしっかりしてきて，たまった唾液をうまく処理できるようになると，よだれは減ってきます．

（井上美津子／歯科医師）

Q13 指しゃぶりがやめられません

A 赤ちゃんにとってしゃぶる行為は自然なものです．胎児期や乳児期前半の指しゃぶりは，口の機能発達の面でも意義の大きいものです．また，乳歯が生えてくると，口の働きは吸うことからかむことに徐々に移行していき，しゃぶる行為も精神的な意味合いが大きくなります．

1～2歳代ではまだ言葉で自分の気持ちを表現できないので，気分を静めるために指しゃぶりをすることがあります．このようなときは，子どもの気持ちや行動の広がりを周囲の人たちが共感を示しながら見守り，言葉かけやスキンシップを増やすことで，指しゃぶりの頻度を減らしていきましょう．

3歳を過ぎて，外遊びや友達と遊ぶ機会が増え，指をしゃぶることより楽しいことが多くなると，指しゃぶりの頻度は減ってきます．また，言葉による表現や理解が高まると，指しゃぶりで気分を解消する必要も少なくなります．

ただ，周囲の人たちとの関わりが少なかったり，言葉の発達の遅い子どもでは，一人遊びのような指しゃぶりが残りやすく，緊張や不安を感じやすい子どもでは，気分静めの指しゃぶりが続きやすいものです．

このように，指しゃぶりの行為が続いているのには，それぞれの背景があります．子どもの発達状況や性格をみながら，生活環境の調整や対応を工夫していきましょう．

なお，指しゃぶりをする理由・背景があるにしても，乳歯が生えそろった後も指しゃぶりが長時間続くと，かみ合わせなどへの影響も生じやすいので，子ども自身からやめようとする気持ちをサポートしていく必要があります．

（井上美津子／歯科医師）

Q14 よくかみません

A 子どもの食べ方は，離乳食の段階からその後どのような食事をしてきたかでそれぞれ異なってきます．食べやすい軟らかめの食事ばかりではかむ必要はなく，子どものかむ能力を超えた硬めの食事では，食欲のある子は丸飲みを覚えてしまい，食欲のない子は口の中にためる食べ方などになってしまいます．

よくかむことを覚えるためには，口の形態や機能の発達に合わせた調理形態の食事を選んでいくことや，家族で囲む食卓で親やきょうだいと一緒に食べながら，ゆっくりかんで味わう食事を楽しむことが大切です．

よくかまないからと「かみなさい」と口うるさく注意したり，かんでほしいからとかみごたえのある食材ばかりを並べると，子どもが食欲をなくしてしまって逆効果のこともあります．低年齢の子どもでは食形態の調整が，年齢が上がったら食欲のわく生活リズムや食卓の雰囲気づくりが必要でしょう．

（井上美津子／歯科医師）

心

Q15 きょうだいができて赤ちゃん返りをしています

A 赤ちゃん返りは，お母さんによく甘えていた子どもでみられます．つまり，わかりやすい赤ちゃん返りをしていることは，子どもとお母さんの情緒的な関係が安心できるものであることを示しています．自分一人のものと思っていたお母さんが自分より小さい赤ん坊をかまっているので，やきもちもあるのです．ですから，赤ちゃん返りをしているときには，赤ん坊の要求に応じて相手をしながら，時には上の子の相手もして甘えを満たしてやります．同時に，自分でできるように励ますことを，お母さんたちはしているようです．

これに対して，わかりやすい赤ちゃん返りをしない子どもの場合には，お母さんに甘えを表現したことがなかったり，お母さんとの間で心理的に距離をとっていることがあります．このような子どもでも，お母さんに甘えたい気持ちはあるので，お母さんから誘って相手をすることが大切です．なかには素直に甘えてこないで，お母さんの嫌がることをしてお母さんの気を引こうとする子どももいます．このような行動も甘え行動の1つであり，赤ちゃん返りであると理解して相手をしていると，甘え行動がわかりやすくなってきます．

（吉田弘道／臨床心理士）

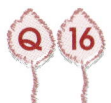

Q16 食べない・食べすぎる・食べることに興味がない のが心配です

A 食べる量が少なかったり，食べることへの興味がない子どもの場合には，家庭のなかで，特にお母さんが，食べることに対する関心が低くて，料理も好きではないことが知られています．それに対して，よく食べる子どもの場合には，家の中で食べ物が常に目につくところに置いてあり，お母さんも食べることに関心が高く，早食いであり，料理の品数と量も多く出され，冷蔵庫には食材がいっぱい詰まっている，というように，食行動を刺激する条件があふれているといわれています．これらのことは，子

どもを取り巻く家庭の食環境から確認されていることです．ほかには，乳児期から母乳や育児用ミルクを飲む量が多い，あるいは少ないなどの，子どもがもともともっている傾向も影響していることもあります．

家庭環境や子どもの傾向をみながら，子どもの食べ方の特徴を考えてみてはいかがでしょう．

(吉田弘道／臨床心理士)

Q17 好き嫌いが多く，こだわりも強くて困っています

A 食べ物の好き嫌いは，多かれ少なかれみられることです．それは普通のことで，年齢が上がるにつれて，好きなもの，嫌いなものが移り変わっていくこともよく知られています．

好き嫌いが固定する場合には，お母さんも，子どもと同じものが好きであったり嫌いであったりすることが多いといわれています．そのため，お母さんがつくる料理の種類，具材などが限られることも影響しているようです．それに対して，いろいろなものが食べられるように料理を工夫しているお母さんの場合には，子どもの好き嫌いは固定されないようです．

なお，自閉症のように障害のある子どもに極端な偏食があるとされていますが，その場合には，人とのつき合いが難しかったりする特徴があります．また食べられるものの幅が極端に狭いので，一般の好き嫌いとは区別されます．

(吉田弘道／臨床心理士)

Q18 手づかみ食べをしません

A 母親がテーブルの周囲などを汚されるのが嫌で，食べ物や食具を触らせてもらえない子どもがいます．そのため，その子どもは，食事は誰かに"食べさせてもらうもの"と思っているので，なかなか自分から手を出しません．

このような場合は，まずは保護者に，1～2歳のころは，多少は汚れても自分で手づかみで食べることが，これから上手に食具や食べ物を扱うことにつながると話をしましょう．いま汚されないことより，3～4歳，さらには5～6歳になって汚さないで上手に食べられることのほうが大切です．

グシャグシャに食べ物で遊ばせるのではありません．おにぎりやステック状のものなど，手でつかんで口に入れやすいメニューを1～2品用意します．食べ物で遊び始めたら，「ハンバーグをつぶして遊ぶのはやめてね，食べないのならごちそうさま」ときっぱり片づけてよいと思います．

(佐々木聰子／保育士)

食生活習慣

Q19 どうしても外食が多くなってしまい心配です

A 外食の特徴は，味が濃い，添加物が多い，同じ味つけ，脂肪が多い，食物繊維が少ないなどがあります．

外食する際は，離乳期では，なるべく赤ちゃんのためにつくられた市販のベビーフードを与

えるほうが安心です．3回食になると大人と同じものを食べたがりますが，食べさせる場合は味を確かめたうえで，和食からの取り分けや具の多いうどんなどのめん類がよいでしょう．めんや野菜は食べやすく細かく切り，湯や水で味を薄めてから与えます．

幼児期では，1日の食事のなかでバランスを整えるようにするとよいでしょう．たとえば，外食以外での食事は，野菜を多めに，脂質を控えめにして調整します．

正しい生活習慣を身につけることや肥満予防のためにも，外食の回数が増えないように心がけたいものです．

（太田百合子 / 管理栄養士）

Q20 朝食がつくれません．つくっても子どもが食べません

A　たいていの子どもは，朝起きてからすぐは食べることができません．少なくとも起きてから30分の余裕は必要なので，食べる時間を考えて，家族で早起きする習慣を身につけたいものです．

幼児期はなるべく食べやすい献立にします．たとえば，パンは唾液を吸うので食べにくく，ごはんのほうが食べやすいこともあります．おにぎりと具の多い味噌汁などが食べやすい献立です．パン食にするなら，フレンチトーストやサンドイッチにすると食べやすくなります．

また，子どもだけの食事は朝ごはんを食べる習慣にはなりません．大人も一緒に，落ち着いて食べる必要があります．初めはバナナだけ，ヨーグルトだけでもよいので，何か食べる習慣をまずつくるとよいでしょう．

（太田百合子 / 管理栄養士）

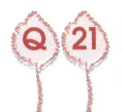

Q21 親の好き嫌いを子どもにもあてはめているようです（親の嗜好による食の偏りの心配）

A　「わが家の食事」は，子どもの食のルーツを形成する大切なものですが，親の好きな食べ物にはよくなじむものの，嫌いなものには出合うチャンスが少ないのもその特徴です．子どもの食体験が広がるためには，わが家の食卓にはあまり登場しない食べ物と子どもが出合う機会は貴重です．たとえば保育園の給食で，おばあちゃんの家で，また，育児仲間や友達と一緒に食事をしたときに，思いがけず子どもの好きなものを発見することがあります．

普段なじみのないものには慎重な子どももいますが，みんなと一緒につられて食べて気に入ることも多いものです．味そのものが気に入るときもあれば，楽しい印象が食べ物と結びついて好きになることもあります．また，子どもの好物について情報交換し，それをヒントに，親が苦手なものやなじみの薄いものも食事に取り入れて食体験を広げることが大切です．

（岡本美智子 / 保育者養成校教員）

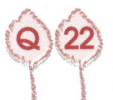

Q22 食環境（テレビのつけっぱなし，食卓の周りの環境）が悪いようです

A　子どもとの暮らしでは，大人が生活の見直しをせざるをえない場面が多いものです．これを機会に，わが家の生活文化を新たにつくってみましょう．たとえば，食事の時間はテレビを消してせめてラジオにしてみる，見たい番組の時間と食事の時間をずらす，テレビの置き場を食卓から離す，テレビに「食事中」と書いたか

わいいカバーをかけてみるなどです．

　また，食卓は生活の中心でありいろいろなものが集まって雑多になりがちですが，不要なものが案外多いものです．食卓周辺を機能的にレイアウトしてみましょう．気分が変わって新鮮な気持ちになります．ホームセンターで便利な整理用の小物を探したり，雑誌や友達との情報交換でアイデアやヒントを集めて，身近なものを利用してつくってみるのも楽しいでしょう．小さな空間でも，使いやすく，くつろげるわが家の食卓環境を創造しましょう．毎日のことですから，それは子どもの心に残り，伝わっていく「わが家の文化」になります．

（岡本美智子／保育者養成校教員）

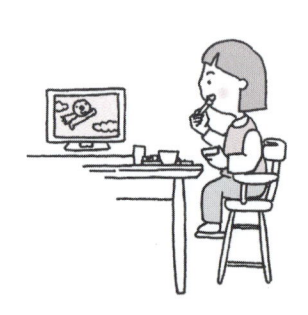

栄　養

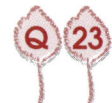

Q23 食事をつくるのが苦手です．インスタント食品や総菜などの中食（なかしょく）を使ってもよいでしょうか

A 食事を簡単に用意するには，缶詰や乾物を利用すると便利です．きなこ，高野豆腐，椎茸，昆布，切干し大根，ひじき，さけやツナの缶詰などは，不足しがちなカルシウムや鉄分を簡単に補うことができます．

　インスタント食品や中食（弁当や総菜など，調理ずみの食品を持ち帰って食べること）を利用するときは，味が濃いことが多いので，味を確かめたうえで，下ごしらえをした野菜や薄味の総菜を組み合わせるだけでも塩分の摂取を控えることができます．また，インスタント食品は，できるだけ添加物が少ないものや添加物の内容に気をつけます．できれば，子ども用に開発された食品を選ぶようにしましょう．

　食事をつくることが苦手でも，旬の野菜や魚，果物を加える努力をすることでおいしい献立となります．

（太田百合子／管理栄養士）

Q24 食べすぎるときの食事制限は必要ですか

A 生後7，8カ月ごろは，離乳食を食べることに慣れてくる時期でもあり，急がせて速いペースで与えると食べすぎる傾向があります．食事制限というよりも，言葉かけをしながら少しずつゆっくりと与えるようにしましょう．また，離乳食の後は，母乳や育児用ミルクを飲みたいだけ与えてもかまいません．

　生後9カ月以降では，卒乳すると驚くほどよく食べます．よく動いて排便も多く機嫌もよいならば，それほど制限する必要はありません．しばらくすると，食べることよりも遊びなどほかのことに興味が移るので，食欲は安定してきます．

　幼児期は，成長曲線と照らし合わせながら食べ物を調整することも必要です．体重が増えすぎたときは外遊びを増やし，食事は野菜や海藻類などで見た目の量を増やすとよいでしょう．

（太田百合子／管理栄養士）

Q25 塩辛いものを食べたがります

A 周りの人が食べていたらほしがるのは当然です．まず，"幼児期は味覚が発達する時期"ということを念頭において，家族の食事も薄味にするように心がけます．極端に塩分の多い漬物，塩蔵品（いくら，たらこ，塩辛，佃煮など）は食卓に置かないようにします．うどんなどの汁を家族の人が飲んでいたら真似をするので，それも控えましょう．

たまに食べるときは，「今日は特別な日だね，まだ小さいからこれだけね」などと言いながら，量を決めて与えるとよいでしょう．

また，友達との遊びの範囲が広がると，味の濃いせんべいやスナック菓子などを食べる機会が増えます．できるだけ幼児向けのお菓子を選ぶようにしますが，周りに合わせることが必要なこともあります．この場合も，量を決めることが大事です．

（太田百合子／管理栄養士）

Q26 大人の食事を食べたがります

A 子どもが大人の食べているものに関心をもって，食べてみたいと思うのは自然のことです．時に，おいしいものや子どもの好物を大人の皿から子どもに分け与えることは，家庭の食卓のうれしさでもあります．しかし衛生上，またマナー（作法）の面から，癖にならないようにしたいですね．

「これはママの，○○ちゃんのと同じよ」と示し，特別のとき以外は与えないようにして，"人のものをほしがらない"というルールを家族みんなで子どもに理解させていきましょう．

子どもに与えられていない大人向けの食べ物をほしがるときには，「これは辛いからまだ食べられないよ」という説明がわかりやすい場合もあります．子どもも食べたことがあっても，塩分が強い，消化が悪い，カフェインが強いなど，あまり食べさせたくないものは，「これは大きくなってから食べるもの」と教えて，家族が同じ態度を示すことが大切です．

場面に応じて，子どもに目立たないようにする配慮も考えてみましょう．

（岡本美智子／保育者養成校教員）

Q27 イオン飲料は身体によいのですか

A イオン飲料は，熱が出たり下痢・嘔吐で脱水状態になったときで，点滴を必要としない状態の場合は，イオンや水分を補うためには最適の飲み物です．

風邪などで小児科を受診した際に勧められて飲むことがあるため，保護者は「身体によい」というイメージをもちやすいようです．しかし，健康で食事もきちんととれている子どもには，特に必要な飲み物ではありません．

水と異なり糖分やイオンを多く含んでいるため，水代わりに多量に飲むと，身体にとっても歯にとってもよいものではありません．のどが乾くたびに頻繁に飲んでいると，むし歯の原因になったり，イオン（塩分）や糖分のとりすぎになってしまいます．のどが乾いたときは，水かお茶・麦茶が最適です（p.113 COLUMN-13参照）．

（井上美津子／歯科医師）

COLUMN-19　夜間の授乳

　出生前の胎児の栄養は，母体から絶えず臍帯血を通して補給されています．その胎児は出生と同時に栄養が断たれるので，生後数時間を経過すると空腹の状態となって泣きます．そのとき母親が授乳すると乳児は乳首を口に入れて吸い，嚥下します．その後は空腹で泣くことと授乳の繰り返しで，日々必要とする栄養を摂取します．

　一般に，乳児が飲みたいときに与える方法を「自律授乳」といいます．飲んだ時刻を記録すると，出生間もないころは昼も夜もなく不定の間隔で飲んでいますが，次第に授乳は昼に集中して，生後3〜4カ月ごろには夜間の回数は少なくなります．

　その後6カ月ごろになると，夜の睡眠が長くなるものの，眠りが浅くなったときに目が覚めて泣くことがあります．これが「夜泣き」で，そのとき授乳すると少し飲んだだけで眠ってしまいます．夜中の授乳というより，寝かせるための手段としての授乳で，眠りが上手になる1〜1歳半ごろには，目も覚めなくなって夜泣きもおさまります．

　これとは別に，1歳を過ぎてもなお夜中に目覚めて乳を飲むことがあります．離乳食への関心が少なく，昼間も夜も乳を求めて泣きます．時には離乳食もよく食べますが，それまでの習慣で夜中も何回か目を覚まして飲むので，母親にとってはつらいことです．このときに母親が飲ませなければ，激しく泣くにしてもやがては飲まなくなるという理屈ですが，それができないから，どうしたら飲むのをやめてくれるかという質問になります．

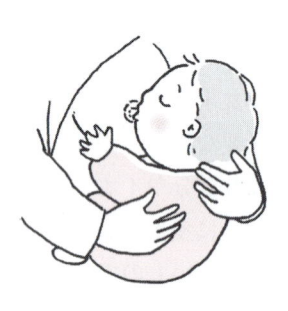

　昔は母親の側が一方的に授乳をやめてしまう「断乳」という言葉を使っていましたが，現在では子どもからやめてほしいという意味から，「卒乳できない」という言葉が使われています．どちらにしても，やがてはやめるので無理をすることはないのですが，夜間の授乳では乳が歯の表面に残っていることがあり，これがむし歯（齲蝕）の原因になることがあります．そのため，歯の表面をガーゼでぬぐったり，授乳を中止するような気持ちで接するようにします．

（巷野悟郎）

資　料

授乳・離乳の支援ガイド
（抜粋）

（p.166-169が「授乳・離乳の支援ガイド2019年改定版」になり，
p.170以降は2007年の「授乳・離乳の支援ガイド」によります）

1　離乳の支援に関する基本的考え方

　離乳とは，成長に伴い，母乳または育児用ミルク等の乳汁だけでは不足してくるエネルギーや栄養素を補完するために，乳汁から幼児食に移行する過程をいい，その時に与えられる食事を離乳食という．
　この間に子どもの摂食機能は，乳汁を吸うことから，食物をかみつぶして飲み込むことへと発達する．摂取する食品の量や種類が徐々に増え，献立や調理の形態も変化していく．また摂食行動は次第に自立へと向かっていく．
　離乳については，子どもの食欲，摂食行動，成長・発達パターン等，子どもにはそれぞれ個性があるので，画一的な進め方にならないよう留意しなければならない．また，地域の食文化，家庭の食習慣等を考慮した無理のない離乳の進め方，離乳食の内容や量を，それぞれの子どもの状況にあわせて進めていくことが重要である．
　一方，多くの親にとっては，初めて離乳食を準備し，与え，子どもの反応をみながら進めることを体験する．子どもの個性によって一人ひとり，離乳食の進め方への反応も異なることから，離乳を進める過程で数々の不安や課題を抱えることも予想される．授乳期に続き，離乳期も母子・親子関係の関係づくりの上で重要な時期にある．そうした不安やトラブルに対し，適切な支援があれば，安心して離乳が実践でき，育児で大きな部分を占める食事を通しての子どもとの関わりにも自信がもてるようになってくる．
　離乳の支援にあたっては，子どもの健康を維持し，成長・発達を促すよう支援するとともに，授乳の支援と同様，健やかな母子，親子関係の形成を促し，育児に自信がもてるような支援を基本とする．特に，子どもの成長や発達状況，日々の子どもの様子をみながら進めること，無理させないことに配慮する．また，離乳期は食事や生活リズムが形づくられる時期でもあることから，生涯を通じた望ましい生活習慣の形成や生活習慣病予防の観点も踏まえて支援することが大切である．この時期から生活リズムを意識し，健康的な食習慣の基礎を培い，家族等と食卓を囲み，共に食事をとりながら食べる楽しさの体験を増やしていくことで，一人ひとりの子どもの「食べる力」を育むための支援が推進されることを基本とする．なお，離乳期は，両親や家族の食生活を見直す期間でもあるため，現状の食生活を踏まえて，適切な情報提供を行うことが必要である．

2　離乳の支援の方法

1．離乳の開始

　離乳の開始とは，なめらかにすりつぶした状態の食物を初めて与えた時をいう．開始時期の子どもの発達状況の目安としては，首のすわりがしっかりして寝返りができ，5秒以上座れる，スプーンなどを口に入れても舌で押し出すことが少なくなる（哺乳反射の減弱），食べ物に興味を示すなどがあげられる．その時期は生後5〜6か月頃が適当である．ただし，子どもの発育および発達には個人差があるので，月齢はあくまでも目安であり，子どもの様子をよく観察しながら，親が子どもの「食べたがっているサイン」に気がつくように進められる支援が重要である．
　なお，離乳の開始前の子どもにとって，最適な栄養源は乳汁（母乳または育児用ミルク）であり，離乳の開始前に果汁やイオン飲料を与えることの栄養学的な意義は認められていない．また，蜂蜜は，乳児ボツリヌス症を引き起こすリスクがあるため，1歳を過ぎるまでは与えない．

2．離乳の進行

　離乳の進行は，子どもの発育および発達の状況に応じて食品の量や種類および形態を調整しながら，食べる経験を通じて摂食機能を獲得し，成長していく過程である．食事を規則的に摂ることで生活リズムを整え，食べる意欲を育み，食べる楽しさを体験していくことを目標とする．食べる楽しみの経験としては，

いろいろな食品の味や舌ざわりを楽しむ，手づかみにより自分で食べることを楽しむといったことだけでなく，家族等が食卓を囲み，共食を通じて食の楽しさやコミュニケーションを図る，思いやりの心を育むといった食育の観点も含めて進めていくことが重要である．

《離乳初期（生後5か月～6か月頃）》

離乳食を飲み込むこと，その舌ざわりや味に慣れることが主目的である．離乳食は1日1回与える．母乳または育児用ミルクは，授乳のリズムに沿って子どもの欲するままに与える．

食べ方は，口唇を閉じて，捕食や嚥下ができるようになり，口に入ったものを舌で前から後ろへ送り込むことができる．

《離乳中期（生後7か月～8か月頃）》

生後7～8か月頃からは舌でつぶせる固さのものを与える．離乳食は1日2回にして生活リズムを確立していく．母乳または育児用ミルクは離乳食の後に与え，このほかに授乳のリズムに沿って母乳は子どもの欲するままに，ミルクは1日に3回程度与える．

食べ方は，舌，顎の動きは前後から上下運動へ移行し，それに伴って口唇は左右対称に引かれるようになる．食べさせ方は，平らな離乳食用のスプーンを下唇にのせ，上唇が閉じるのを待つ．

《離乳後期（生後9か月～11か月頃）》

歯ぐきでつぶせる固さのものを与える．離乳食は1日3回にし，食欲に応じて，離乳食の量を増やす．離乳食の後に母乳または育児用ミルクを与える．このほかに，授乳のリズムに沿って母乳は子どもの欲するままに，育児用ミルクは1日2回程度与える．

食べ方は，舌で食べ物を歯ぐきの上に乗せられるようになるため，歯や歯ぐきで潰すことが出来るようになる．口唇は左右非対称の動きとなり，噛んでいる方向に依っていく動きがみられる．食べさせ方は，丸み（くぼみ）のある離乳食用のスプーンを下唇にのせ，上唇が閉じるのを待つ．

手づかみ食べは，生後9か月頃から始まり，1歳過ぎの子どもの発育および発達にとって，積極的にさせたい行動である．食べ物を触ったり，握ったりすることで，その固さや触感を体験し，食べ物への関心につながり，自らの意志で食べようとする行動につながる．子どもが手づかみ食べをすると，周りが汚れて片付けが大変，食事に時間がかかる等の理由から，手づかみ食べをさせたくないと考える親もいる．そのような場合，手づかみ食べが子どもの発育および発達に必要である理由について情報提供することで，親が納得して子どもに手づかみ食べを働きかけることが大切である．

3．離乳の完了

離乳の完了とは，形のある食物をかみつぶすことができるようになり，エネルギーや栄養素の大部分が母乳または育児用ミルク以外の食物から摂取できるようになった状態をいう．その時期は生後12か月から18か月頃である．食事は1日3回となり，その他に1日1～2回の補食を必要に応じて与える．母乳または育児用ミルクは，子どもの離乳の進行および完了の状況に応じて与える．なお，離乳の完了は，母乳または育児用ミルクを飲んでいない状態を意味するものではない．

食べ方は，手づかみ食べで前歯で噛み取る練習をして，一口量を覚え，やがて食具を使うようになって，自分で食べる準備をしていく．

4．食品の種類と調理

（1）食品の種類と組合せ

与える食品は，離乳の進行に応じて，食品の種類および量を増やしていく．

離乳の開始は，おかゆ（米）から始める．新しい食品を始める時には離乳食用のスプーンで1さじずつ与え，子どもの様子をみながら量を増やしていく．慣れてきたらじゃがいもや人参等の野菜，果物，さらに慣れたら豆腐や白身魚，固ゆでした卵黄など，種類を増やしていく．

離乳が進むにつれ，魚は白身魚から赤身魚，青皮魚へ，卵は卵黄から全卵へと進めていく．食べやすく調理した脂肪の少ない肉類，豆類，各種野菜，海藻と種類を増やしていく．脂肪の多い肉類は少し遅らせる．

野菜類には緑黄色野菜も用いる．ヨーグルト，塩分や脂肪の少ないチーズも用いてよい．牛乳を飲用として与える場合は，鉄欠乏性貧血の予防の観点から，1歳を過ぎてからが望ましい．

　離乳食に慣れ，1日2回食に進む頃には，穀類（主食），野菜（副菜）・果物，たんぱく質性食品（主菜）を組み合わせた食事とする．また，家族の食事から調味する前のものを取り分けたり，薄味のものを適宜取り入れたりして，食品の種類や調理方法が多様となるような食事内容とする．

　母乳育児の場合，生後6か月の時点で，ヘモグロビン濃度が低く，鉄欠乏を生じやすいとの報告がある．また，ビタミンD欠乏の指摘もあることから，母乳育児を行っている場合は，適切な時期に離乳を開始し，鉄やビタミンDの供給源となる食品を積極的に摂取するなど，進行を踏まえてそれらの食品を意識的に取り入れることが重要である．

　フォローアップミルクは母乳代替食品ではなく，離乳が順調に進んでいる場合は，摂取する必要はない．離乳が順調に進まず鉄欠乏のリスクが高い場合や，適当な体重増加が見られない場合には，医師に相談した上で，必要に応じてフォローアップミルクを活用すること等を検討する．

(2) 調理形態・調理方法

　離乳の進行に応じて，食べやすく調理したものを与える．子どもは細菌への抵抗力が弱いので，調理を行う際には衛生面に十分に配慮する．

　食品は，子どもが口の中で押しつぶせるように十分な固さになるよう加熱調理をする．初めは「つぶしがゆ」とし，慣れてきたら粗つぶし，つぶさないままへと進め，軟飯へと移行する．野菜類やたんぱく質性食品などは，始めはなめらかに調理し，次第に粗くしていく．離乳中期頃になると，つぶした食べ物をひとまとめにする動きを覚え始めるので，飲み込み易いようにとろみをつける工夫も必要になる．

　調味について，離乳の開始時期は，調味料は必要ない．離乳の進行に応じて，食塩，砂糖など調味料を使用する場合は，それぞれの食品のもつ味を生かしながら，薄味でおいしく調理する．油脂類も少量の使用とする．

　離乳食の作り方の提案に当たっては，その家庭の状況や調理する者の調理技術等に応じて，手軽に美味しく安価でできる具体的な提案が必要である．

5. 食物アレルギーの予防について
(1) 食物アレルギーとは

　食物アレルギーとは，特定の食物を摂取した後にアレルギー反応を介して皮膚・呼吸器・消化器あるいは全身性に生じる症状のことをいう．有病者は乳児期が最も多く，加齢とともに漸減する．食物アレルギーの発症リスクに影響する因子として，遺伝的素因，皮膚バリア機能の低下，秋冬生まれ，特定の食物の摂取開始時期の遅れが指摘されている．乳児から幼児早期の主要原因食物は，鶏卵，牛乳，小麦の割合が高く，そのほとんどが小学校入学前までに治ることが多い．

　食物アレルギーによるアナフィラキシーが起こった場合，アレルギー反応により，じん麻疹などの皮膚症状，腹痛や嘔吐などの消化器症状，ゼーゼー，息苦しさなどの呼吸器症状が，複数同時にかつ急激に出現する．特にアナフィラキシーショックが起こった場合，血圧が低下し意識レベルの低下等がみられ，生命にかかわることがある．

(2) 食物アレルギーへの対応

　食物アレルギーの発症を心配して，離乳の開始や特定の食物の摂取開始を遅らせても，食物アレルギーの予防効果があるという科学的根拠はないことから，生後5～6か月頃から離乳を始めるように情報提供を行う．

　離乳を進めるに当たり，食物アレルギーが疑われる症状がみられた場合，自己判断で対応せずに，必ず医師の診断に基づいて進めることが必要である．なお，食物アレルギーの診断がされている子どもについては，必要な栄養素等を過不足なく摂取できるよう，具体的な離乳食の提案が必要である．

　子どもに湿疹がある場合や既に食物アレルギーの診断がされている場合，または離乳開始後に発症した場合は，基本的には原因食物以外の摂取を遅らせる必要はないが，自己判断で対応することで状態が悪化する可能性も想定されるため，必ず医師の指示に基づいて行うよう情報提供を行うこと．

6. 離乳食の進め方の目安

		離乳の開始 ──────────────→ 離乳の完了			
		以下に示す事項は、あくまでも目安であり、子どもの食欲や成長・発達の状況に応じて調整する。			
		離乳初期 生後5～6か月頃	離乳中期 生後7～8か月頃	離乳後期 生後9～11か月頃	離乳完了期 生後12～18か月頃
食べ方の目安		○子どもの様子をみながら1日1回1さじずつ始める。 ○母乳や育児用ミルクは飲みたいだけ与える。	○1日2回食で食事のリズムをつけていく。 ○いろいろな味や舌ざわりを楽しめるように食品の種類を増やしていく。	○食事リズムを大切に、1日3回食に進めていく。 ○共食を通じて食の楽しい体験を積み重ねる。	○1日3回の食事リズムを大切に、生活リズムを整える。 ○手づかみ食べにより、自分で食べる楽しみを増やす。
調理形態		なめらかにすりつぶした状態	舌でつぶせる固さ	歯ぐきでつぶせる固さ	歯ぐきで噛める固さ
1回当たりの目安量					
Ⅰ	穀類（g）	つぶしがゆから始める。 すりつぶした野菜等も試してみる。 慣れてきたら、つぶした豆腐・白身魚・卵黄等を試してみる。	全がゆ 50～80	全がゆ 90～軟飯80	軟飯80～ ご飯80
Ⅱ	野菜・果物（g）		20～30	30～40	40～50
Ⅲ	魚（g）		10～15	15	15～20
	又は肉（g）		10～15	15	15～20
	又は豆腐（g）		30～40	45	50～55
	又は卵（個）		卵黄1～ 全卵1/3	全卵1/2	全卵1/2～ 2/3
	又は乳製品（g）		50～70	80	100
歯の萌出の目安			乳歯が生え始める。	1歳前後で前歯が8本生えそろう。	離乳完了期の後半頃に奥歯（第一乳臼歯）が生え始める。
摂食機能の目安		口を閉じて取り込みや飲み込みが出来るようになる。	舌と上あごで潰していくことが出来るようになる。	歯ぐきで潰すことが出来るようになる。	歯を使うようになる。

※衛生面に十分に配慮して食べやすく調理したものを与える

図① 咀しゃく機能の発達の目安について

新生児期〜　　：哺乳反射*によって，乳汁を摂取する．
　*哺乳反射とは，意思とは関係ない反射的な動きで，口周辺に触れたものに対して口を開き，口に形のあるものを入れようとすると舌で押し出し，奥まで入ってきたものに対してはチュチュと吸う動きが表出される．

5〜7か月ごろ：哺乳反射は，生後4〜5か月から少しずつ消え始め，生後6〜7か月ころには乳汁摂取時の動きもほとんど乳児の意思（随意的）による動きによってなされるようになる．

哺乳反射による動きが少なくなってきたら，離乳食を開始

離乳食の開始

◆口に入った食べものをえん下（飲み込む）反射が出る位置まで送ることを覚える．

〈支援のポイント〉
・赤ちゃんの姿勢を少し後ろに傾けるようにする．
・口に入った食べものが口の前から奥へと少しずつ移動できるなめらかにすりつぶした状態（ポタージュぐらいの状態）

7, 8か月ごろ

乳歯が生え始める
〔萌出時期の平均〕
　下：男子8か月±1か月
　　　女子9か月±1か月
　上：男女10か月±1か月

上あごと下あごがあわさるようになる

◆口の前の方を使って食べものを取り込み，舌と上あごでつぶしていく動きを覚える．

〈支援のポイント〉
・平らなスプーンを下くちびるにのせ，上くちびるが閉じるのを待つ．
・舌でつぶせる固さ（豆腐ぐらいが目安）
・つぶした食べものをひとまとめにする動きを覚え始めるので，飲み込みやすいようにとろみをつける工夫も必要

9〜11か月ごろ

*前歯が生えるにしたがって，前歯でかじりとって一口量を学習していく．

前歯が8本生え揃うのは，1歳前後

◆舌と上あごでつぶせないものを歯ぐきの上でつぶすことを覚える．

〈支援のポイント〉
・丸み（くぼみ）のあるスプーンを下くちびるの上にのせ，上くちびるが閉じるのを待つ．やわらかめのものを前歯でかじりとらせる．
・歯ぐきで押しつぶせる固さ（指でつぶせるバナナぐらいが目安）

12〜18か月ごろ

奥歯（第一乳臼歯）が生え始める
〔萌出時期の平均〕
　上：男女1歳4か月±2か月
　下：男子1歳5か月±2か月
　　　女子1歳5か月±1か月
※奥歯が生えてくるが，かむ力はまだ強くない．

奥歯が生え揃うのは2歳6か月〜3歳6か月ごろ

◆口へ詰め込みすぎたり，食べこぼしたりしながら，一口量を覚える．
◆手づかみ食べが上手になるとともに，食具を使った食べる動きを覚える．

〈支援のポイント〉
・手づかみ食べを十分にさせる．
・歯ぐきでかみつぶせる固さ（肉だんごぐらいが目安）

図② 手づかみ食べについて

手づかみ食べの重要性

「手づかみ食べ」は，食べ物を目で確かめて，手指でつかんで，口まで運び口に入れるという目と手と口の協調運動であり，摂食機能の発達の上で重要な役割を担う．

↓

○目で，食べ物の位置や，食べ物の大きさ・形などを確かめる．
○手でつかむことによって，食べ物の固さや温度などを確かめるとともに，どの程度の力で握れば適当であるかという感覚の体験を積み重ねる．
○口まで運ぶ段階では，指しゃぶりやおもちゃをなめたりして，口と手を協調させてきた経験が生かされる．

摂食機能の発達過程では，手づかみ食べが上達し，目と手と口の協働ができていることによって，食器・食具が上手に使えるようになっていく．
また，この時期は，「自分でやりたい」という欲求が出てくるので，「自分で食べる」機能の発達を促す観点からも，「手づかみ食べ」が重要である．

手づかみ食べの支援のポイント

◆手づかみ食べのできる食事に
・ご飯をおにぎりに，野菜類の切り方を大きめにするなどメニューに工夫を
・前歯を使って自分なりの一口量をかみとる練習を
・食べ物は子ども用のお皿に，汁物は少量入れたものを用意
◆汚れてもいい環境を
・エプロンをつけたり，テーブルの下に新聞紙やビニールシートを敷くなど，後片づけがしやすいように準備して
◆食べる意欲を尊重して
・食事は食べさせるものではなく，子ども自身が食べるものであることを認識して，子どもの食べるペースを大切に
・自発的に食べる行動を起こさせるには，食事時間に空腹を感じていることが基本．たっぷり遊んで，規則的な食事リズムを

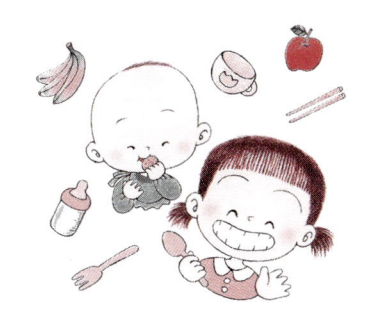

図③ 1日の食事量の目安について
— 「食事バランスガイド」を活用して，家族（成人）の食事量から1日の食事量の目安を考える —

　1日の食事量を表すものとしては，エネルギー及び各栄養素の摂取量の基準を示した「食事摂取基準」とともに，「なにを」「どれだけ」食べたらよいかをわかりやすく，実際に食卓で口にする「料理」等のイラストで示した「食事バランスガイド」がある．

　一方，「離乳食の進め方の目安」では，乳汁から固形食への移行過程において，その大部分を乳汁から摂取している時期もあることから，食事の目安としては「1回あたりの量」として示されている．

　離乳が進むにつれ，離乳食は3回になり，乳汁以外からエネルギーや栄養素を摂取するようになる．家族一緒の食事の機会が増え，家族の食事からの取り分けも容易となってくる．その時期（12～18か月ごろ）に，1日の食事量としておおよその目安を知り，3回の食事や間食のそれぞれの時間や量を調整することは，望ましい食習慣を身につけていく上で重要なことである．

　ここでは，「食事バランスガイド」を活用し，家族（成人）の1日の食事量を基に考えた時に，子どもの1日の食事量がそのどれくらいの量にあたるのかを整理してみた．成人の食事量と対比させて，子どもの1日の目安となる量を具体的にイメージすることにより，その子どもと他の家族の食事全体について見直す良い契機になるとも考えられる．

間食は食事のひとつ
◆離乳期の子どもの食事の楽しさは，新しい食材や家族と一緒の食事から
　大人の食事で楽しく適度に摂取する「菓子類・嗜好飲料」は，離乳期を完了してから
◆食事でとりきれないものをプラスして
　おにぎり，ふかしいも，牛乳・乳製品，果物など，食事の素材を活用して
◆与えるなら時間を決めて，1日1～2回
　3回の食事を規則的にして，間食は与える時間と量を決めて

家族（成人）の1日の食事量の目安

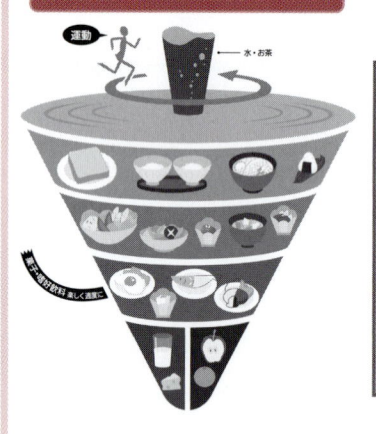

子どもの1日の食事量の目安

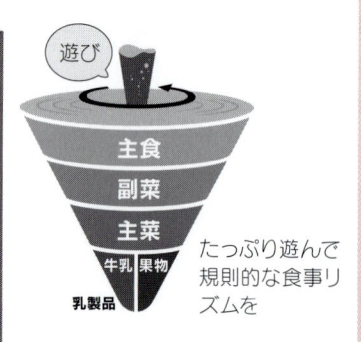

◆主食，副菜，主菜は
　それぞれ1/2弱程度
◆果物は1/2程度
・まだ十分に咀嚼ができないので繊維質のかたい葉物や肉類などは控えて，薄味で
・主菜として乳製品を使うこともできる．
　＊牛乳は離乳の進行（完了）状況に応じて個別対応．牛乳を与えるのは1歳以降が望ましい．

たっぷり遊んで規則的な食事リズムを

　成人の料理の組合せ例はおおよそ2,200kcal．エネルギー及び主要な栄養素の試算から，子ども（1歳）の食事量を検討すると，主食，副菜，主菜をそれぞれ1/2弱，果物を1/2程度の割合が，1日の目安となる量と考えられた．

授乳・離乳の支援ガイド

図④ 発育・発達過程に応じて育てたい"食べる力"について

子どもは，発育・発達過程にあり，授乳期から毎日「食」に関わっている．授乳期・離乳期は，"安心と安らぎ"の中で"食べる意欲"の基礎づくりにあたる．

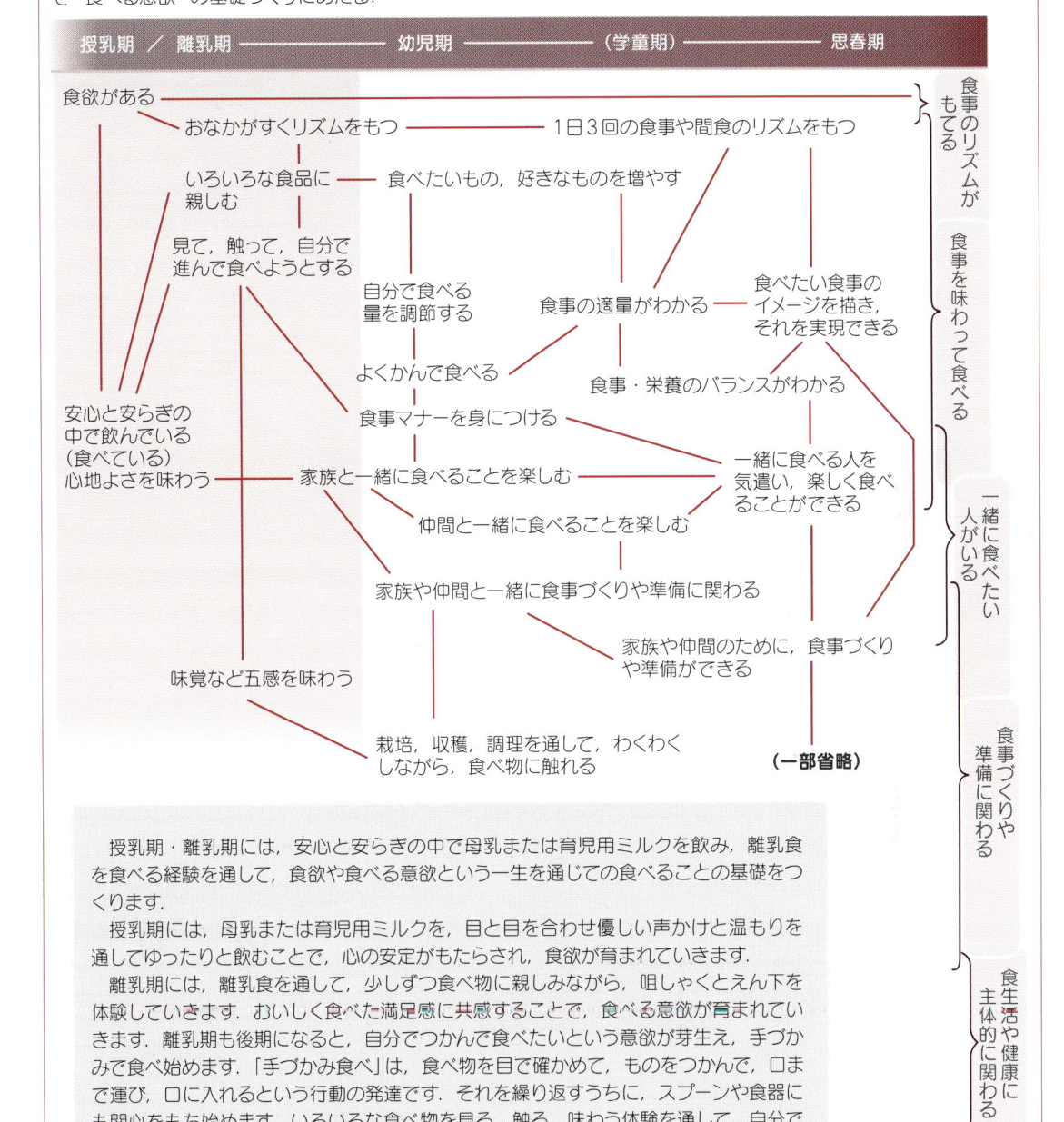

授乳期 ／ 離乳期 ──── 幼児期 ──── （学童期）──── 思春期

- 食欲がある ──────────────────────────────── 食事のリズムがもてる
  - おなかがすくリズムをもつ ──── 1日3回の食事や間食のリズムをもつ
  - いろいろな食品に親しむ ──── 食べたいもの，好きなものを増やす ──── 食事を味わって食べる
  - 見て，触って，自分で進んで食べようとする
    - 自分で食べる量を調節する
    - 食事の適量がわかる ──── 食べたい食事のイメージを描き，それを実現できる
    - よくかんで食べる
    - 食事・栄養のバランスがわかる
- 安心と安らぎの中で飲んでいる（食べている）心地よさを味わう
  - 食事マナーを身につける
  - 家族と一緒に食べることを楽しむ ──── 一緒に食べる人を気遣い，楽しく食べることができる ──── 一緒に食べたい人がいる
  - 仲間と一緒に食べることを楽しむ
  - 家族や仲間と一緒に食事づくりや準備に関わる
  - 家族や仲間のために，食事づくりや準備ができる ──── 食事づくりや準備に関わる
- 味覚など五感を味わう
  - 栽培，収穫，調理を通して，わくわくしながら，食べ物に触れる

（一部省略）

食生活や健康に主体的に関わる

→ 楽しく食べる子どもに

　授乳期・離乳期には，安心と安らぎの中で母乳または育児用ミルクを飲み，離乳食を食べる経験を通して，食欲や食べる意欲という一生を通じての食べることの基礎をつくります．

　授乳期には，母乳または育児用ミルクを，目と目を合わせ優しい声かけと温もりを通してゆったりと飲むことで，心の安定がもたらされ，食欲が育まれていきます．

　離乳期には，離乳食を通して，少しずつ食べ物に親しみながら，咀しゃくとえん下を体験していきます．おいしく食べた満足感に共感することで，食べる意欲が育まれていきます．離乳期も後期になると，自分でつかんで食べたいという意欲が芽生え，手づかみで食べ始めます．「手づかみ食べ」は，食べ物を目で確かめて，ものをつかんで，口まで運び，口に入れるという行動の発達です．それを繰り返すうちに，スプーンや食器にも関心をもち始めます．いろいろな食べ物を見る，触る，味わう体験を通して，自分で進んで食べようとする力を育んでいきます．

資料：厚生労働省「楽しく食べる子どもに～食からはじまる健やかガイド～」

参考資料：発育・発達過程に関わる主な特徴

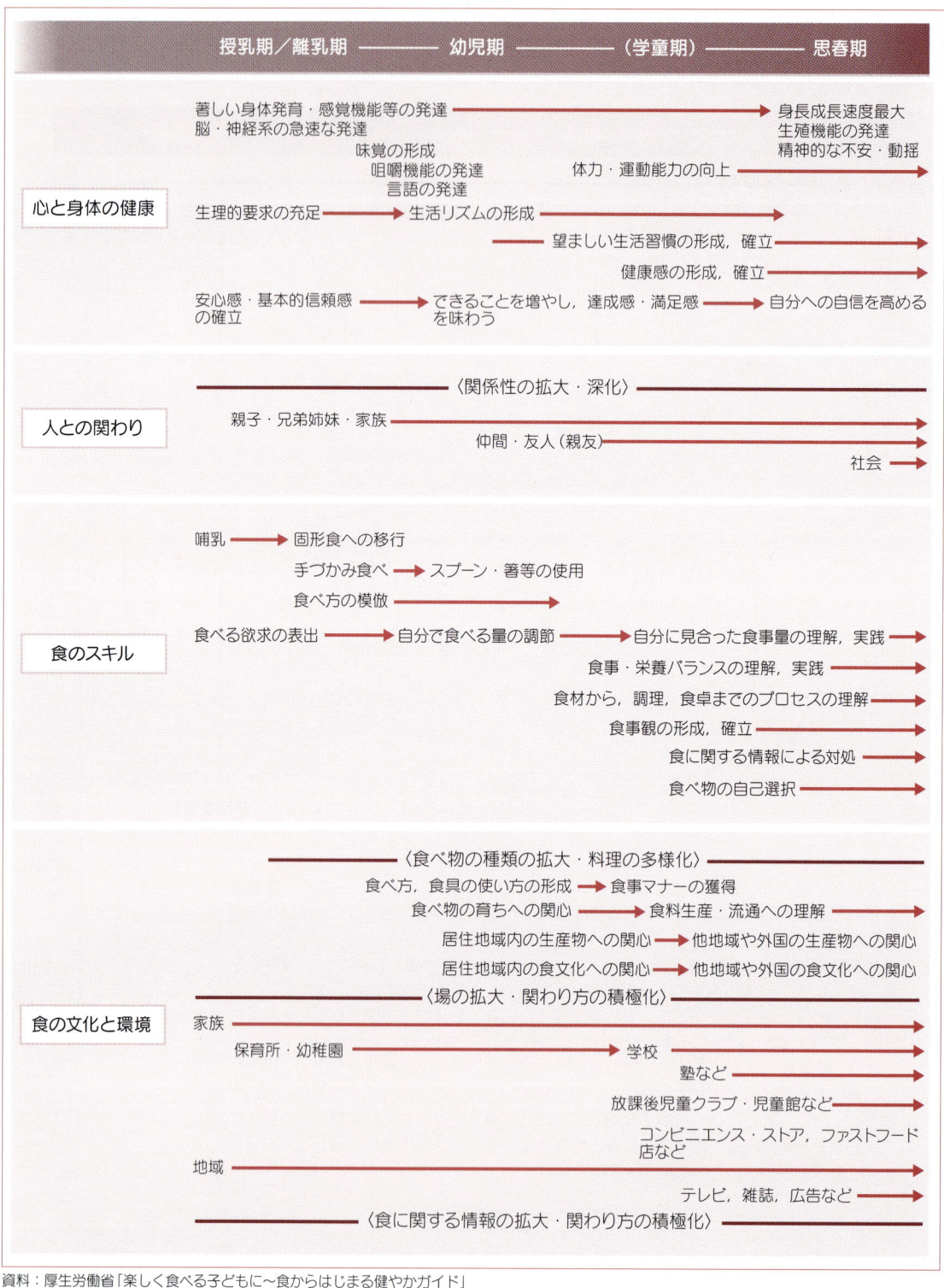

	授乳期／離乳期 ──── 幼児期 ──── （学童期） ──── 思春期
心と身体の健康	著しい身体発育・感覚機能等の発達 ──────────────→ 身長成長速度最大 脳・神経系の急速な発達　　　　　　　　　　　　　　　　　生殖機能の発達 　　　　　　　味覚の形成　　　　　　　　　　　　　　　　　精神的な不安・動揺 　　　　　　　咀嚼機能の発達　　　　体力・運動能力の向上 ─────→ 　　　　　　　言語の発達 生理的要求の充足 ──→ 生活リズムの形成 ─────────────→ 　　　　　　　　　　　　望ましい生活習慣の形成，確立 ───────→ 　　　　　　　　　　　　　　　　健康感の形成，確立 ───────→ 安心感・基本的信頼感 ─→ できることを増やし，達成感・満足感 ─→ 自分への自信を高める の確立　　　　　　　　　を味わう
人との関わり	〈関係性の拡大・深化〉 　　親子・兄弟姉妹・家族 ─────────────────────→ 　　　　　　　　　　　　仲間・友人（親友） ─────────────→ 　　　　　　　　　　　　　　　　　　　　　　　　　　　社会 ──→
食のスキル	哺乳 ──→ 固形食への移行 　　　　手づかみ食べ ──→ スプーン・箸等の使用 　　　　食べ方の模倣 ──────→ 食べる欲求の表出 ──→ 自分で食べる量の調節 ──→ 自分に見合った食事量の理解，実践 → 　　　　　　　　　　　　　　　　　食事・栄養バランスの理解，実践 ─────→ 　　　　　　　　　　　　　　　　　食材から，調理，食卓までのプロセスの理解 ──→ 　　　　　　　　　　　　　　　　　食事観の形成，確立 ─────→ 　　　　　　　　　　　　　　　　　食に関する情報による対処 ──→ 　　　　　　　　　　　　　　　　　食べ物の自己選択 ──→
食の文化と環境	〈食べ物の種類の拡大・料理の多様化〉 　　　　食べ方，食具の使い方の形成 ─→ 食事マナーの獲得 　　　　　　食べ物の育ちへの関心 ─→ 食料生産・流通への理解 ─────→ 　　　　　　居住地域内の生産物への関心 ─→ 他地域や外国の生産物への関心 　　　　　　居住地域内の食文化への関心 ─→ 他地域や外国の食文化への関心 〈場の拡大・関わり方の積極化〉 家族 ─────────────────────────────────→ 　　　保育所・幼稚園 ──────────→ 学校 ───────────→ 　　　　　　　　　　　　　　　　　　　　　塾など ──────→ 　　　　　　　　　　　　　　　　放課後児童クラブ・児童館など ─→ 　　　　　　　　　　　　　　　　コンビニエンス・ストア，ファストフード店など 地域 ─────────────────────────────────→ 　　　　　　　　　　　　　　　　テレビ，雑誌，広告など ────→ 〈食に関する情報の拡大・関わり方の積極化〉

資料：厚生労働省「楽しく食べる子どもに～食からはじまる健やかガイド」

文献

● I編　乳幼児の心と身体を育む食と食支援

CHAPTER-1　乳幼児期における食と心の関わり

① 食を通した心の発達

1) 黒田実郎, 大羽蓁ほか訳：母子関係の理論 1. 岩崎学術出版社, 東京, 1976（Bowlby J：Attachment and loss. In：Attachment, vol.1, Hogarth Press, 1969）.
2) 足立己幸, NHK「おはよう広場」班：食生活が子どもを変える, なぜひとりで食べるの. NHK放送出版協会, 東京, 1983.
3) 足立己幸, NHK「子どもたちの食卓」プロジェクト：知っていますか子どもたちの食卓―食生活からからだと心がみえる―. NHK出版, 東京, 2000.
4) 小西史子, 黒川衣代：子どもの食生活と精神的な健康状態の日中比較（第1報）. 食事状況と精神的な健康状態の関連. 小児保健研究60（6）：739-748, 2001.
5) Stoller SA, Field T：Alternation of mother and infant behavior and heart rate during a still-face perturbation of face-to-face interaction. In：Emotion and Early Interaction（Field T, Fogel A ed）, Lawrence Erlbaum Associates, Publishers, London, 57-82, 1982.
6) 吉田弘道, 奈良隆寛ほか：母乳授乳時における児の哺乳行動と母親の行動について：新生児期の母子相互作用の観点より. 乳児発達研究会発表論文集6：27-35, 1984,
7) Kaye K：The mental and social life of babies. The Harvester Press, Chicago, 1982.
8) 恒次欽也, 川井尚ほか：乳児の社会性の発達. 乳児発達研究会発表論文集4：9-13, 1982.
9) 古賀行義訳：ノー・アンド・イエス. 同文書院, 東京, 1968（Spitz RA：No and Yes：on the beginning of human communication. International Universities Press, New York, 1957）.
10) Fonagy P, Gergely G et al：Affect regulation, mentalization, and the development of the self. Other Press, New York, 2002.
11) 吉田弘道：情緒面をどう育てるか―人との相互作用を通して―. 小児科臨床53（増刊号）：1223-1226, 2000.
12) 長谷川智子：子どもの肥満と発達臨床心理学. 川島書店, 東京, 2000.
13) 吉田弘道, 太田百合子ほか：肥満児の行動・性格傾向に関する研究―文章完成法式アンケート調査による. 小児保健研究56（5）：660-667,1997.
14) Johnson SL：Improving preschoolers' self-regulation of energy intake. Pedeatrics 106（6）：1429-1435, 2000.
15) 八倉巻和子, 村田輝子ほか：幼児の食行動と養育条件に関する研究（第2報）. 幼児の食行動に及ぼす養育条件. 小児保健研究51（6）：728-739, 1992.
16) 長谷川智子, 今田純雄：幼児の食物嗜好と母子関係に関する因果的研究（2）. 第62回日本心理学大会論文集. 321, 1998.
17) 長谷川智子, 今田純雄：幼児の食行動の問題と母子関係についての因果モデルの検討. 小児保健研究63（6）：635-639, 2004.
18) 落合富美江, 藤生君江：雄踏町における核家族・複合家族別にみた小児の食物摂取状況. 小児保健研究51（6）：753-760, 1992.
19) 二木武, 金子保：哺乳運動の発達. 周産期医学10（4）：489-494, 1980.
20) 田村文誉：手づかみ食べの発達. 幼児食の基本（幼児食懇話会編）, 日本小児医事出版社, 東京, 48-54, 1998.
21) 村上多恵子, 石井拓男ほか：摂食に問題のある保育園児の背景要因―よくかまないでのみこむ子について―. 小児保健研究49（1）：55-62, 1990.
22) 村上多恵子, 中垣晴男ほか：摂食に問題のある保育園児の特性要因―食べ物を口にためる子について―. 小児保健研究50（6）：747-756, 1991.

② 食を通じた生活リズムの確立

1) Kleitman N：Sleep and wakefulness. Midway reprint edition. University of Chicago, Chicago,1987.
2) 井上昌次郎：眠りを科学する. 朝倉書店, 東京, 2006.
3) 福田一彦：お昼寝がつくる幼児の夜更かし. 眠りたいけど眠れない（堀忠雄編）, 昭和堂, 京都, 1-21, 2001.
4) Wright P, Fawcett J et al：The development of differences in the feeding

behaviour of bottle and breast fed human infants from birth to two months. *Behavioural Processes* 5：1-20, 1980.
5) Wright P：Development of feeding behaviour in early infancy：Implications for obesity. *Health Bulletin* 39：197-206, 1981.
6) Birch LL, Fisher A：The role of experience in the development of children's eating behavior. *In*：Why we eat what we eat：The psychology of eating（Capaldi ED ed），American Psychological Association, Washington DC, 113-141, 1996.
7) NHK放送文化研究所：国民生活時間調査（第5巻）復刻．昭和35年調査（資料編5）．大空社，東京，1990．
8) NHK放送文化研究所：2005年国民生活時間調査報告書．2006．
9) 石原金由：夜型社会が子どもの世界まで広がった．眠りたいけど眠れない（堀　忠雄編），昭和堂，京都，23-40，2001．
10) 日本小児保健協会：平成12年度幼児健康度調査報告書．2001．
11) 厚生労働省雇用均等・児童家庭局母子保健課：平成17年度乳幼児栄養調査結果．2006．
12) 光岡攝子，堀井理司ほか：「幼児用疲労症状調査」からみた幼児の疲労と日常生活状況との関連．小児保健研究62：81-87，2003．
13) 米山京子・池田順子：幼児の生活行動および疲労症状発現度との関係．小児保健研究64：385-396，2005．
14) 真名子香織・久野（永田）一恵ほか：朝食の食欲がない幼児の夕食の食欲と生活時間・共食者・遊ぶ場所・健康状態との関係．栄養学雑誌61：9-16，2003．
15) 徳村光昭・南里清一ほか：朝食欠食と小児肥満の関係．日本小児科学会雑誌108：1487-1494，2004．
16) Taheri S：The link between short sleep duration and obesity：we should recommend more sleep to prevent obesity. *Archives of Diseases in Childhood* 91：881-884, 2006.

③ 食の楽しみを伝える—日常食と行事食
1) 今村榮一：育児栄養学．日本小児医事出版，東京，1994．
2) Spock B, Needlman R：Dr Spock's Baby and Child Care. 8th ed, Pocket Books, New York, 2004.
3) 大藤ゆき：児やらい．岩崎美術社，東京，1969．
4) 新村　出編：広辞苑．第5版，岩波書店，東京，1998．
5) 旺文社編：冠婚葬祭マナー事典．旺文社，東京，1999．

CHPATER-2　乳幼児期における食事の意義 —家庭および集団での食と食育

② 保育園での食事—乳児期から幼児期の集団における食と食育
1) 厚生労働省雇用均等・児童家庭局保育課：楽しく食べる子どもに～保育所における食育に関する指針～．2004．
2) 内閣府政策統括官（共生社会政策担当）食育推進室：食育推進施策の実施状況．第2章 学校，保育所等における食育推進．平成18年版食育白書（本編）．2006．
3) 保育所における食育研究会編：乳幼児の食育実践へのアプローチ．児童育成協会児童給食事業部，2004．
4) 山本　隆：味覚の発達と食嗜好の形成．好き嫌いをなくす幼児食，女子栄養大学出版部，東京，12，2002．
5) 厚生労働省雇用均等・児童家庭局母子保健課：平成17年度乳幼児栄養調査結果．2006．
6) 日本子ども家庭総合研究所編：保育所の開所時刻，閉所時刻，開所時間．日本子ども資料年鑑．277，2007．

● Ⅱ編　発育に応じた食べ方・栄養と食支援

CHPATER-1　授乳期の食べる機能・栄養と食支援

① 授乳期の子どもの食べる機能—哺乳行動と口腔の成長
1) 向井美惠：摂食・嚥下機能の発達．摂食・嚥下リハビリテーション（金子芳洋，千野直一監修），第1版，医歯薬出版，東京，48-58，1998．
2) Borden GJ, Harris KS：Speech Sicence Primer：Physiology, Acoustics and Perception of Speech. Williams & Wilkins, Boltimore, 1984.
3) 田角　勝ほか：超音波検査法によるnutritiveとnon-nutritive suckingの検討．日本新生児学会雑誌24：534-538，1988．

4) 向井美惠：正常摂食機能の発達．食べる機能の障害（金子芳洋編），医歯薬出版，東京，9-41，1987.
5) 湖城秀久：乳児の歯列の発育に関する研究―上・下顎歯槽部および口蓋部の三次元的計測．小児歯科学雑誌26：112-130, 1988.

② 授乳期の栄養―母乳・育児用ミルクによる栄養
1) 厚生労働省雇用均等・児童家庭局母子保健課：日本人の食事摂取基準（2005年版）．日本人の栄養所要量―食事摂取基準―策定検討会（座長：田中平三），2004.
2) 厚生労働省雇用均等・児童家庭局母子保健課：平成17年度乳幼児栄養調査結果．2006.
3) 上田玲子編著：子どもの食生活と保育 小児栄養．第2版，樹村房，東京，2003.
4) 高野 陽ほか：小児栄養 子どもの栄養と食生活．第4版，医歯薬出版，東京，2007.
5) 婦人之友社編集部編：母乳と手づくり離乳食 1歳までの発達と育児．婦人之友社，東京，1994.

CHPATER-2 離乳期の食べる機能・栄養と食支援

② 「授乳・離乳の支援ガイド」をふまえた離乳の進め方の基本
1) 厚生省児童家庭局母子保健課長通知：改定離乳の基本．平成7（1995）年12月．
2) 厚生労働省雇用均等・児童家庭局母子保健課：授乳・離乳の支援ガイド．平成19（2007）年3月．
3) 厚生労働省雇用均等・児童家庭局母子保健課：平成17年度乳幼児栄養調査結果．2006.
4) Emmett P, North K, Noble S : Types of drinks consumed by infants at 4 and 8 months of age : a descriptive study. The ALSPAC Study Team. *Public Health Nutr* 3(2) : 211-217, 2000.
5) Marshall TA, Gilmore JM, Broffitt B, Stumbo PJ, Levy SM : Diet quality in young children is influenced by beverage consumption. *J Am Coll Nutr* 24(1) : 65-75, 2005.
6) Smith MM, Lifshitz F : Excess fruit juice consumption as a contributing factor in nonorganic failure to thrive. *Pediatrics* 93 : 438-443, 1994.
7) Dennison BA, Rockwell HL, Baker SL : Excess fruit juice consumption by preschool-aged children is associated with short stature and obesity. *Pediatrics* 99 : 15-22, 1997.
8) Arvedson JC, Brodsky L : Pediatric Swallowing and Feeding-Assessment and Management. Singular Thomson Learning, San Diego, California, 1993.
9) Morris SE, Klein MD : Pre-Feeding Skills : A Comprehensive Resource for Mealtime Development. 2nd ed, Therapy Skill Builders, Tucson, Arizona, 2000.
10) Waterland RA, Garza C : Potential mechanisms of metabolic imprinting that lead to chronic disease. *Am J Clin Nutr* 69 : 179-197, 1999.
11) Martorell R, Stein AD, Schroeder DG : Early nutrition and later adiposity. *J Nutr* 131 : 874S-880S, 2001.
12) 農林水産省・厚生労働省：食事バランスガイド．2005.
13) 厚生労働省雇用均等・児童家庭局：楽しく食べる子どもに～食からはじまる健やかガイド～．食を通じた子どもの健全育成（―いわゆる「食育」の視点から―）のあり方に関する検討会報告書．2004年2月．

③ 離乳期の子どもの食べる機能―哺乳から摂食へ
1) 厚生労働省雇用均等・児童家庭局母子保健課：平成17年度乳幼児栄養調査結果．2006.
2) 厚生労働省雇用均等・児童家庭局母子保健課：授乳・離乳の支援ガイド．2007.
3) 向井美惠編著：乳幼児の摂食指導．医歯薬出版，東京，2000.
4) 金子芳洋編：食べる機能の障害．医歯薬出版，東京，1987.
5) 田中栄一，佐々木 洋，井上美津子，佐々木美喜乃，丸山進一郎：すこやかな口 元気な子ども．医歯薬出版，東京，2007.
6) 日本小児歯科学会：日本人小児における乳児・永久歯の萌出時期に関する調査研究．小児歯科学雑誌26(1)：1-18, 1988.

④ 離乳食を与えるときの姿勢，介助方法と食具・食器
1) 大塚義顕：嚥下時舌運動の経時的発達変化―超音波前額断による舌背面について．小児歯科学雑誌36：867-876, 1998.
2) 倉本絵美ほか：スプーンの形態が幼児の捕食動作に及ぼす影響 ボール部の幅と把柄部の長さの検討．小児保健研究61：82-90, 2002.
3) 大岡貴史ほか：乳幼児歯科相談事業における離乳期の食べ方に関する実態調査．口腔衛生

学会雑誌 57：441，2007．
⑤ 離乳期の食事—離乳食と離乳の進め方
1) 厚生労働省雇用均等・児童家庭局母子保健課：授乳・離乳の支援ガイド．2007．
2) 太田百合子：特集「離乳」—離乳指導の実際．乳児期の食生活指導の要点．母子保健情報 48：24-28，2003．
3) 厚生省児童家庭局母子保健課監修：昭和52年度乳幼児栄養調査結果報告書．1977．
4) 厚生省児童家庭局母子保健課監修：昭和60年度乳幼児栄養調査結果報告書．1985．
5) 厚生労働省雇用均等・児童家庭局母子保健課：平成17年度乳幼児栄養調査結果．2006．
⑥ 離乳期の栄養・調理—離乳食の上手な献立・食事づくりのアドバイス
1) 厚生労働省雇用均等・児童家庭局母子保健課：授乳・離乳の支援ガイド．2007．
2) 鴨下重彦総監修：たまひよ離乳食大百科．ベネッセコーポレーション，東京，2002．
3) 北　郁子，西ノ内多恵，米山千恵編著：0歳児クラスの保育実践．中央法規出版，東京，1993．
4) ひよこクラブ編：初めての離乳食．ベネッセコーポレーション，東京，2005．
5) 母子衛生研究会：ママと赤ちゃんの離乳食応援BOOK．東京，2007．
⑦ ベビーフードの活用方法
1) 日本ベビーフード協議会：ベビーフード自主規格．第Ⅳ版（改訂版），2008（平成20）年11月．
2) 中埜　拓，井戸田正，中島一郎：離乳食からの栄養摂取に関する全国実態調査．日本小児栄養消化器病学会雑誌 9(1)：16-27，1995．
⑧ 離乳期の口と歯のケア，口の心配事への支援
1) 井上美津子：子どものための歯と口の健康づくり（安井利一監修）．医歯薬出版，東京，31，2000．
2) 日本小児歯科学会：日本小児における乳歯・永久歯の萌出時期に関する研究調査．小児歯科学雑誌 26：1-18，1988．
3) 赤坂守人ほか：小児歯科学．第3版，医歯薬出版，東京，77，2007．

CHPATER-3　幼児期の食べる機能・栄養と食支援

① 幼児期の子どもの食べる機能—手づかみ食べから食具食べへ
1) 幼児食懇話会編：幼児食の基本．日本小児医事出版社，東京，44-45，1998．
2) 厚生労働省雇用均等・児童家庭局母子保健課：平成17年度乳幼児栄養調査結果．12，2006．
3) 厚生労働省雇用均等・児童家庭局母子保健課：授乳・離乳の支援ガイド．46-47，2007．
4) 厚生労働省雇用均等・児童家庭局母子保健課：「食を通じた子どもの健全育成（－いわゆる「食育」の視点から－）のあり方に関する検討会」報告書．2004．
5) 赤坂守人：小児期の歯と口腔の健康づくり　とくに咀嚼の働きを育む．小児科45(8)：1486-1493，2004．
6) 伊与田治子ほか：保育所給食の料理形態との関連からみた幼児における食具の持ち方および使い方の発達的変化．小児保健研究 55(3)：410-425，1996．
7) 大岡貴史ほか：幼児期における箸を用いた食べ方の発達過程　手指の微細運動発達と食物捕捉時の箸の動きについての縦断観察．小児保健研究 65(4)：569-576，2006．
8) 大岡貴史ほか：幼児期における箸の操作方法および捕捉機能の発達変化について．小児歯科学雑誌 44(5)：713-719，2006．
② 幼児期の食事—幼児食と食べ方への支援
1) 高野　陽ほか：子どもの栄養と食生活．第4版，医歯薬出版，東京，2007．
2) 幼児食懇話会編：幼児食の基本．日本小児医事出版，東京，2000．
3) 幼児食懇話会編：幼児食の基本．日本小児医事出版，東京，1998．
4) 厚生労働省雇用均等・児童家庭局母子保健課：平成17年度乳幼児栄養調査結果．2006．
5) 厚生省：平成7年度乳幼児栄養調査．1995．
③ 幼児期の栄養・調理—幼児食の上手な献立・食事づくりのアドバイス
1) 厚生労働省・農林水産省：食事バランスガイド．2005．
2) 厚生労働省雇用均等・児童家庭局母子保健課：授乳・離乳の支援ガイド．2007．
3) 幼児食懇話会編：幼児食の基本．日本小児医事出版社，東京，16-18，2000．
4) 北　郁子，米山千恵，西ノ内多恵：0歳児クラスの保育実践．中央法規出版，東京，67-68，1993．
④ 幼児期の口と歯のケア，口の心配事への支援
1) 歯科疾患実態調査報告解析検討委員会編：平成17年歯科疾患実態調査．口腔保健協会，東京，2007．

CHPATER-4　特別な支援が必要な子どもへの食の支援

1 食物アレルギーがある子どもへの母乳・離乳食・幼児食の支援

1) 日本小児アレルギー学会食物アレルギー委員会：食物アレルギー診療ガイドライン．協和企画，東京，2005．
2) 厚生労働科学研究班（主任研究者：海老澤元宏）：食物アレルギーの診療の手引き2005．
3) 根岸由紀子，太田百合子：子どものための食材Q＆A．診断と治療社，東京，108，2005．
4) 斎藤博久監修，海老澤元宏編：食物アレルギー．診断と治療社，東京，2007．
5) http://www.mhlw.go.jp/topics/0103/tp0329-2b.html
6) 日本小児アレルギー学会監修：食物アレルギーによるアナフィラキシー学校対応マニュアル（小・中学校編）．日本学校保健会，東京，2005．

2 食べる機能や食べ方に問題がある子どもへの支援

1) 田中英一，佐々木 洋，井上美津子，佐々木美喜乃，丸山進一郎：お母さんの疑問に答える すこやかな口元気な子ども．医歯薬出版，東京，2007．
2) 田角 勝，向井美惠編著：小児の摂食・嚥下リハビリテーション．医歯薬出版，東京，2006．
3) 向井美惠編：乳幼児の摂食指導．医歯薬出版，東京，2000．
4) 陣内一保，安藤徳彦監修：子どものリハビリテーション医学．第2版，医学書院，東京，2008．

COLUMN-6
1) 髙橋信也ほか：症候性低血糖を来たした完全母乳栄養児の1例．日本小児科学会雑誌 110(6)：789-793，2006．

COLUMN-8
1) 中埜 拓，加藤 健ほか：乳幼児の食生活に関する全国実態調査．小児保健研究62(6)：630-639，2003．

COLUMN-9
1) 厚生労働省雇用均等・児童家庭局母子保健課：授乳・離乳の支援ガイド．2007．

COLUMN-15
1) 藤田利治：わが国における乳児の乳幼児突然死症候群（SIDS）および窒息死の概況．母子保健情報53：25-29，2006．

COLUMN-18
1) 向山徳子，西間三馨，森川昭廣監修，日本小児アレルギー学会食物アレルギー委員会作成：保護者ならびに医療スタッフの方々へ 食物アレルギーハンドブック．協和企画，東京，2006．

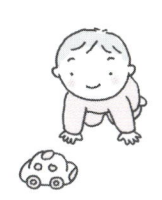

索 引

あ

愛情関係	14, 16
赤ちゃん返り	159
味の好み	48
味わい	21
遊び食い	125, 155
アタッチメント	14, 39
——の形成	15
アナフィラキシーショック	148
アレルギー	67
イオン飲料	113, 163
育児用ミルク	69, 92
1日の食事量	172
インスタント食品	162
咽頭炎	112
齲蝕	136, 164
薄味	98, 105
ウルトラディアンリズム	24
栄養	162
エリクソン	40
嚥下機能	64
延長保育	50
おいしさと音	120
横口蓋ヒダ	152
嘔吐	51, 53
お代わり	48
お食初め	35
お七夜	35
おしゃぶり	137
お月見	37
オッパイ	38
帯祝い	35
お弁当	54, 56
お宮参り	35
親子関係	38
おやつ	33, 34, 50, 129
親と子の食事	38
親の好き嫌い	161

か

ガーゼみがき	108
開咬	138
概日リズム	24
外食	160
介助食べ	81
改定 離乳の基本	76, 77
下顎乳中切歯の萌出	108
顎間空隙	62
鵞口瘡	112
果汁摂取	76, 77, 78
家族	41
——の食生活	78
かみ合わせ	138
カルシウム	106
感謝の気持ち	55
間主観性	39
感情発達	19
間食	128, 129
完全母乳	72
起床時刻	25, 27
基本的信頼感	38
給食	55, 58
急性胃腸炎	53
吸啜窩	63
吸啜反射	62
牛乳アレルギー	143
行事食	35
口と歯のケア	108, 135
口の心配事	135
口や歯	157
クリスマス	37
経口補水液	53
頸部回旋	64
下痢	51, 53
原始反射	62, 82
口蓋皺襞	152
口腔アレルギー症候群	148
口腔カンジダ症	112
口腔の形態	62
口腔の成長	64
口腔領域の随意運動	64
口唇反射	62
口内炎	112
心	23, 159
個食	21
孤食	16, 21
コップ	89
コピー弁当	147
小麦アレルギー	144
混合栄養	66
献立	33, 98

さ

サーカディアンリズム	24
作法	34, 54, 163
白湯	52
自我	39
——の発達	18
時間制授乳	73
自己価値観	42
歯根膜	115
自食	81, 115
姿勢	88
七五三	36
十五夜	37
十三夜	37
就寝時刻	25, 27
集団	42, 45
出産祝い	35

授乳	25
授乳回数	69
授乳期	62
——の栄養	66
授乳・離乳の支援ガイド	76, 77, 166
上顎乳中切歯の萌出	108
正月	36
上肢	88
上唇小帯	109
除去食	142
食育	44, 54
食育おもちゃ	46
食環境	161
食教育	95
食具	118, 150
食具食べ	116
食行動	154
食事	29, 60
——に適した姿勢	150
——のマナー	34
食事環境	16, 18, 20, 22
食事摂取基準	66
食事中の姿勢	59
食事バランスガイド	129, 172
食習慣	59
食生活	122
食生活習慣	160
食生活リズム	50
食卓	56
食卓状況	43
食堂の工夫	45
食の自立	115
食の楽しみ	32
食品表示	145
食物アレルギー	49, 140, 145
食物依存性運動誘発アナフィラキシー	143
食欲	30
食を通して発達する心	15
自律	40
自律授乳	73, 76, 164
人工乳首	70
新生児	62
身体感覚の発達	19
水分摂取	89
睡眠	25
睡眠・覚醒リズム	24
睡眠時間	25
睡眠不足	30
好き嫌い	18, 57, 160
ストロー	89, 90
スプーン	88, 90, 116, 132
——の持ち方	116
スポーツ飲料	53, 113
生活習慣病	78
生活リズム	24, 44
世界保健機関	67
咳反射	62
摂食機能	80
節分	36
セルフケア	135
先天性欠如	111
先天性歯	110
総菜	130, 162
叢生	138
早発齲蝕	111
咀嚼	92, 120
咀嚼機能	122
咀しゃく機能の発達の目安	170
卒園卒業式	36
卒乳	164

た

体幹の角度	88
大豆アレルギー	144
代替食品	142
体調不良の子どもへの対応	50
食べ方	80, 83, 154
食べにくい食品	127
食べ物との関係	21
食べる機能	62, 80, 87, 150
食べる楽しさ	79
食べるのに時間がかかる	127
食べる量	159
卵アレルギー	143
端午の節句	37
探索反射	62
誕生日	37
窒息	121
昼食	33, 54
朝食	33, 50, 161
朝食欠食	30
朝食習慣	27
朝食摂取頻度	27
調整粉乳	69
調乳量	69
調理形態	122
調理室	46
調理保育	49
低血糖	72
手づかみ食べ	22, 81, 115, 132, 160, 171
手づくり離乳食	106
鉄分	98, 106
テレビのつけっぱなし	161
電子レンジ調理	102
共働き子育て	32
取り分け	130

な

中食	130, 162
七草	36
七種の節句	36
日常食	32
日内リズム	24
入園入学	36
乳児栄養指導	74
乳歯の萌出時期	85
乳歯の名称	85
乳汁嚥下	63

乳児用イオン飲料 … 52
乳幼児身体発達調査 … 67

は
配膳 … 49
箸 … 58, 118, 133
　──の使い方 … 119
発育・発達過程に応じて育てたい"食べる力" … 173
発育・発達過程に関わる主な特徴 … 174
ばっかり食い … 156
初節句 … 35
初誕生 … 35
発熱 … 51
歯ならび … 110, 115, 138, 157
歯の生え方 … 85
歯の生える順序 … 110
歯の萌出時期 … 109
歯みがき … 109, 135, 157
バランスのよい献立 … 100
バランスのよい食事 … 98
反対咬合 … 138
ピアジェ … 39
ビシャの脂肪床 … 63
ひな祭り … 37
肥満 … 20, 30, 78
病気のときの食事 … 51
貧血 … 134
フォーク … 118, 133

乳幼児の食に関する事故 … 121
年中行事 … 36
フォローアップミルク … 69, 73
フロイド … 39
ベビーフード … 97, 104
　──の種類 … 105
ヘルペス性歯肉口内炎 … 112
偏食 … 125
便秘 … 134
保育園 … 44, 47, 146
保育時間 … 50
傍歯槽堤 … 63
萌出遅延 … 110
保護者との協力 … 60
母子間の絆 … 68
捕食 … 151
母乳 … 69, 92, 155
母乳育児 … 67
　──を成功させるための10カ条 … 67
母乳栄養 … 53, 67, 74
　──の変遷 … 66
哺乳反射 … 62, 80
　──の消失（消長） … 64
哺乳ビン … 70
母乳不足 … 71
母乳保育 … 67

ま
マナー … 39, 54, 117, 163
豆まき … 36
味覚 … 21, 92
　──の発達 … 86
ミルク嫌い … 71
むし歯 … 111, 136, 164

むし歯予防 … 136
むら食い … 126, 155
メタコミュニケーション … 43
餅誕生 … 35
桃の節句 … 37
盛りつけ … 49

や
夜間の授乳 … 164
夕食 … 34, 50
癒合歯 … 111
湯冷まし … 52
ゆっくり食べ … 156
指しゃぶり … 137, 158

幼児食 … 124, 133
　──の調理 … 129
幼稚園 … 54, 146
よくかまない … 127
よだれ … 82, 158
夜泣き … 164

ら
ランチルーム … 45, 59
離乳 … 76
　──の開始 … 166
　──の開始時期 … 77
　──の完了 … 167
　──の完了時期 … 77
　──の支援に関する基本的考え方 … 166
　──の支援のポイント … 166
　──の進行 … 167
　──の進め方 … 95
　──の進め方のポイント … 96

離乳開始を知るヒント … 82
離乳完了の目安 … 97
離乳期 … 92, 108
離乳基本案 … 75
離乳食 … 74, 92, 98, 154
　──の意義 … 74
　──の進め方の目安 … 77, 167, 169
離乳の基本 … 76
冷凍食品 … 130
冷凍保存に向いている食品 … 101
冷凍母乳 … 53

欧文
OAS … 148
UNICEF … 67

WHO … 53, 67

【監修者略歴】

巷野悟郎
- 1944年　東京大学医学部卒業
- 1947年　厚生省(児童局母子衛生課)技官
- 1954年　東京都立八王子乳児院院長
- 1956年　市立札幌病院小児科医長
- 1975年　東京都立駒込病院副院長
- 1977年　東京都立府中病院院長
- 1984年　こどもの城小児保健クリニック院長
- 2007年　㈳母子保健推進会議会長

向井美惠
- 1973年　大阪歯科大学卒業
- 1976年　東京医科歯科大学歯学部小児歯科学講座助手
- 1978年　昭和大学歯学部小児歯科学教室助手
- 1981年　昭和大学歯学部小児歯科学教室講師
- 1989年　昭和大学歯学部口腔衛生学教室助教授
- 1997年　昭和大学歯学部口腔衛生学教室教授
- 2013年　昭和大学名誉教授

今村榮一
- 1943年　東京大学医学部卒業
- 1946年　国立東京第一病院小児科
- 1965年　国立東京第一病院小児科医長
- 1974年　国立小児病院副院長
- 1978年　退職

心・栄養・食べ方を育む
乳幼児の食行動と食支援

ISBN978-4-263-44278-4

2008年11月20日　第1版第1刷発行
2020年 1 月25日　第1版第5刷発行

監修者　巷　野　悟　郎
　　　　向　井　美　惠
　　　　今　村　榮　一
発行者　白　石　泰　夫
発行所　医歯薬出版株式会社
〒113-8612　東京都文京区本駒込1-7-10
TEL.(03)5395-7638(編集)・7630(販売)
FAX.(03)5395-7639(編集)・7633(販売)
https://www.ishiyaku.co.jp/
郵便振替番号 00190-5-13816

乱丁,落丁の際はお取り替えいたします　　印刷・真興社／製本・明光社
© Ishiyaku Publishers, Inc., 2008. Printed in Japan

本書の複製権・翻訳権・翻案権・上映権・譲渡権・貸与権・公衆送信権(送信可能化権を含む)・口述権は,医歯薬出版(株)が保有します.
本書を無断で複製する行為(コピー,スキャン,デジタルデータ化など)は,「私的使用のための複製」などの著作権法上の限られた例外を除き禁じられています.また私的使用に該当する場合であっても,請負業者等の第三者に依頼し上記の行為を行うことは違法となります.

JCOPY ＜出版者著作権管理機構 委託出版物＞
本書をコピーやスキャン等により複製される場合は,そのつど事前に出版者著作権管理機構(電話03-5244-5088,FAX 03-5244-5089,e-mail:info@jcopy.or.jp)の許諾を得てください.